策略性地震灾害现场救护

刘亚华　周飞虎　主编

中国科学技术出版社
·北　京·

图书在版编目（CIP）数据

策略性地震灾害现场救护 / 刘亚华，周飞虎主编. --北京：中国科学技术出版社，2025. 4

ISBN 978-7-5046-9335-8

Ⅰ. ①策… Ⅱ. ①刘… ②周… Ⅲ. ①地震灾害-急救 Ⅳ. ①R459.7

中国版本图书馆CIP数据核字（2021）第249212号

选题策划 王晓义
责任编辑 徐君慧
封面设计 郑子玥
责任校对 焦 宁
责任印制 徐 飞

出　　版 中国科学技术出版社
发　　行 中国科学技术出版社有限公司
地　　址 北京市海淀区中关村南大街16号
邮　　编 100081
发行电话 010-62173865
传　　真 010-62173081
网　　址 http://www.cspbooks.com.cn

开　　本 889mm × 1194mm　1/16
字　　数 397千字
印　　张 15.5
版　　次 2025年4月第1版
印　　次 2025年4月第1次印刷
印　　刷 涿州市京南印刷厂
书　　号 ISBN 978-7-5046-9335-8/R · 3321
定　　价 69.00元

编 委 会

主　编　刘亚华　周飞虎

副主编　陈　威　陈　力　李晓雪

编　委（排名不分先后）

步　兵　邓　丽　范　斌　果应菲　高　农

高淑敏　姜笃银　焦　亚　季晟超　姬　冰

李占军　李向晖　吕发勤　刘本帅　刘子泉

林周胜　宁　欣　李　鹏　兰　超　苗　慧

郝雨飞　黄豪彩　黄　玮　彭碧波　任艳军

孙贵新　粟珏佳　沈美华　宋慧娜　陶亨聪

涂致远　王建飞　王晓枫　王玉娇　王莉荔

王　唱　王艳华　王兴蕾　吴　迪　相学园

邹圣强　于双平　于海玲　杨　钧　杨晨松

杨　博　朱明山　张　涛　张姝杰　张　为

张　云　张建华　陈　涛

目　　录

第一篇　灾害应急救援概况

第二篇　策略性地震灾害救援现场救护的实施

第一篇

灾害应急救援概况

第一章　国际灾害救援组织概况

第一节　国际灾害救援的组织与实施

以联合国为中心的国际人道主义援助体系、以七项基本原则为核心的国际人道主义援助原则，以及以国际人道法为基础的国际人道主义秩序等共同构成了当今世界的国际人道主义援助机制。国际灾害救援已在联合国框架下呈现出区域性国际组织、国际非政府组织及各国军队共同参与的局面。首先，联合国及其下设机构在国际灾害救援中承担核心协调职能。近几十年来，在多数重大自然灾害应急救援和传染病疫情应急救援中，联合国都发挥了积极的组织协调作用。其次，区域性国际组织逐步强化区域应急响应能力，通过区域合作机制在受灾国政府请求下开展行动，并与联合国机构建立分级响应机制，协同推进应急救援及长期重建工作。再次，以红十字国际委员会和无国界医生组织为代表的国际非政府组织，多以独立性、中立性、公正性及人道性为行动准则，在灾害发生时可以为受灾国家和地区迅速提供紧急援助。最后，各国军队依托工程、运输、医疗等领域的专业能力，通过多边协作机制参与境外灾害救援，并独立承担多种救援任务，为联合国、区域性国际组织、国际非政府组织及其他国家救灾部队提供支援和保障。

一、联合国框架下的灾害救援行动

联合国作为政府间国际组织对灾害救援负有总协调的责任。联合国人道主义事务协调厅（OCHA）主要负责协调进行有效、有原则的人道主义行动。联合国粮食及农业组织（FAO）、难民事务高级专员办事处（UNHCR）、环境规划署（UNEP）、儿童基金会（UNICEF）、世界卫生组织（WHO）则各自侧重于不同的救援任务。根据业务性质和职责范围又划分出各专门机构在人道主义援助与救灾行动中承担的11个不同主责项目，这些组织机构在国际救灾行动中以“工作组”（cluster）的形式展开工作（图1.1），同时11个工作组的数量和主要业务方向可根据实际救援需要进行增减和调整。其中，世界卫生组织通过促进受灾国自救能力发展和保证国际救援来减少灾害对健康的影响。当重大灾害发生时，世界卫生组织协调国际社会对受灾地区提供急救援助，派遣专家团队指导卫生应急工作，启动赈济救援预案，并为受灾地区卫生系统的恢复和重建工作提供技术标准支持。在平时，世界卫生组织组织成员国开展卫生应急演练与能力建设培训，促进救援队伍的能力提升，制定现场卫生救援的工作标准和指南等。根据联合国对灾害救援的规定，各国从物资保障、卫勤保障、交通运输保障到技术保障、设施保障，应自行解决；对于救援行动中自己无法实现的后勤保障，可申请其他国际救援协助或由其他国际组织协调。国际救援也可以不通过联合国或其他国际组织，由两国政府直接达成双边协议，当一国遭灾时，另一国直接提供援助。

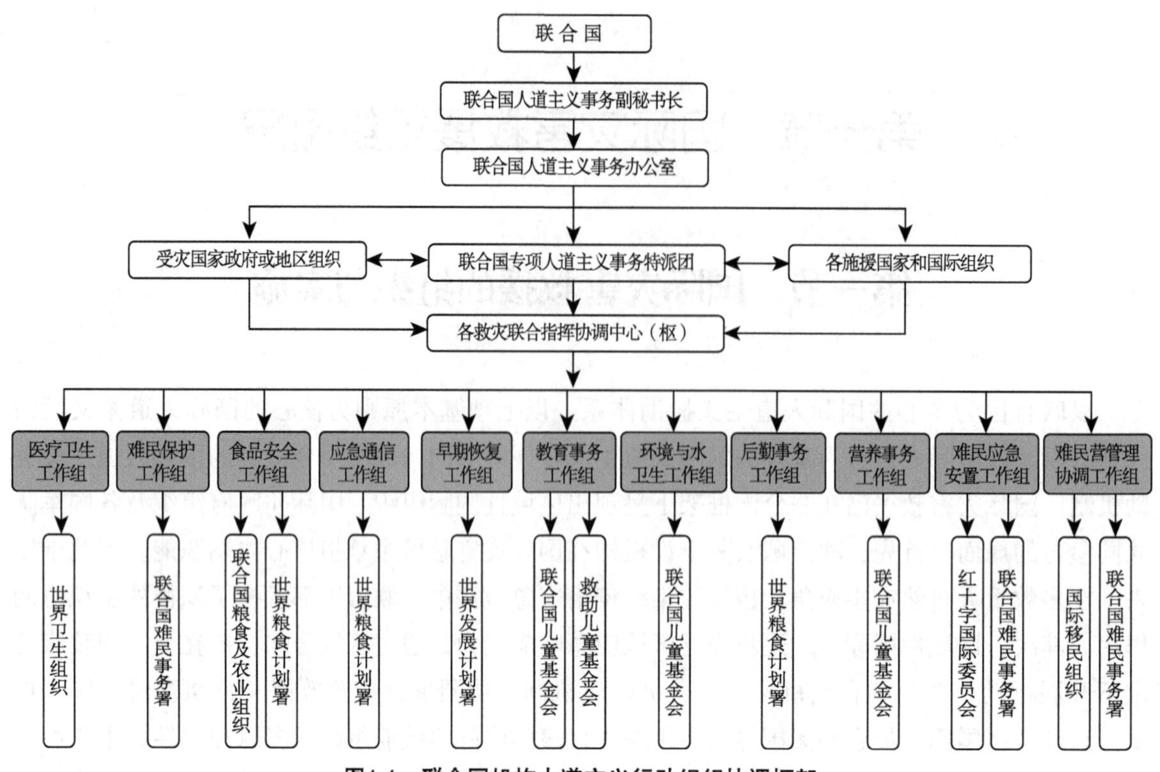

图1.1　联合国机构人道主义行动组织协调框架

二、区域性国际组织推动下的灾害救援行动

区域性国际组织，如东南亚国家联盟（简称“东盟”）、非洲联盟（简称“非盟”）、阿拉伯国家联盟（简称“阿盟”）、欧洲联盟（简称“欧盟”）等，除推动地区政府间政治、军事、经济、文化等交流合作，还积极推动地区人道主义援助和救灾事务发展。以东盟为例，东盟灾害管理委员会通过一系列会议制定了《东盟灾害管理和应急响应协议》，确立了灾害应急合作三原则，同时积极开展联盟内部联合救灾演习，并与美国、中国及联合国下设机构、红十字国际委员会等盟外机构开展多边联合救灾演习。2013年11月8日，超强台风“海燕”登陆菲律宾，截至2014年3月14日，已造成菲律宾1607万人受灾，409万人无家可归，28689人受伤，6268人死亡，1061人失踪。灾害发生后，东盟与联合国紧密合作，在应急救援和恢复重建行动中发挥了重要作用，其救援协作组织架构如图1.2所示。联合国应急响应团队在灾后12小时便抵达菲律宾，该团队在菲律宾设立了灾害评估与协调办公室和人道主义事务协调办公室，积极协调各救援机构开展救灾行动。联合国、东盟等政府间国际组织与各非政府组织在菲律宾政府主导的协作框架下，迅速开展全方位救援行动。救援行动被划分为临时安置点管理、救援事务协调、早期恢复、教育事务、应急通信、食品安全与农业、医疗事务、营养事务、社会治安、饮水与环境卫生等12个专业工作组，由不同机构负责协调。在人道主义事务协调办公室的协调下，联合开展灾情快速评估，各救援组织还可从东盟应急响应工作组获得灾情信息。在菲律宾政府、联合国各下设机构、东盟及各方援助力量的密切配合下，灾后应急救援和恢复重建工作得以有序推动。

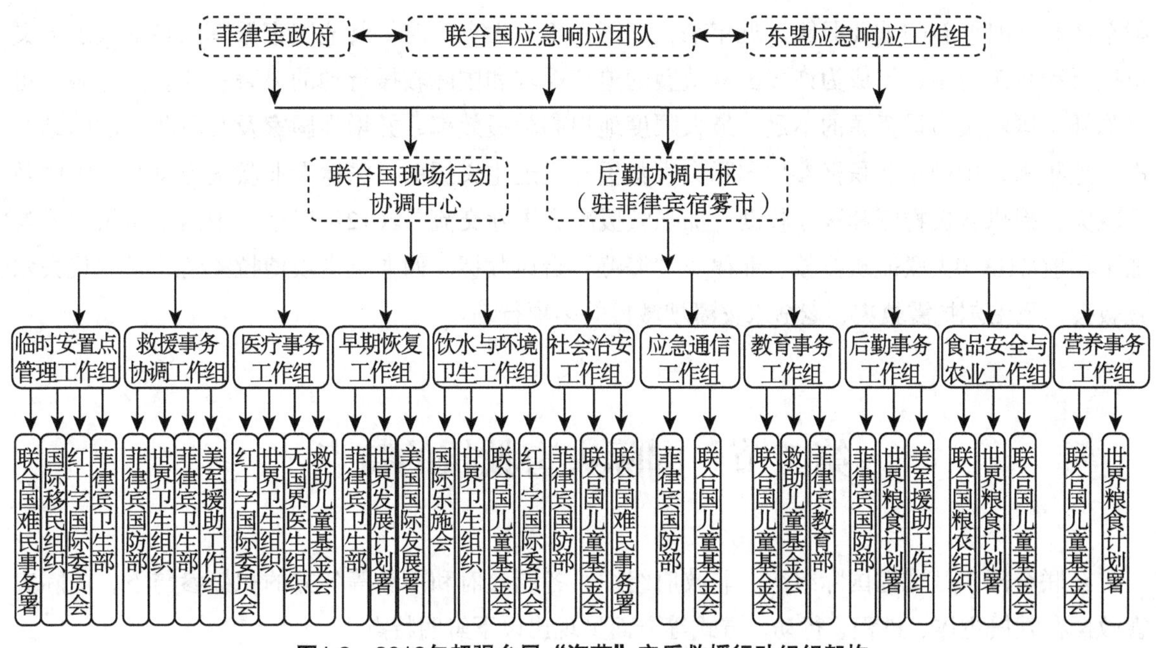

图1.2　2013年超强台风“海燕”灾后救援行动组织架构

注：图中仅列出了11个工作组，未列出的应急住宿工作组与临时安置点管理工作组业务较为相似。

三、非政府组织积极参与国际灾害救援

国际非政府组织中有很多可以提供人道主义与救灾援助的慈善组织，如红十字国际委员会、无国界医生组织、救助儿童基金会、世界宣明会、乐施会等。这些慈善组织积极向联合国、其他政府间国际组织、国家政府、重要跨国企业和宗教慈善组织等机构争取经费、物资和项目支持，在世界各地的战乱地区和贫穷落后地区开展多种援助项目，如艾滋病防控、健康宣教、食品保障、消除性别歧视等。灾害发生时，这些慈善组织可以为受灾国家和地区迅速提供紧急援助并支持长期恢复重建工作。如2008年5月缅甸遭遇强热带风暴“纳尔吉斯”袭击，造成约14万人死亡，150万人严重受灾，200多万人无家可归。由于缅甸当局仅允许国外救援经费、物资和非政府组织入境，红十字国际委员会、红十字与红新月会国际联合会、救助儿童基金会、无国界医生组织及各国红十字会、红新月会等非政府组织成为此次灾害应急救援阶段的救援中坚力量，为救治伤病民众、开展健康宣教、防止重大疫情发生发挥了关键作用。又如，2014年西非地区暴发埃博拉疫情后，无国界医生组织迅速投入援助工作，在疫情防控方面做了大量工作。截至2015年3月，该组织在几内亚、塞拉利昂、利比里亚和马里4国一共运行了15个埃博拉诊疗中心，其中还设有专门收治孕妇患者的诊疗中心，合计运行床位超过600张；共有5000名工作人员开展援助工作，有31人感染埃博拉病毒，其中14人不幸殉职；累计收治患者9470例，其中确诊患者5170例，2553例康复出院；另外还为各援助机构培训了1000余名专业人员，发放了大量疫情防控援助物资。

四、各国军队参与国际灾害救援简况

有效应对非传统安全威胁，遂行国际人道主义救援等非战争军事行动任务，已成为世界各

国军队和平时期新的重要职能。近年来，一国发生重大灾难时，其他国家派军队参加人道主义救援行动越来越多，已成为许多国家救援的迫切需求和国际救援行动的显著特征。这样做，可以弥补本国救援力量资源的不足，最大限度地提高救援效率，并增强国家及其军队间的团结合作。近年来，中国军队积极参加国际灾害救援和人道主义援助，派遣专业救援力量赴受灾国救援减灾，提供救援物资和医疗救助，加强救援减灾国际交流。2012年以来，中国军队组织或参加了马航MH370失联航班搜救、菲律宾“海燕”台风救援、西非抗击埃博拉疫情、马尔代夫水荒救援、尼泊尔抗震救灾、老挝水灾溃坝救援等多项行动。

第二节　国际灾害救援的特点

在联合国、区域性国际组织、非政府组织、各国政府和军队等各方的积极参与下，国际灾害救援在救援主体、进程、行动、方式等方面呈现出以下鲜明特点。

一、救援主体多方参与

国际灾害救援行动已由过去的联合国、国家政府和军队、红十字国际委员会等主体参与，演变为联合国、重要的区域性国际组织（如东盟、非盟）、国家政府和军队、非政府组织（如红十字国际委员会、无国界医生组织）等多主体共同参与。东盟、非盟等区域性国际组织，通过制定本地区国际灾害救援相关的约束性规则、标准，举办国际性救灾主题论坛、联合救灾演习等途径，不断强调在地区性救灾事务中的协调主导地位和话语权。无国界医生组织、救助儿童基金会、世界宣明会、乐施会等非政府组织，以其不同的政治、经济、宗教背景和技术实力，在国际灾害救援行动中的国际影响力和认可度不断提高。除发达国家，许多发展中国家也通过独立或是联合援助的方式，在国际灾害救援行动中积极贡献自己的人力、物力和财力，改善和提高国家的形象和国际影响力。

二、救援进程不断规范

在国际灾害救援行动中，援助主体、援助协调主体、援助客体等各方在救援的申请、呼吁、响应、评估、批准、实施、协调、结束等环节的制度化方面不断发展，出台了众多倡议、原则、宣言等指导性文件。联合国人道主义事务协调厅于2007年11月颁布实施了第二版《在救灾中使用外国军事和民防资源的准则》（*Guidelines on the Use of Foreign Military and Civil Defence Assets in Disaster Relief*），即《奥斯陆准则》（*Oslo Guidelines*）；第一版《奥斯陆准则》于1994年颁布实施，起草和拟定者包括来自美国、英国、俄罗斯、德国等45个国家和世界卫生组织、红十字国际委员会、欧盟、北大西洋公约组织（简称“北约”）等25个机构的180名代表。此外，北约、东盟、红十字国际委员会、无国界医生组织等区域性国际组织、政治联盟、非政府组织，以及美国等国家也制定了多种关于国际灾害救援问题的强制性法律法规和指南性操作办法。

三、救援行动有序进行

重大灾害发生后，在联合国及其下属机构、世界卫生组织的积极组织协调，以及受灾国政府、重要区域性国际组织、国际非政府组织、各国军队等救援机构的参与和配合下，国际医学救援行动根据灾型灾情和专业分工不同，在受灾国或是邻近地域成立10个左右的专业工作组，如救援协调工作组、医疗卫生工作组、疫情监测工作组、环境与水卫生工作组、食品安全工作组等。工作组之上是联合国驻受灾国救灾事务特派团，而每个工作组均由某一联合国下属机构专职负责组织协调，并通过定期或不定期专题工作例会的形式沟通、协调和解决救援行动出现的各种问题。这种联合国框架下的救援工作组织协调机制，为各方救援力量有序开展救援行动、及时沟通救援进展及相关信息、推动救援进程、提高救援效率发挥了重要作用。

四、救援方式多种并行

在国际灾害救援行动中，救援方式可以分为多种并可交叉进行。第一种方式是现金援助，包括直接向受灾国政府及世界卫生组织、红十字国际委员会、无国界医生组织等救援机构提供现汇援助和支持。第二种方式是物资装备援助，包括直接向受灾国政府或是国际救援机构，援助药品、疫苗、试剂、小型器械、耗材及救护车、移动式X射线机等大型诊疗设备等医疗卫生物资。第三种方式是专业力量援助，包括派出临床救治、卫生防疫、实验室检测、心理援助等专业医疗卫生力量，为受灾人群直接提供援助。第四种方式是专业技术援助，包括临床救治、传染病防控、实验室检测、遇难者遗体处理等专业技术培训、咨询、顾问等援助。第五种方式是后勤保障支援，包括给排水工程、援建医疗卫生基础设施、运输及通信援助等。

五、海陆空立体救援

国际救援机构已在灾害救援行动中开展了陆、海、空立体化救援。在陆地上可以建立各种临时诊疗点、野战医院、检测实验室、疫苗接种室、疫情监测哨点，并通过救护车、冷藏车、防疫车、环境监测车等各种技术车辆开展伤病员转运、医疗物资运输、环境消杀、环境卫生监测等作业活动。在空中可以通过无人机、直升机和固定翼飞机开展灾情勘察、通信中断评估、人员搜救及救援人员、伤病员、物资装备的运送等多项作业，固定翼医疗飞机还可进行伤病员战略空运后送。在海上可依托专业医院船、改装型医院船、运输船等大型舰船建立海上医疗平台，并通过救护车、直升机、登陆艇等交通工具，进行陆海间伤病员相互转运、救援人员和物资装备运输投送。在内河流域还可通过汽艇、救援艇等水上交通工具进行人员和物资装备输送。在国际灾害救援实践中，许多发达国家还通过本国海外军事基地或借助第三国的陆地（海域），建立救援人员、物资装备投送中转平台。

六、救援队伍标准形成

在以往国际灾害救援行动中，各国军地医疗队和非政府组织医疗队在医务人员编配、药品质量和使用标准、临床救治技术标准，以及诊疗设备兼容性等方面往往存在较大差异。为此，联合国人道主义事务协调厅下设的现场协调保障处，作为1991年成立的联合国国际搜索与救援咨询团（INSARAG）秘书处，专门负责指导国际搜救队伍标准化建设和有关协调工作，该处的主要工作依据是联合国大会于2002年12月通过的《关于增强国际城市搜救队的有效性与协调性方案》。世界卫生组织2013年9月公布的《突发性灾害情况下外国医疗队的分级和最低标准》（外国医疗队后更名为应急医疗队），建立了国际应急医疗队认证分级体系以规范队伍业务和自我保障能力，并按能力将国际应急医疗队分为Ⅰ、Ⅱ、Ⅲ类。虽然有关标准还不是强制性标准，但有利于使国际应急医疗队得到受灾国政府信任，以及获得后勤保障支援和技术指导。在2014年塞拉利昂埃博拉疫情防控行动中，世界卫生组织与塞拉利昂卫生部门联合要求各个埃博拉检测实验室和留观诊疗中心采用统一的制式表格上报样品检测结果和病员管理信息，并对上报时间做出了明确要求，还组织进行了多轮质量控制考核。2015年8月，世界卫生组织启动国际应急医疗队的注册工作，与各国政府和国际组织合作，遴选专家进行队伍认证评估，完成医疗队伍在世界范围内的注册。

七、救援协作提高效率

在国际灾害救援行动中，救援作业协作主要体现在两方面。一是救援力量的构成上，一个野战医院、诊疗中心或检测实验室可以由两个或两个以上的国家政府、军队或非政府组织联合组建、运行。如在2014年塞拉利昂埃博拉疫情防控行动中，位于弗里敦南部的克里镇埃博拉诊疗中心由英国军队负责设计和建设，建成后由救助儿童基金会负责运行其中大部分床位，少部分床位则由英国和加拿大两国军队卫勤联合运行；而位于弗里敦的欧盟-非盟联合诊断实验室则由欧盟和非盟提供运行经费和物资装备，检测技术人员主要来自尼日利亚的大学和医院。二是救援资源的共享上，各救援力量在饮食与燃料供应、采购仓储、运输保障、救援信息沟通等方面，通过后勤专业工作组、双边或是多边协作机制实现资源共享，使得救援行动能够有序进行。

八、救援信息同步共享

在国际灾害救援行动中，各救援机构对力量使用、伤患救治、疫情监测、健康宣教、物资保障、遗体处理等救援要素的信息化处理水平越来越高，主要体现在前方救援力量内部、救援机构前后方之间和不同救援机构之间，通过局域网、互联网、海事卫星电话、专业工作组例会等途径，对相关数据信息的及时采集、传递、处理、分析和共享等环节。受灾国、联合国和各救援机构通过实时的信息交流和汇总分析，可以及时掌握灾情发展和救援进展动态，便于适时开展救援力量调配和管控措施调整，进而推动救援进程，提高救援效率。在2014年塞拉利昂埃博拉疫情防控行动中，世界卫生组织与塞拉利昂卫生部门就是通过实时分析各检测实验室和诊疗中心上报的样品检测结果和病员管理信息，及时向塞拉利昂政府最高应急管理部门提出暂缓开放商业贸易活动、加强隔离和宵禁管制、增加检测实验室和诊疗中心数量等对策和建议。

国际灾害救援呈现的特点为各国政府和军队、非政府组织在发展专业救灾力量、开展国际救援行动和规范国际救援流程方面提供了一定的参考。同时，也为我国规范救援队伍建设、促进救援行动标准化提供借鉴。

第三节　中国积极参与下的国际灾害救援

中国一直积极推动和参与国际人道主义援助行动，不断完善相关政策制度和职能部门配置。如1989年，我国根据第42届联合国大会第169号决议，成立中国国际减灾十年委员会（2000年10月更名为中国国际减灾委员会，2005年4月更名为国家减灾委员会），专门负责组织制定减灾对策、开展减灾规划管理，促进国际合作；2018年3月，第十三届全国人民代表大会第一次会议表决通过，同意组建国家国际发展合作署，专司对外援助事务。而成立于2001年的中国国际救援队（CISAR）和组建于2018年的中国救援队（CSAR），代表中国完成了多次国际灾害救援任务。

一、中国灾害救援分级响应

中国自然灾害严重，其特点是种类多、分布地域广、发生频率高及损失大，尤其地震的频度和强度居全球前列，20世纪7.0级以上地震中约30%发生在中国。2017年8月8日，四川省阿坝州九寨沟县发生7.0级地震，截至2017年8月13日20时，共造成525人受伤，25人死亡；2019年6月17日，四川省宜宾市长宁县发生6.0级地震，截至2019年6月21日16时，累计造成226人受伤，13人死亡。

2006年1月国务院颁布的《国家突发公共事件总体应急预案》规定：自然灾害和事故灾难、公共卫生事件、社会安全事件同属于突发公共事件，是突然发生，造成或者可能造成重大人员伤亡、财产损失、生态环境破坏和严重社会危害，危及公共安全的紧急事件。按照地震等自然灾害严重程度、可控性和影响范围等因素，将响应程度分为四级：Ⅰ级（特别重大）、Ⅱ级（重大）、Ⅲ级（较大）和Ⅳ级（一般）。分级标准中一条共性的、最重要的标准是人员伤亡，死亡300人以上响应程度为Ⅰ级，50～299人为Ⅱ级，20～49人为Ⅲ级，0～19人为Ⅳ级。

突发公共事件级别的确定主体分别为：Ⅰ级（特别重大）突发事件由国务院负责组织处置，如“5·12”汶川地震、新型冠状病毒感染疫情；Ⅱ级（重大）突发事件由省级政府负责组织处置；Ⅲ级（较大）突发事件由市级政府负责组织处置；Ⅳ级（一般）突发事件由县级政府负责组织处置。

二、中国积极参与国际人道主义救援行动

国务院新闻办公室2021年1月10日发布《新时代的中国国际发展合作》白皮书指出，当前，公共卫生、自然灾害、移民和难民问题等全球人道主义挑战日益严峻。中国坚持共同、综合、合作、可持续的安全观，向其他国家提供力所能及的支持。2018年至今，中国共向70多个国家提供了1000多次紧急援助，援助对象遍布亚非拉、南太平洋和欧洲等地区国家。2024年，中国向古巴、瓦努阿图、老挝、缅甸、坦桑尼亚、刚果(布)等40多国及地区提供近50批救灾援助、粮食援助、物资援助、医疗援助等各类紧急人道主义援助。

（一）开展自然灾害应急救援

中国积极响应国际社会呼吁，通过提供救灾物资、派出国际救援队、提供现汇援助等方式，向印度尼西亚、墨西哥、智利、所罗门群岛、巴哈马、萨尔瓦多等遭遇地震、飓风等严重自然灾害的国家提供紧急人道主义救援。2015年尼泊尔发生8.1级地震，中国紧急驰援，先后提供3批援助物资，派出救援力量1000余人。中国国际救援队是第一支抵达尼泊尔的重型国际救援队，为协助尼泊尔开展搜救工作发挥了积极作用。2016年厄瓜多尔发生7.8级地震，中国第一时间向厄瓜多尔提供紧急人道主义援助，援助物资由5架包机不远万里运往厄瓜多尔首都基多。2019年，“伊代”飓风席卷非洲东南部，中国向津巴布韦、莫桑比克、马拉维紧急提供人道主义物资援助，并向莫桑比克派出国际救援队。

（二）参与灾后恢复与重建

中国在应急救援阶段结束后继续向受灾国提供援助，帮助开展灾后恢复重建。2013年菲律宾台风“海燕”救灾行动后，在重灾区塔克洛班市向20所受灾较为严重的学校援建了166套临时校舍。2017年多米尼克“玛丽亚”飓风过后，启动西部公路、中多友好医院受损屋顶修复项目，并为多米尼克重建6所中小学校。同联合国开发计划署实施巴基斯坦联邦部落地区和俾路支省恢复项目，惠及近万个家庭、近2万名学生。中国还注重为受灾国提供综合性方案，为受灾国整体重建提供系统支持。2015年，为尼泊尔提供震后重建的长期援助，覆盖基础设施抢修、民生恢复、文物古迹修复、灾害防治能力建设等领域。

（三）提高防灾减灾能力

中国通过援建灾害管理设施、提供防灾救灾储备物资、支持社区防灾备灾项目、开展能力培训、制定政策规划等方式，帮助相关国家克服资金和技术瓶颈，加强灾害风险治理能力。同22个国家和国际组织建立了“一带一路”地震减灾合作机制，并实施援建尼泊尔、老挝、肯尼亚地震监测台网和中国-东盟地震海啸监测预警系统等项目，提升相关国家灾害监测预警能力。与联合国开发计划署合作，将无人机技术用于马尔代夫监测海平面上升和洪水等状况，以更好地开展灾害预防及应对。同英国和联合国开发计划署联合实施了亚洲社区综合减灾合作项目，支持提高尼泊尔、孟加拉国社区综合减灾水平。

三、中国国际救援队的积极探索

2001年4月27日成立的中国国际救援队，主要任务是对因地震灾害或其他突发性事件造成建（构）筑物倒塌而被压埋的人员实施紧急搜索与营救。按照党中央、国务院的要求，中国国际救援队同联合国人道主义事务协调厅紧密联系，配合中国外交政策，积极参与联合国人道主义救援事务，如INSARAG、联合国灾害评估与协调队（UNDAC）等，同友好国家的救援队保持着良好的合作关系，如瑞士、新加坡、德国、荷兰等。中国国际救援队的医疗队员依据联合国制定的国际救援队能力标准，结合国际专家测评要点和救援实践，将灾害现场医学救援经验提炼总结为策略性地震灾害现场救护（Strategic Earthquake Casualty Care，SECC），该理论属于灾难医学范畴，是现有医学救援理论及技术的补充。

灾难医学兴起于20世纪80年代，是一门和急诊医学密切相关、多学科相互交叉、独立的新兴学科，我国高校第一部《急诊与灾难医学》统编教材于2011年出版。近年来，灾难医学的系统理论不断完善，逐步形成由灾难卫勤组织指挥学、灾难救治医学、灾难康复医学、灾难流行病学、灾难心理医学、灾难传染病等学科组成的多学科体系。策略性地震灾害现场救护产生于救援行动的社会协作和国际合作背景下，以地震引发大批量伤员的伤情特点为导向，强调现场医疗救治起始端精准分级，通过把高级生命支持向灾害现场核心区域和废墟下前伸、促进现场搜救与医疗协同、优化灾区伤员转送等途径提高伤员救治效率。在巴基斯坦、海地地震等重大赴外救援行动中，中国国际救援队与其他国际救援队充分合作、密切交流，如在印度尼西亚海啸救援现场实现伤员现场救治与后送的“接力合作”、在尼泊尔地震现场开展废墟下救治，在国际救援合作中不断完善策略性地震灾害现场救护理念和方法，对救援能力的提高起到促进作用。

新时代中国开展国际发展合作秉持聚焦发展、改善民生、形式多样、讲求实效等政策主张，把增进各国民生福祉作为发展合作的出发点，加大对减贫、减灾、教育、卫生等领域的投入，积极参与紧急人道主义救援行动，让更多实实在在的发展成果惠及普通民众。

第二章　中国灾害应急救援指挥及预案管理

第一节　应急管理体系与救援指挥

应急管理体系是国家和社会力量开展应急工作的组织结构、职能及与之相关的承载系统，涵盖应急管理的职能分配、工作机制和工作方法。我国的应急管理体系是在无数次灾害的实战检验和归纳总结中不断完善发展起来的，先后经历了1976年唐山大地震、1998年特大洪水、2003年“非典”疫情、2008年“5·12”汶川地震、2019年年底暴发的新型冠状病毒感染疫情等多次重大灾害的检验，体现了中国特色社会主义集中力量办大事的优势，形成了“一方有难，八方支援”的全社会动员救灾体系。我国的救援指挥体系经过了三个阶段的发展，分别是单灾种垂直管理的应急指挥体系、多部门协同的应急指挥体系、全灾种统一的应急指挥体系。

一、单灾种垂直管理的应急指挥体系

单灾种应急机制是指针对某一类特定灾害专门设立由国务院领导，以安全生产、地震、水文、地质等行业主管部门为牵头单位的应急管理体系。单灾种应急机制是一种以单项灾种为主，对不同的灾害按其类别、成灾原因分别由对应的行政部门负责的管理机制。中华人民共和国成立之初，中央就确定了统一的救灾领导体制，建立了中央救灾委员会，统一领导、协调和组织救灾救助事务。1949年12月19日，中央人民政府政务院[①]颁布《关于生产救灾的指示》，要

① 1954年9月，中华人民共和国国务院成立，中央人民政府政务院结束。

求各级人民政府必须组织生产救灾委员会。1950年2月27日，中央救灾委员会成立，统筹全国救灾工作；同年4月又在北京召开了中国人民救济代表会议，成立了中国人民救济总会。在中央政府强有力的领导下，全国上下同心协力，战胜了连年不断的自然灾害。1989年4月，中国政府响应联合国倡议成立中国国际减灾十年委员会。在2003年“非典”疫情之前，我国应急管理都是以“分类管理为主、议事协调机构赋能型协调为辅”的行业部门负责模式存在。该时期处置的突发事件大多是单灾种的偶发性事件，政府采取的措施也是一系列相对孤立的临时性行为，处理突发事件的形式主要是就事论事，并没有形成系统性流程。

以地震应急指挥体系为例，中国的地震灾害应急管理体系参照日常行政管理模式，由国家、省（自治区、直辖市）、市县三级构成由上而下的垂直管理体系。地震灾害管理工作由国务院统一领导，实行具体由中国地震局主管、各相关部门配合，集中管理与属地管理相结合的管理方式。按照管理方式、职责范围的不同，中国地震灾害管理可划分为国家、省（自治区、直辖市）、市县三个层次。在国家层面，由国务院全面领导地震灾害管理工作，中国地震局具体负责，建立了地震监测预报、地震灾害预防、地震应急救援三大工作体系，协同建设、民政、卫生、公安以及其他有关部门共同开展工作。省（自治区、直辖市）层面，中国地震局在全国设立31个直属地震部门，这些部门同时接受省（自治区、直辖市）政府的领导，但以中国地震局领导为主。市县层面，全国多数市、县人民政府和一些大型国有企业也设立了地震工作机构，由当地政府或企业直接领导，中国地震局和省（自治区、直辖市）地震局负责行业管理、业务指导。在专门管理机构之外，还在国务院有关部门、解放军和武警部队以及地方政府广泛建立了协作和联动机制。国务院、各省（自治区、直辖市）人民政府和地震重点监视防御区的县级以上人民政府均成立了抗震救灾指挥机构，并建立了防震减灾联席会议制度，平时研究部署防震减灾工作，震时统一领导、指挥协调抗震救灾工作，为应对地震灾害提供有力的组织保障。如国家层面成立了由国务院领导的抗震救灾指挥部，每年年初召开联席工作会议，决策部署全国防震减灾重大事项并在发生严重破坏性地震时履行指挥职责。

该时期，尽管我国根据单灾种的灾害特点建立了相对独立的管理体系，但由于各类灾害的管理基本上都是条状垂直管理模式，在指挥和协调上往往局限于各自领域，缺乏统一有效的协调机制。单灾种应急管理体制造成行政审批环节和层级管理限制，导致缺乏区域协同联动，形成了政府包揽、单一属地、单项治理、灾害后处置、上级政府统筹协调、属地政府具体负责的地震应急机制。

二、多部门协同的应急指挥体系

2003年“非典”疫情的发生，启动了中国现代综合应急管理的进程。面对原因错综复杂、后果特别严重且难以应对的突发事件，政府发现之前的应对方法和手段对于此类突发事件起不到应有的作用。面对如此情形政府束手无策，找不到好的解决办法，也使政府意识到传统应急管理体系的弊端，也促使各级政府成立了专门负责应急协调与防灾减灾的议事协调机构，即应急管理办公室。我国的救灾体制和运行机制发生了明显的转变，从原来的注重事后救助，转变为注重综合防控，强调监测预警、强调救灾准备（应急准备）、强调风险管理、强调灾情发展控制（应急处置）、强调恢复重建的科学性、强调灾情应对的综合性；从原来的因事而动，转变为法治化、规范化和常态化过程。2007年《中华人民共和国突发事件应对法》颁布实施，不同于以往的《中华人民共和国安全生产法》《中华人民共和国防震减灾法》《中华人民共和国防汛条例》等单一灾种、单一领域的法律法规，《中华人民共和国突发事件应对法》是在对灾害应对更普遍规律认识的基础上而制定的综合性法规，目的在于预防和减少突发事件的发生，控制、减轻和消除突发事件引起的严重社会危害，规范突发事件应对活动，保护人民生命财产安全，维护国家安全、公共安全、环境安全和社会秩序。该法规的颁布实施体现了我国应急管理观念和水平在逐步向更高层次发展。

其中，协同地震应对体制与单灾种地震应对体制的区别在于：单灾种地震应对体制是指在地震发生时，对应的地震行政部门负责组织救灾的组织体系；协同地震应对体制不仅涉及对应的地震行政部门，还涉及其他相关部门（如公安部门、民政部门等），这些部门综合协调共同应对地震突发事件。

公共危机事件根据其规模程度和影响范围，分别由各级政府实施应急管理。跨省区、跨部门或特别重大的公共危机，由国务院及有关部门进行直接管理，地方各级政府予以协助配合；其他局部性的或一般性的公共危机，由地方相应层级政府负责处理，上级政府或有关部门可予以指导、支持和帮助，形成了条块结合的管理结构和响应体制。分级管理、条块结合的管理结构的优点是：综合性地开展纵向和横向任务，以块（属地）为主，中央权力下放，使救援活动更加灵活。不足之处是：分级管理体制尚未完全落实，地方依赖中央处理灾害的惯性思维仍存，导致应急管理缺乏整体性、连续性，不利于分级管理、条块结合管理的有效实施，弱化了我国应急管理能力。但协同应对体制促进了联合应急指挥机制的形成。联合应急指挥机制的基本特征是：以信息网络为支撑，以系统集成为基础，以“非接触性、非线性”作战以及体系对抗为特征，能更好地指挥救灾救援工作。

三、全灾种统一的应急指挥体系

21世纪以来，随着全球一体化进程加快，人为灾害风险不断提升，地域冲突与全球恐怖主义加剧，突发事件表现出强耦合性、强扩散性的新特征。世界各国对应急管理体系开展了新的探索与改革，将应急管理提升到国家安全的高度，进行更大范围、更多部门的应急力量整合。相比于前两个阶段，该阶段有了很大的变化。突发事件的主体由高层政府管理向各层级政府共同管理转变，从政府管理向非政府组织、社会团体、民营企业乃至个人转变；管理工作制度规定了应急管理活动必须在法律制度框架下开展，应急机制建设的主要内容由以应急响应为重点向以应急准备为重点转变，将风险管理作为贯穿于应急管理全过程尤其是充实应急准备阶段工作内容的重要机制予以研究，更加强调应急管理工作流程等内容。

2018年，中国应急管理部的成立标志着我国应急管理工作迎来新的阶段，新的应急体制整合了包括安全生产监督管理、消防、民政、自然资源、地震等多个部门的力量，极大地节约了应急协调成本。

“统一指挥、专常兼备、反应灵敏、上下联动、平战结合”是对中国特色应急管理体制的具体表述。应急管理部门职能由传统的应急协调转向应急指挥，地震、矿山、消防等多支应急救援力量均统一划归应急管理部指挥，极大地提升了应急响应速度，减少了跨部门协调成本。应急管理理念在传统的“分类管理、分级负责”基础上提出“专常兼备、平战结合”的要求，应急管理工作跳出条块分割的行政划分，由应急管理部门牵头进行“全方位、全灾种、全过程”的统筹布局。应急响应机制在传统的“属地为主”基础上提出了“反应灵敏、上下联动”的新要求，对应对大型灾害及新型耦合灾害的跨区域、多主体应急联动提出更高要求。

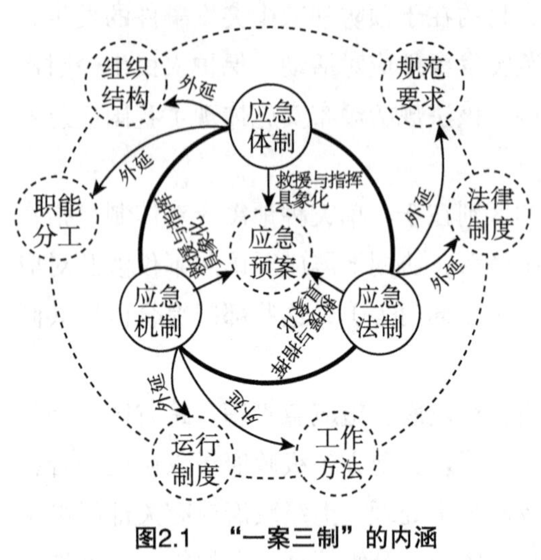

图2.1 “一案三制”的内涵

2003年“非典”疫情以后，我国基本确立了以应急预案为核心，涵盖体制、机制和法制的“一案三制”（图2.1）应急管理体系。应急体制是应急管理的顶层设计，只要解决应急管理的组织结构和职能分工，就界定了应急管理的参与主体及其职能边界。应急机制是所有应急处置工作的方法与运行制度，是应急管理工作的“方法论”。应急法制是应急管理相关的法律制度和规范要求，是开展应急管理工作的根本依据，决定了应急管理中的各项权责与义务。应急预案则是根据突发事件可能出现的后果事前制定的应对方案，是应急体制、机制与法制在应急救援与指挥中的具象化体现。

第二节　应急预案体系概述与应急预案优化

应急预案是指各级人民政府及其部门、基层组织、企事业单位、社会团体等为依法、迅速、科学、有序应对突发事件，最大限度减少突发事件及其造成的损害而预先制定的工作方案。从本质来说，应急预案是应急救援与指挥的文字性说明；从内涵而言，它是应急体制、机制和法制与特定突发事件结合的结果。

应急预案按照制定主体可以分为政府应急预案、单位与基层组织应急预案、家庭和个人应急预案。政府应急预案是对辖区内突发事件应对工作制定的总体行动准则，具有较广泛的约束效力，且由于各国应急管理体系的差异，应急预案的体系也有显著差别。单位与组织应急预案是各企事业单位和社会团队为了应对突发事件而制定的应急预案，只在本单位和组织内部发挥效力。家庭和个人应急预案则是以家庭和个人为单位制定的突发事件应对策略。

一、国内外应急预案体系概述

（一）美国政府应急预案体系

美国政府应急预案分为战略级规划、行动级预案和战术级预案，在联邦、州、州以下地方政府三级中都有战略级规划、行动级预案和战术级预案。美国政府行动预案包括“一主两附”：“一主”是“基本预案”，重点规定了有关行为主体的角色与职能及应对依据、应对程序等；“两附”包括应急支持功能附件和突发事件附件。应急支持功能附件是对突发事件应对中的交通、通信、救援等各项直接应急处置支持工作和其他支持性职能的描述。由于每一项工作都是由多部门协作完成的，因此实际上每个应急支持功能附件是一个针对具体应急功能的跨部门协作预案。突发事件附件是针对具体突发事件类型的应对预案，其中规定了参与部门、政策目标、操作程序等，其实质是一个专项预案。

（二）日本政府应急预案体系

日本政府应急预案（防灾预案）分为防灾基本预案、防灾业务预案、地区防灾预案三个层级。各类预案内容大致包括总则、各种灾害应对通用对策（灾害预防、灾害应急对策、灾后恢复与重建）、单一灾害的应对对策（也分别从灾害预防、灾害应急对策、灾后恢复与重建三方面进行具体描述）。

防灾基本预案作为政府应急管理工作的重要基础，是日本应急管理领域的最高层预案，依据《灾害对策基本法》，由政府应急管理的最高机构中央防灾会议制定。防灾业务预案是根据防灾基本预案，由指定的行政机构及公共机构制定的预案，主要包括：指定的行政机构及公共机构负责人就掌管的事务所应采取的防灾措施，以及与所掌握的事务有关的应该作为制定地区防灾预案标准的事项等内容。地区防灾预案是根据防灾基本预案，由都道府县及市町村的防灾会议结合本地区的实际情况制定的防灾预案。

（三）中国政府应急预案体系

我国经过多年的应急预案体系建设，已经建成了“纵向到底、横向到边”的应急预案体系。中国政府应急预案按照预案特点分为总体应急预案、专项应急预案、部门应急预案。

总体应急预案是应急预案体系的总纲，是政府组织应对突发事件的总体制度安排，由县级以上各级人民政府制定。专项应急预案是政府为应对某一类型或某几种类型突发事件，或者针对重要目标物保护、重大活动保障、应急资源保障等重要专项工作而预先制定的涉及多个部门职责的工作方案，由有关部门牵头制定，报本级人民政府批准后印发实施。部门应急预案是政府有关部门根据总体应急预案、专项应急预案和部门职责，为应对本部门（行业、领域）突发事件，或者针对重要目标物保护、重大活动保障、应急资源保障等涉及部门工作而预先制定的工作方案，由各级政府有关部门制定。

二、各国政府应急预案体系差异对比

对比不同国家的应急预案体系可以发现，应急预案的层级一般与各国应急管理体制密切相关，总体来说各级应急管理部门都会制定本行政级别的应急预案，但是预案形式各有差别。

美国政府应急预案体系可以概括为1+2+N的结构形式，用一个基本预案阐述应急体制；应急支持功能附件阐述了应急机制中的技术规范问题，属于通用性技术规程；突发事件附件则是一个由N个专项预案组成的应急处置机制合集。其特点是模块化、灵活多变，可以根据突发事件的处置主体差异、任务差异、突发事件特点差异进行任意组合，形成标准化应急规程。

日本政府应急预案体系则是1+N的结构形式，通过一个通用应急对策对突发事件处理中的共性问题进行规范，再针对不同突发事件的特点制定了无数个单一灾害的应急预案。但无论是通用性应急预案还是专项应急预案，其结构都按照灾害预防、灾害应急对策、灾后恢复与重建组织，每个预案是一个可以独立发挥作用的文件。

中国政府应急预案体系可以概括为1+N+N的结构形式，各级政府都会制定一个综合应急预案，对突发事件应对中的职能和共性问题进行纲领性的规定；然后根据突发事件类型差异制定N个专项应急预案，做到一事一预案；各政府部门根据总体预案和专项预案制定本部门的应急预案，做到一部门一预案。

三、我国应急预案管理优化的建议

（一）利用产品分析方法夯实预案生成基础

从产品分析的角度，预案编制小组应该在应急预案的生成期做好产品的规划范围，从预案运行环境、功能延展性、预案定位等方面夯实预案生成基础，从而延长预案的功能效用期。在降低应急环境的未知性方面，预案编制小组应该在风险评估与应急资源调查的基础上做出风险发展趋势预测和灾后应急资源折损情况预测。除此之外，还应该估算该地区灾后恢复的应急资源需求，并将其作为应急资源计划的基础，同时作为灾后资源调度的参考。在预案生成过程科学化、标准化方面，预案编制小组应该通过产品定位明确预案的使用主体、业务需求、资源优势、功能设置、验收准则、编制方案等一系列问题，从而保证预案生成过程科学有序地进行。

（二）建立多阶段多层次的预案测试方法

测试期的工作分为发布前测试和发布后测试两部分。预案编制完成后，应该组织内部评审和同行评审，测试的重点在于预案的内容与结构的合理性和规范性。预案发布前，要从技术层面，运用逻辑推理方法从时间逻辑、空间逻辑、知识逻辑、法律逻辑等方面对应急处置过程进行模拟性测试，预案签发单位要根据测试报告来决定是否发布该预案。发布后的测试主要是对预案设计的可操作性层面进行测试，通过观察预案的运行情况，对预案的功能全面性、运行的稳定性、结果的可靠性等宏观层面进行测试。本阶段的测试目标是了解预案投入使用后的用户信息反馈情况，根据使用者反馈的“好”与“坏”或者“哪方面存在问题”等概念性的评价生成评价报告，并作为评价预案编制小组工作绩效的重要依据。

（三）以各职能部门反馈为导向的预案发展

预案发展阶段的管理工作主要是预案推广与漏洞更新两方面。由于该阶段的预案基本功能比较稳定，可以进行大范围推广，该阶段管理部门应该通过宣讲、宣传、应急演练等多种方式进行应急预案的推广，尽可能解决公众疑惑、了解公众反馈信息。应急演练和问卷调查是预案推广最行之有效的两种方法。随着用户的快速增长，反馈信息也会逐渐增多，很多没有发现的细节性问题会逐渐被发掘。所以，该阶段要特别重视用户信息反馈与分析工作，根据用户意见对预案进行人性化、高效化的修订。

（四）应急预案体系成熟期的智能化与系统化建设

该阶段预案各部分的功能发展已经相对成熟。管理者要根据目前的应急需求对现有的专项预案进行提取与整合，从而解决综合性突发状况。本阶段的实质是预案管理者引导下的预案系统自我完善过程，稳定期的预案向着流程化、信息化与集成化方向发展。有条件的地区或者部门可以建立应急管理系统，利用系统处理好分散的应急模块间衔接，从而高效及时地解决突发的综合性问题。在本阶段，预案系统内的应急部门与团体可以根据合作经验达成小范围的协议或者规定，授予现场指挥人员更宽的权限，从而达到简化应急处置过程、节约时间的目标。

（五）新兴风险的基本应急业务保障

面对新兴风险，应急预案主要解决两个问题：一是“无指令”状态下的应急业务部门如何采取行动；二是指挥部在预案失效的状况下如何实现科学决策，并快速生成一套临时应急预案来解决目前面临的紧急状况。为了避免崩坏期的应急部门之间因为缺少规制而发生业务混乱，应该在日常的预案管理中达成协议，明确在预案失灵的情况下应如何确立临时领导权与决策权、应急业务部门在失去指挥时的行动权限，以及各种应急力量与资源的紧急调度程序等问题。新兴风险应对的决策辅助是建立在专家库与信息库比较完善的基础上的。在预案体系稳定期所建立的应急管理信息库中的数据越丰富，临时决策可靠性越高。甚至可以说，崩坏期应急管理者对于突发事件的处置能力，取决于知识库中信息的完善程度。当引起应急机制崩坏临界点显现的突发事件恢复稳定之后，该过程中所产生的信息又会被录入信息库成为以后预案管理的依据。

第三章　中国应急救援力量概况

第一节　中国应急救援队伍分级分类

根据灾害的特点和我国应急救援的需求，分级分类建设应急救援队伍是我国应急管理体系的重要实践。2007年11月正式实施的《中华人民共和国突发事件应对法》规定，县级以上人民政府应当整合应急资源，建立或者确立综合性应急救援队伍。人民政府有关部门可以根据实际需要设立专业应急救援队伍。县级以上人民政府及有关部门可以建立由成年志愿者组成的应急救援队伍。单位应当建立由本单位职工组成的专职或者兼职应急救援队伍。县级以上人民政府应当加强专业应急救援队伍与非专业应急救援队伍的合作，联合培训、联合演练，从而提高合成应急、协同应急的能力。

一、应急救援队伍分类

（一）按照主管部门分类

根据主管单位性质，应急救援队伍分为两大类，第一类是政府及部门主导的救援力量，如中国国际救援队、国家综合性消防救援队伍、国家卫生应急救援队等；第二类是社会组织的救援力量，也可以称为非政府组织救援队伍，如中国红十字救援队、蓝天救援队、公羊救援队等。

（二）按照救援任务特点分类

根据能够实施的救援任务，应急救援队伍分为专业性救援队和综合性救援队。专业性救援队有专业特点，往往针对特定灾害，在某一救援主业方面专业特色突出，包括矿山救援、水域救援、紧急医疗救助、传染病防疫等。而综合性救援队可以承担多灾种救援任务，如国家综合性消防救援队伍。

二、应急救援队伍分级

分级建设救援队伍是合理利用资源、保障有效救援、提高救援能力的必要条件，我国救援机构、组织及队伍主要有两种分级方式。

（一）按建设或管理单位所属级别来分级

按建设或管理单位所属级别，救援机构、组织及队伍可划分为国家级、省级、地级、县级四个级别。以中国地震灾害应急救援队伍为例，各级队伍任务定位如下。

1. 国家级救援队

承担国内特大破坏性地震现场的搜救工作，代表国家参加国际地震救援行动，为省级专业地震救援队提供技术支持和搜救技术的培训，以及负责救援新技术的开发、新装备的研制和技术标准的制定。

2. 省级救援队

承担省内严重破坏性地震现场的搜救工作，受中央政府和省级政府委派参加国内其他省（自治区、直辖市）的地震救援行动，为省级以下地震救援队提供技术支持，以及新技术、新装备的使用和有关地震搜救技术的培训。

3. 地级、县级救援队

承担管辖区内破坏性地震现场的搜救工作，受省级政府指挥参加省内其他地市的地震救援行动，为军警、社会其他救援队和志愿者提供有关地震搜救技术的培训。

（二）按救援能力进行分级

1. 城市搜救能力的分级

借鉴《INSARAG国际搜索与救援指南》，我国结合地震救援实践及救援力量的具体情况，根据总体能力及分项能力，将地震灾害专业救援队分为轻型、中型、重型三级。中国国际救援队为可以参加国际救援的重型救援队，能够援救倒塌建筑物、废墟下压埋的伤员。甘肃省地震灾害紧急救援队与福建省地震灾害紧急救援队先后于2016年和2017年通过国家专业测评，成为中国地震救援正式开展救援队伍能力分级测评工作后的首批省级重型救援队伍。大部分地级救援队、行业救援队、社会应急力量救援队以便携式装备为主，多属于轻型救援队。

2. 现场紧急医学救援能力的分级

目前主要以国家级和省市级医疗救援进行能力区分。国家紧急医学救援队伍是由国家卫生健康委员会（简称“国家卫健委”）组建或认证的紧急医学救援队伍，其任务是参与特别重大医疗卫生救援事件，按照“统一指挥、纪律严明、反应迅速、处置高效、平战结合、布局合理、立足国内、面向国际”的原则统筹建设。省市级紧急医学救援队伍参照国家紧急医学救援队伍建设模式，按照“省市共建、属地管理、服务本地、辐射全省”的原则组建紧急医学救援队伍，由各级地方政府卫生行政部门负责建设与管理。

第二节 卫生应急救援专业队伍建设

2008年“5·12”汶川地震以后，国家深刻认识到开展全国范围内卫生应急救援专业队伍体系建设的重要性和紧迫性。2010年6—10月，卫生部①在全国范围内开展了卫生应急基本情况调查。该调查报告所反映出的深层次问题表明，我国卫生应急队伍与现代卫生应急救援实际需要存在巨大落差。为加强和规范国家突发公共事件救援队伍建设与管理，全面提升国家突发公共事件救援队伍的应急处置能力和水平，2010年11月21日《国家卫生应急队伍管理办法（试行）》发布。该办法要求按照“统一指挥、纪律严明、反应迅速、处置高效、平战结合、布局合理、立足国内、面向国际”的原则，统筹建设国家级卫生应急队伍，地方则结合地域特点组建各类卫生应急救援专业队伍，初步形成从中央到地方的灾害医学救援队伍体系。

一、国家卫生应急队伍

（一）专业队伍类别及人员专业要求

国务院卫生行政部门依托其属（管）医疗卫生机构及省级卫生行政部门重点加强卫生应急队伍建设，包括紧急医学救援队伍、突发急性传染病防控队伍、突发中毒事件处置队伍、核和辐射损伤处置队伍4大类。这4类队伍的人员组成与主要救援工作的侧重点相似，主要由卫生应急管理人员、医疗卫生专业人员和技术保障人员构成，根据每次事件的初步判断、事件规模及复杂性，选定相应专业和数量的人员组建现场应急队伍。

1. 紧急医学救援类队伍

由内科、外科、急诊、重症监护、麻醉、流行病学、卫生应急管理等方面的医疗人员和医学技术人员组成。

2. 突发急性传染病防控类队伍

由传染病学、流行病学、病原微生物学、临床医学、卫生应急管理等专业人员组成。

3. 突发中毒事件处置类队伍

由食品卫生、职业卫生、环境卫生、学校卫生、临床医学、卫生应急管理等方面的专业人员组成。

---

① 2013年3月，原卫生部与国家人口和计划生育委员会合并，组建国家卫生和计划生育委员会。2018年3月，撤销国家卫生和计划生育委员会，组建国家卫生健康委员会。

4. 核和辐射损伤处置类队伍

由放射医学、辐射防护、辐射检测、临床医学、卫生应急管理等方面的专业人员组成。

（二）队伍建设和部署

2011年，卫生部在全国9个省份统一规划建设了4类共11支国家卫生应急队伍，涉及自然灾害、事故灾害、公共卫生事件和社会安全事件相关的应急救援，共装备应急专用车载处置平台100余台。2012年，卫生部启动第二批队伍建设项目。截至2017年，卫生行政部门在中央和地方财政的支持下，已在23个省份组建37支国家卫生应急队伍（其中，紧急医学救援队19支、突发急性传染病防控队13支、突发中毒事件应急处置队3支、核和辐射突发事件卫生应急队2支），分布在华北、华东、华中、华南、西南、西北、东北7个大区域。各支队伍有序开展了突发事件应急处置、对口支援、卫生扶贫等工作。随后，我国在东部、西部、南部、北部、中部5个区域的11个省份和新疆生产建设兵团抓紧队伍部署和建设。至此，逐步形成了分区域、分类别应对和处置突发事件的应急医学救援格局，应急救援队伍的组建、培训、运作管理制度等工作已初见成效。截至2017年，地方各级卫生应急队伍总数超过600支。按照世界卫生组织要求，我国自2016年起逐步建立起国际应急医疗队，先后有上海、广东、四川3支国际应急医疗队通过世界卫生组织认证。2018年5月，由四川大学华西医院牵头筹建的中国四川国际应急医疗队正式通过世界卫生组织认证评估，成为全球首支最高级别的非军方国际应急医疗队。

国家卫生应急队伍整体构成合理，按照“一队多用、专兼结合、平战结合”的原则实施救援。按照国家卫健委的救援部署，国家级医学救援队主要侧重于自然灾害（包括水旱灾害、气象灾害、地震灾害、地质灾害、海洋灾害、生物灾害和森林草原火灾）及事故灾害（主要包括工矿商贸等企业的各类安全事故、交通运输事故、公共设施和设备事故、环境污染和生态破坏事件等）的医学救援工作。

以天津市国家紧急医学救援队为例，作为首批组建的6支国家级队伍之一，该队由30名专业队员组成，涵盖内科、外科、急诊、重症监护、麻醉、流行病学及卫生应急管理等14个专业方向，涉及25个临床科室，包括检验、放射等医技科室等，下设急救组、门诊组、外科救治组、检验组、医疗保障组共计5个不同的功能单位。该队的医疗装备车辆由救护车、X射线车、手术车、检验车、物资运输车、物资吊装运输车及水电炊事挂车7辆特种车辆组成。系统配置有完善的医疗设备，可以完成门诊接诊，实现移动检查与诊断，实施基本外科手术；在必要时可将患者输送到当地医院；可为患者及医疗队员提供基本的生活设施。每个组既可以单独工作，也能根据特殊用途进行组合，具备小型野战医院规模。

近年来，我国积极开展国家航空医学救援队伍建设，在车载式和帐篷式应急队伍的基础上，通过软硬件的配置和升级，尤其是通过人员的培训和演练，增加航空医学救援相关职能，以满足航空医学救援任务的需要。北京的中日友好医院及上海的同济大学附属东方医院承建的国家紧急医学救援队是首批增加航空医学救援相关职能的国家紧急医学救援队。

二、红十字会卫生应急救援队伍

中国红十字会是中华人民共和国统一的红十字组织，是从事人道主义工作的社会救助团体，是国际红十字运动的重要成员。中国红十字会成立于1904年，1952年国际红十字会确认中国红十字会合法席位。中国红十字会遵守国家宪法和法律，遵循国际红十字运动基本原则（人道、公正、中立、独立、志愿服务、统一、普遍），依照中国参加的日内瓦公约及其附加议定书、《中华人民共和国红十字会法》和《中国红十字会章程》，独立自主地开展工作。

（一）红十字会卫生应急救援队伍的成立

为切实履行《中华人民共和国红十字会法》赋予的职责，充分发挥红十字会作为政府人道领域的助手作用，在总结历年救灾经验的基础上，结合国际红十字运动的发展趋势，中国红十字会自2006年启动专业应急救援队伍建设，依托武警总医院（现改为中国人民解放军总医院第三医学中心）和上海华山医院等医疗机构在国内外重大灾害期间开展人道主义救援工作。中国红十字会坚持“因地制宜，规模适度；志愿服务，一专多能；统筹规划，分步实施”的救援队建设原则，充分依靠社会力量，全面推进救援队组织体系、工作机制、预案制度、物资装备、保障机制等各项能力建设，逐步形成管理规范、运转高效的红十字应急救援体系。

（二）红十字会卫生应急救援队伍的发展

2011年，中国红十字会总会出台了《关于进一步加强红十字救援队建设的意见》，明确了“重点加强国家级红十字救援队建设，全面推进省级红十字救援队建设，逐步推进地市、县级红十字救援队建设”的任务。同时，依据红十字会的特色和优势，重点建设搜救、赈济、医疗、供水、大众卫生、心理、水上救生等7类应急救援队，形成布局合理、特色鲜明的红十字应急救援体系。2013年10月，7类21支国家级红十字救援队通过了应急救援相关领域专家进行的评审认证，这21支国家级中国红十字救援队按照区域地理、灾害发生频率等因素分布在17个省份，救援范围涵盖全国，可以做到在灾害发生后的24～48小时内启动响应，抵达受灾地区并开展救援工作。

（三）红十字会卫生应急救援队伍的运行

以地震救援为例，在第一阶段，抢救人员是第一位的，该阶段中国红十字会会先后派出搜救救援队和医疗救援队，主要工作是开展人员搜救和伤病员救治。在第二阶段，转移安置人员的生活救助更为突出，必要时中国红十字会会在已调拨救灾款物的基础上，在该阶段派出赈济、供水、大众卫生、心理救援队，主要工作是发放救灾物资、建设临时安置点、提供饮用水和生活用水、搭建卫生厕所、处理固体垃圾、进行卫生宣传教育等，并且为已得到妥善安置的受灾人员提供心理疏导和心理支持服务。在第三阶段，中国红十字会则根据接受捐赠资金的情况和政府灾后恢复重建规划，将相应资金用于学校、卫生院（站）、民房、救灾基础设施等方面并做好监管相关工作。同时，救灾工作还有一个非常重要的基本原则，即所有救灾人员必须确保能够自我保障，防范救援工作本身导致的“次生灾害”。目前，中国红十字救援队的日常后勤保障具备1个月的自给自足能力，梯队救援时可以完成超过4个月的部署，足以实现可持续救援的目标。

三、军队卫生应急救援队伍

军队医疗救援力量集结快速、灵活机动、组织纪律性强，在提供机动性支援上具有独特的优势。在“5・12”汶川地震、“4・14”玉树地震医疗救援实践中，军队卫生应急救援队伍证实了其在灾害救治中的重要作用。军队卫勤应急分队是以遂行军队应急卫勤任务为主要目的而建立的，在借鉴国外地震医疗应急救援管理模式的同时，必须将我国国情和军队卫勤实际情况相结合，根据自身能力，分阶段在宏观决策、统筹规划基础上建立适合我国国情的最大限度合理配置、高效使用和成本—效果最优化的应急管理体系和模式。在军队卫勤应急分队基础上模块化建立一支实战化、特色化、专业化、快速化的地震医疗救援队伍即可兼顾以上多方面的需求。

随着2018年军队改革，原武警总医院合并到中国人民解放军总医院序列，成为中国人民解放军总医院第三医学中心，灾害救援医学成为该中心的重点学科，在其急诊医学科发展的基础上实现备战打仗战救与灾害救援两者有机结合、平战结合。军队卫勤应急分队应以现有战创伤救治的指挥、抢救分类、抗休克、手术、留观后送、医技保障、生化防疫救治组为基础，以卫勤救治机构功能为准划分模块，实施卫勤组织模块化，在不改变现有救治机构编制的前提下，根据灾害救援任务要求来调整医疗队规模、确定医疗队职责，转化为适应灾害现场救援的军队应急医疗救援队，通过卫勤合理部署，增强灵活性，提高救治功能。

第二篇

策略性地震灾害救援现场救护的实施

第四章　策略性地震灾害救援现场救护体系

第一节　策略性地震灾害救援现场救护概论

策略性地震灾害现场救护是以地震灾害引发大批量伤员的伤情特点为导向的地震灾害现场救治理念，强调现场医疗救治起始端精准分级方法，通过把高级生命支持向灾害现场核心区域和废墟下延伸，促进现场搜救与医疗协同，优化灾区伤员转送体系等途径，提高伤员救治效率。

一、地震医学救援需求

自2008年“5・12”汶川地震之后，我国地震灾害救援研究迅猛发展，尤其是2018年国家整合多个部委机构的应急力量，改革组建成立应急管理部，进一步加强对我国灾害救援的指挥和统筹。结合我国的具体国情及道路交通特点，学者相继提出了灾难医学救援“三阶段”、伤病员的关键救治、现场及后送多点救治等理念，一方面促进了我国灾难医学救援学术研究的极大进步，另一方面也加速了国家灾害救援体系的调整改革。目前，我国已形成由第一响应人、民间救援队、省市级地震救援队伍，以及符合联合国国际城市搜索与救援标准的国家级救援队伍和以医疗机构为主体的不同层级的紧急医疗救援队构成的综合救援体系。地震医疗救援体系建设尚可以在下列方面进行完善：①建立与搜救队伍匹配的医疗救治力量能力分级评价体系，以及能力导向的“灾害分区准入”制度，避免救援力量拥堵；②以任务目标为导向，提升各类专业力量管理、作业、协同一体化救援能力建设，完善救援队伍建设要素，促进军民融合；③整合并完善三级救治体系和伤员转运体系；④补充灾害现场最前端的医疗救援体系，普及废墟特殊空间条件下的伤员紧急医疗救护等。

由于灾区“救援孤岛”现象仍然存在，倒塌建筑下情况复杂凶险，地震灾害救援现场救治具有以下特点。①“伤者周围救治”空缺。目前学术界普遍接受“震中、中间区域、灾区后方”的地震三区域划分，并制定了明确的各区域救援目标。然而废墟下埋压的伤者很难在漫长的解救过程中得到及时有效的医疗救护。废墟下和废墟旁医疗支持匹配不平衡，专业医疗人员“下不去”，先进入废墟接触到伤者的救援人员可能“救不了”，成为科学施救的现实短板。②准许进入救援三区域的救援力量在专业类别、能力、时间顺序等方面需要进一步优化。③国际救援新的理念和方法逐渐被国内相关领域专业人员认识和认可，但由于各国国情差异和对灾害特殊伤情的处理原则和方法差异，国内外医疗救护标准难以统一。如何应对国内巨灾，借鉴国际救援响应的成功经验，切实加强救援医疗队伍建设，是今后我们面临的重大课题。

二、策略性地震灾害现场救护主要内容

（一）强调现场医疗与搜救密切配合，医疗贯穿救援始终

灾害现场伤员搜救是灾难医学的主要任务之一，包括探索废墟下特定空间内的科学救援方法，了解城市地震风险评估、搜救技术及地震灾害现场危化侦检技术，强调“安全评估—伤者解救—医疗救护”三位一体的特殊空间作业流程。在救援现场，应将医疗救治贯穿于搜索营救的全过程，使其参与救援通道的设计、伤员废墟下生命支持、废墟旁二次检伤和紧急救治，以及科学医疗后送。这与传统的搜救与医疗合作模式、专业医疗队伍不同的是，在伤员仍被压埋在废墟下的营救起始端，医疗人员应根据伤员伤情需要，在进入通道和救援空间安全的前提下，与救援人员交替进入狭小空间评估伤员情况，进行必要的急救处置。

（二）强化现场救治，建立适合地震灾害救援现场的分级救治

站在地震灾害救援全局考虑，提炼地震灾害伤亡特点，以策略性地震灾害现场救护为指导完成大批量伤员的分级救治，即现场急救、紧急救治、综合救治，整合救援现场废墟内基础救护技术及挤压综合征、狭小空间截肢术等救治技术，探讨灾区救治机构现场损伤控制性手术的应用。

在策略性地震灾害现场救护中引入评估、搜索和救援级别体系，即ASR级别（Assessment, Search and Rescue Level），明确大规模地震灾害救援行动中不同级别或类型的工作，使各类搜救和医疗力量计划明确、调配合理、进程流畅、信息互通。在此基础上建立与搜救队伍匹配的医疗救治力量能力分级评价体系及能力导向的“区域准入”制度，避免不同区域医疗救治力量配置失衡，也为队伍能力建设提供指导方针。

ASR级别是联合国城市搜索与救援协调方法的重要组成部分，ASR级别用于在一次大规模的城市搜索与救援行动中对不同行动等级或类型的工作进行明确定义。ASR级别明确定义5个级别任务：级别1——大范围评估；级别2——分区评估；级别3——快速搜索和营救；级别4——全面搜索和营救；级别5——全覆盖搜索和恢复，以及区域清理。每个级别都明确了定义、目的、执行方、执行时间、城市搜索与救援工具和最终要求的工作产出。ASR级别使应急指挥管理层或协调人更加明确计划、任务分配、所需的城市搜索与救援行动和工作进程，有效提高了多区多队协作能力。

（三）优化地震灾害现场医疗救治初始化精准分级（IPG）

1. 地震灾害现场初始化及精准分级

地震灾害现场初始化是指受灾当地应急指挥机构根据灾情和救灾需求开展的救灾场地分区、人员分流及救援力量统筹、接待与行动协调等工作。灾害发生后，本地救援力量首先进行大范围搜救，对表浅埋压伤员进行营救。当地应急指挥部门组织灾民疏散、救济，调动可用医疗卫生力量开展大批量伤员快速检伤分类，对现场进行分区，接收和调派外援救援力量开展更高级别的专业搜救工作。初始化分区后，对某一搜救区域进行医疗救治的精准分级并根据各分级的任务需求和队伍能力设置准入制度非常重要，处于不同分级的救援队应该有明确的能力要求和任务特点。初始化精准分级（IPG）从横向上疏散民众，分流伤员，分区管控；从纵向上将

救治层级向废墟下延伸，设立救援队分级准入机制，完善了废墟下埋压伤员的救治链条。

基于中国国际救援队建设和救援实战经验提出的地震灾害现场初始化精准分级系统，旨在组成改善灾难医疗救治计划的基础架构，定义组织内每个角色及其职能，根据任务目的、策略及过去的经验完善行动计划和流程。然而，实现初始化精准分级系统愿景，还需要进一步加强“搜救+医疗”综合救援队能力建设，优化队伍结构，提高队伍数量、质量。此外，初始化精准分级系统的完善需要更为前沿的灾难医学基础理论研究以及先进的小型、便携、稳定、精密的医疗设备研发的有力支撑。初始化精准分级系统或将为灾难医学和精准医学的结合提供现实桥梁。

2. 现场医疗救治初始化精准分级

现场医疗救治初始化精准分级是将原有三级救治体系的现场救治阶梯进行细分，强调对灾害现场，特别是搜救工作场地进行“初始化”部署和设置，为现场救援任务构建基础框架，更加明确各类救援力量及管理者的工作目的和内容。为了体现“以伤员为中心”的理念，初始化精准分级系统除了针对整个搜救现场进行全面初始化设置，还强调了废墟下和废墟旁救治的划分。初始化精准分级系统首先将现场分为限制区、影响区、支援区和安全区四级区域（IPG-A/B/C/D），再按伤员与倒塌建筑物的关系将IPG-A分为1级和2级（IPG-A1/2）（图4.1）。A1级为倒塌建筑物下受困伤员的紧急医疗救护，强调紧邻伤员的医疗救护与专业救援的协同。搜救队员与医疗队员的密切协作必须贯穿生命通道建立—救援通道建立—伤员周围紧急医疗救治—伤员解救搬运的整个流程。废墟下特定空间内的科学救援方法对于能否成功解救幸存者、能否保障工作人员自身安全至关重要。建立“安全评估—伤者解救—医疗救护”三位一体的特殊空间作业标准化流程，制定地震灾害特殊伤情医疗救治和人员与装备配置标准，能够有效提高救治效率。A2级是在倒塌建筑物周围对被解救伤员进行连贯性高级生命支持，为伤员接受下一步损伤控制性手术或医疗后送争取宝贵时间。

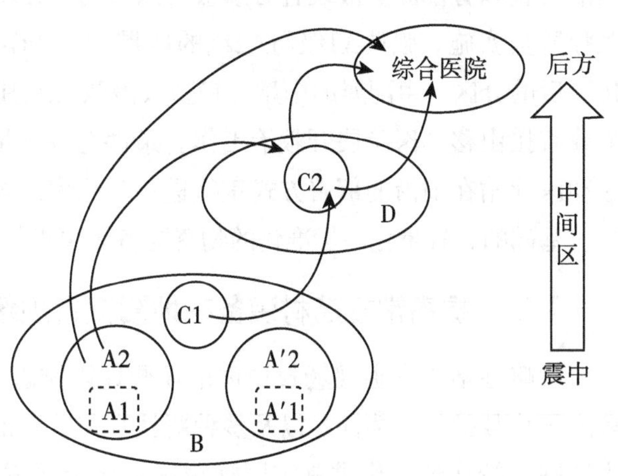

图4.1　初始化精准分级系统与医疗后送示意

在对伤者的施救过程中，IPG-A分为1级和2级，属于救治的“起始端”，环绕现场开展紧急医疗支持。这两个级别是将连续救治过程作为一个整体实现的。例如在废墟下实施截肢手术后，伤员被从废墟下解救至废墟旁后应立即开展进一步伤情处置，才能保证救治的连续。盲目转送反而会导致伤员病情加重甚至死亡。在废墟旁的医疗人员也可以对废墟下的医疗队员进行支持。一个受灾地区或区域可有多个搜救现场，这些现场之间可能存在一定距离，因此每个现场都应该初始化并进行精准分级（表4.1）。

表4.1　地震灾害现场医疗救治的初始化精准分级

初始化分区	精准分级	伤员类型	建议的医疗队伍能力
限制区	A1	埋压伤员	搜救+医疗（含专业安全侦检、消防、灾评、结构、信息等专业组）
	A2	被解救的伤员（含表浅埋压的伤员）	

续表

初始化分区	精准分级	伤员类型	建议的医疗队伍能力
影响区	B	民众、病员	自救互救、当地医疗队、支援医疗队（创伤、急救、重症为主）
支援区	C1	病员、轻伤员	前沿指挥组、小型移动医院、医疗站
	C2	转移的病员、伤员	大型移动医院
安全区	D	疏散的民众	指挥协调中心、伤病员转送枢纽、物资保障中心

初始化精准分级是原有三级救治体系的重要补充，是确保科学施救、专业救治和救治连续性的重要方法。同时，初始化精准分级理论也为救援人员、物资、计划、信息等的统筹和实施提供了基础框架。根据中国国际救援队经验，在IPG-A阶段，为了保证A1级和A2级救治工作的连续，医疗队员应携带便携和小型化设备以便进入废墟，如有负压吸引功能的便携式呼吸机等气道和呼吸管理套件、便携自动体外除颤仪（AED）等循环支持套件等。如果在废墟下需要行紧急截肢手术以快速解救伤员，则应该为医疗队员配备集成的截肢工具包和麻醉药材包。挤压综合征伤员的早期救治应该在接触到伤员后立即展开，急救所必需的药品和耗材，特别是加压输液装置和骨髓腔输液装置必须被带入废墟。IPG-A2的伤员救治工作通常仍由中国国际救援队医疗队员实施，强调A1级与A2级的连贯性。IPG-B、IPG-C的伤员救治工作则根据现场“初始化”后的分区，由配属的中型、轻型救援队伍或其他救援力量参与。IPG-D由移动医疗站中继救治或直接由移动医院展开救治工作。条件允许的情况下移动医疗站也可在前 3 个级别部署。但移动医疗站在前沿的部署方式正待进一步探索。初始化精准分级为各类医疗救援队制定原则性的、基础的、轻量化、标准化的物资配备表单提供了根本依据。

（四）提高常规药材装备在地震灾害现场的适应度

策略性地震灾害现场救护理论强调地震灾害发生后的前、中、后3个时期，现场、后送等多点医疗救护的连续性，以及多种新技术与装备的应用。以救治对象个体化、物资套件小型化为原则，按伤情、伤类制定医疗物资组合编配方式。废墟下空间包括伤员受困的狭小空间和救援通道两部分。通道是救援人员进出、伤员解救和物资传送的必经之路。空间狭小、环境复杂对救援造成严重影响，应发放穿戴式物资携行装备和小型化医疗箱包，提高物资支持能力和救治效率。

无论战场还是灾害现场，急救医疗装备都是研究热点。国内外医疗机构和装备研发机构都特别强调急救医疗装备的便携性，各型急救箱包模块化、系列化程度也显著提高。急救包中除了配备通用的止血、包扎、固定和急救药材等物资，手持式血气分析仪、干式生化仪、血氧监测仪、掌上B超等轻便卫生装备，以及呼吸系统急救模块、循环系统急救模块、创伤急救模块、呼吸机套件、现场截肢套件、抗休克套件等也应在各级救治阶梯中配备（图4.2、图4.3）。

《INSARAG国际搜索与救援指南》要求重型搜救队伍需向伤员提供连续不间断的高级生命支持。这在救援任务中存在诸多困难，其中包括：①通气、供氧、除颤、监护设备及急救药材等难以一次性带入狭小空间，需多次补充、替换，耗费时间和人力，增加废墟下作业危险性；②实战中各医疗队部署于工作场地及带入废墟下的医疗物资的种类和数量随意性大，种类和数

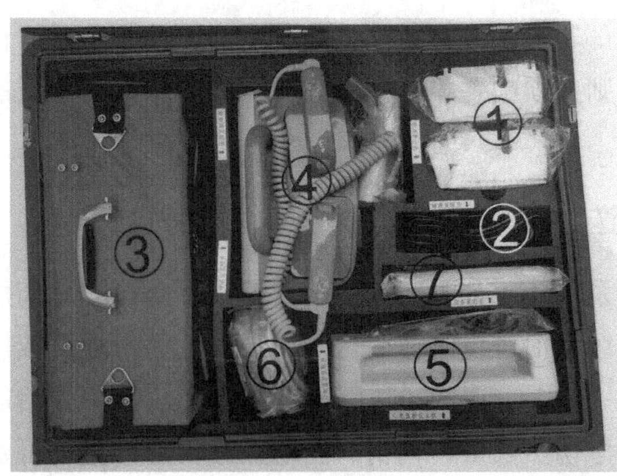

1—输液泵主机（2台）；2—输液泵附件（2套）；3—急救呼吸机主机及附件（1套）；
4—除颤仪主机及附件（1套）；5—心电监护仪主机（1台）；6—心电监护仪附件（1套）；
7—产品操作手册、光盘及合格证等（1套）。

图4.2　急救模块（含便携式呼吸机、监护仪、除颤仪）

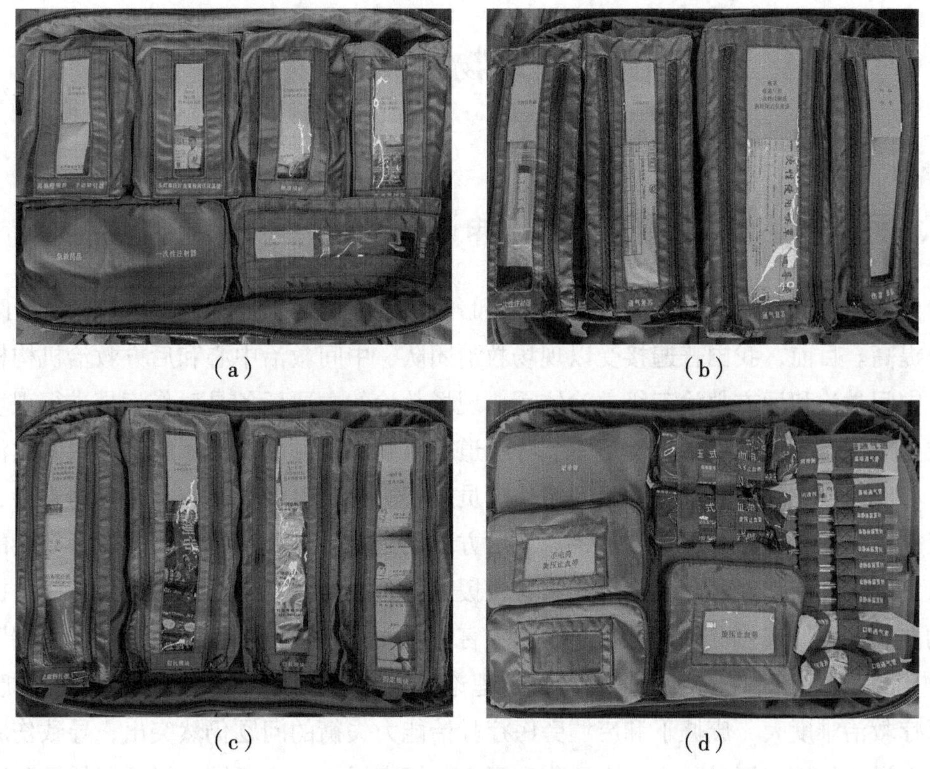

（a）　（b）　（c）　（d）

图4.3　创伤救治物资模块化

量缺乏标准；③由于空间和“救—伤”接触体位等的限制，心肺复苏、气管插管、胸腔穿刺、静脉穿刺等基本医疗操作常难以实施；④从搜救队员初次接触伤员到搜救队员和医疗队员交替进入废墟实施救援和救治，再到将伤员经通道移出废墟这一复杂过程留有很多救治“真空期”，伤员解救过程中发生死亡风险大；⑤废墟狭小空间内的麻醉、截肢、脊柱骨盆固定和止血技术对于各国专业救援队来说都是最为困难的任务。

因此，在地震灾害救援现场，急救医疗物资配置应考虑以下原则：①根据废墟下伤员伤情尽可能一次性带入所需物资；②预先设计不同规格的急救物资套件以适应不同的空间需求；

③高级生命支持物资靠前部署；④在解救伤员过程中为了减少负重、快速脱困，需尽可能丢弃剩余医疗物资，在废墟旁则必须配置相应备用品。在上述原则指导下的针对地震灾害现场救治的物资配置标准尚未建立。

（五）简化转运后送层次

灾害救援伤员救治体系总体上分为三级救治，但并不是每一名伤病员都要经过三级救治，在实践中也不是绝对按三级救治进行阶梯后送的。根据近年来地震救援现场分级救治和后送的特点变化，在原有现场（一级）、中间（二级）、后方（三级）救治的基础上，在具备快速转运条件的情况下，综合考虑伤员数量、伤情、当地医疗资源数量和可及性，弹性、灵活制定救治阶梯的方式得以运用。“5·12”汶川地震伤病员医疗后送采用了就近后送、越级后送、军地兼容、跨省后送等多种方式，也可直接从一级转入三级救治，体现出加强一级救治，越过二级救治，力求早期进行三级专科救治。

第二节　倒塌建筑物救援现场救护重点

一、医学救治向“起始端”延伸

随着国家灾难应急体系建设的日益完善和各类救援队伍的发展壮大，灾害现场医疗救治效率显著提高。目前，我国普遍接受以现场救治团队、中间救治中心和后方救治机构构建的现场救治、中间救治和后方救治三级救治体系。现场救治的主要任务是对伤病员进行现场急救复苏、基础生命支持、紧急手术控制出血、呼吸道梗阻解除、颅内高压缓解等。中间救治主要是在当地中心医院或方舱医院、移动医院对伤病员进行进一步急救复苏、高级生命支持、感染控制、呼吸循环衰竭纠正，开展确定性手术。后方救治是在后方更高级别医院进行复杂的确定性治疗、恢复及康复治疗。回顾国内历次灾害救援工作，在条件允许的情况下，各类救援力量工作重心均向灾害现场聚焦。然而，对于地震灾害救援而言，现有三级体系的“起始端”——倒塌建筑物附近的紧急医疗救治仍是灾难医学理论研究和实践的关键和难点。特别是废墟狭小空间内医疗救治难度大、废墟下和废墟旁医疗救治能力失衡的问题仍然突出，导致伤者错失救治时机，在漫长的被埋压过程中二次致伤和死亡的概率增加。由于缺少了“起始端”这一救治关键层级的设置，也导致了各专业救援力量能力建设方面存在人员配备不合理、医疗装备难应用、救治计划不具体等实际问题。因此，加强现场“起始端”医疗救护力量和技术支撑，在一定程度上可以降低伤员的伤亡率。

二、狭小空间医疗救治是现场急救难点

地震救援中能够有效接触到废墟下被埋压伤者的救援医疗人员非常有限，第一时间接触到伤者的搜救队员又缺乏基本的医疗救治技术，特别是对于挤压综合征等地震灾害常见伤情病情

的处置和以快速解救为目的实施的截肢手术等，需要更为专业的灾难医学技术和装备的支撑。救治受困于狭小空间的伤员给救援人员带来了极大的困难。在安全得到保证的前提下，搜救人员就可以实施狭小空间医疗手段来治疗受困伤员，重视对伤者的初次评估，并采取积极的早期复苏救治，以及把伤员运送出现场。对医疗团队来说，气道处理可能是一个难点。根据伤员的受困方式和可接触途径，救援人员在没有更好选择的情况下，不得不使用特别的人工气道建立手段，例如运用环甲膜穿刺、喉罩等。因此，医护人员接受并且熟练掌握多种不同的气道维护技术十分必要。任何医疗手段都不应该严重地拖延救援人员把伤员从废墟中救出或拖延紧急气道的干预治疗。在狭小空间医疗中挤压伤是最常见的类型。在地震灾害救援现场，“微笑死亡”时有发生，即在救援压伤人员时，当把重物从伤员身上移开后几分钟之内伤员突然死亡。在“12・7”亚美尼亚地震和“8・17”土耳其马尔马拉地震中，大部分的获救者出现挤压综合征和急性肾衰竭的情况。挤压综合征的治疗方法包括静脉滴注、早期透析和维持疗法。伤员需要尽早开始输注大量的晶体液，这样可以降低肾衰竭发生的可能性。此外还需要防止筋膜间隔区综合征的发生，根据情况行筋膜切开术。颅脑损伤、脊柱骨盆损伤、胸腹部损伤或者多发伤是地震灾害的重要致死原因。早期及时进行损伤控制或医疗干预可以避免伤情的进一步加重。低体温、饥饿、脱水、感染同样是狭小空间救治重点。因此，提高并完善现场的重症伤员救治能力是降低地震伤亡率的重要手段。

三、增强废墟旁现场救治能力

近年来，我国种类繁多的移动医院纷纷研制成功并投入使用，为灾害医学救援提供了强大支撑。移动医院技术装备和救治能力也在救援实战中不断加强。然而受救援孤岛形成、地面交通运输受阻、空中投送运力不足、自然地理条件复杂、工作场地有限等诸多限制，移动医院难以整建制在救援现场部署，废墟旁重症伤员的专业救治能力薄弱。

例如，德军在卫勤救治阶梯中设置的急救站，是符合地震灾害现场救援需要的可行方法。德军的卫勤救治阶梯中1级救治阶梯（Role 1）的主要任务是综合医学与紧急医学急救，主要进行伤员检伤分类，开展止血、维持呼吸道通畅、复苏以及稳定生命体征。承担1级救治任务的机构为机动救护组或急救站。其目标是在1小时内实施损伤控制性复苏，有方舱及充气式帐篷两种形式，可以做到30分钟内实现基本功能展开，1小时内完成全系统部署，可维持24小时自我保障。急救站配备医生2名、高级医护兵2名、医助兼司机5名。国际重型救援队伍行动基地的医疗站功能与德军急救站功能类似。以中国国际救援队为例，其任务目标是为重伤员提供紧急医疗救治；向废墟工作场地派出专业医疗救援队员；为救援队伍提供包括防疫洗消、传染病隔离、伤病救治等卫生医疗保障和心理健康支持。基地医疗站通常为充气式帐篷，设有重症监护及复苏、检查检验、治疗处置3个物资模块，30分钟内展开，1小时内全部功能投入运行。按照中国国际救援队以往经验，基地的医疗站配置医疗队员12～14名，其中常驻站内的医疗队员3～4名，其余医疗队员分别配属至不同搜救小组开展现场救援工作。

四、重视环现场紧急医疗物资配置

在重视环现场紧急医疗物资配置方面，应对比国内外城市搜救队特别是重型救援队医疗物资配置内容和特点，围绕地震灾害致伤伤情分布规律，尤其是在狭小空间内开展医疗救治的关键技术的物资需求，围绕狭小空间内复苏、挤压伤、气道管理、麻醉、截肢等医疗操作，规范个人防护装备、各型担架等医疗通用物资标准。

在环现场部署微型重症救治站对于提高伤员救治成功率至关重要。微型重症救治站的重要性主要表现在三方面：①为废墟下解救出的伤员提供及时的高级生命支持，为医疗后送争取时间；②向废墟下医疗救治提供人员、物资和技术支持，是制定物资进入优先级标准的前提条件；③微型重症救治站是最前沿的救援枢纽，也是现场作业人员健康安全的有力保障。

第五章　地震灾害救援分级救治

第一节　分级救治的概念

一、分级救治的起源和内涵

分级救治起源于苏联军事医学科学院弗拉基米尔·安德列耶维奇·奥别里教授提出的“阶梯治疗”原则，其认为在战争条件下，伤员治疗与后送是一个分阶段的连续过程，伤员的治疗必须采取阶梯式的方法。在第二次世界大战中，这种“阶梯治疗”的思想和方法得到广泛应用。1965年，我国为了与“阶梯治疗”的提法有所区别而改称为“分级救治”。分级救治是各级救治机构对伤病员进行分工救治的总称。它是根据相应条件和救治要求，将伤病员的整个救治过程，由纵深梯次配置的各级救治机构，按照各自的救治范围分工完成。其目的是充分利用有限资源，及时救治危重者，使绝大多数伤员获益，降低伤死率，提高救治效果。分级救治主要用于战争和大型灾害时批量伤员救治，包括：①医疗资源相对于伤病员的需求不足，需要将有限的资源首先用于最需要救治和救治效果最显著的伤员；②危及生命或肢体的严重创伤需紧急救治，不允许长时间转运到大型医疗中心或创伤中心，只能就近就急，在黄金时间内给予紧急救治。

二、分级救治的意义

分类、分级救治对有效发挥医疗资源和正确处置伤员具有重要作用，在大批量伤员出现时，应该根据伤情伤类进行检伤分类，确定救治的先后顺序和救治重点，而不能采取平时的诊治方法。有些伤员需现场抢救，但有些伤员应该后送到医疗条件稍好的医院去救治。“5·12”汶川地震安全有序地向全国20个省（直辖市）转送10 034名伤员，实现了我国历史上非战状态下最大规模的伤员转移救治。开展康复治疗中的大中型功能恢复性手术是地震伤员救治的重要内容，也是三级救治后期的长期重要工作。以往已建立的突发公共事件紧急医疗救援体系和机制在“5·12”汶川地震中发挥了极其重要的作用，并在震区伤员的紧急救治中做出了引人瞩目的成绩。72小时黄金时间内收治住院的地震伤员为47 510人，为收治住院伤病员的最高峰，说明抢救伤员工作是迅速、及时的。收治的伤员大多经一线紧急救治后运送后方医院。一线医疗队、灾区医务人员及时有效地紧急处置、分类检伤、迅速转运，为伤员赢得了宝贵的抢救时间。

三、分级救治的发展

在战时，苏联主要采用初步医疗救护、非医生救护、初步医生救护、优良医疗救护以及专科救护的五级救治阶梯。美国采用的5级救治阶梯与苏联有所区别：第一级为紧急救命，包括自救互救和卫生员、医生救护；第二级为初级救治，以救命为主，包括有限的外科处置；第三级为部分专科治疗；第四级为确定性治疗；第五级为康复治疗。多数北约国家则为四级救治阶梯，与美军的前四级定位相同，区别在于美军第五级为后送到本国的康复治疗。我国关于战伤的分级救治，在抗美援朝作战期间也逐步建立。起初是按照救治技术体系划分为战（现）场急救、紧急救治、早期治疗、专科治疗和康复治疗的五级救治阶梯。随着技术进步和观念更新，我国救治机构救治职能由五级调整为四个基本层级：现场急救、早期救治、专科救治和康复治疗，其中早期救治层级中又区分紧急救治和外科复苏两个次层级。我国还规定了现场急救宜在人员负伤后10分钟内实施；紧急救治宜在人员负伤后1小时内实施；外科复苏争取在伤后3小时内实施；专科救治争取在人员负伤后6小时内实施。我国尚无针对灾害救援分级救治的统一模式，2008年的“5·12”汶川地震医学救援使我国地方医院积累了分级救治的初步经验，主要按三级救治的模式展开。

第二节　地震灾害救援中的分级救治

一、三级救治体系的建立

在灾害发生时，大批的伤员同时产生，伤情较为复杂，外伤多见，伤员伤势轻重不一。目前，地震灾害救援形成三级救治体系，即现场救治（一级）、中间救治（二级）和后方救治（三级），其任务和救治范围根据灾情严重程度和救援力量强弱不同而有所区别。

（一）一级救治

对于第一时间到达地震现场的救援人员，在到达地震现场之后首先应该与地震灾害勘测部门及其他部门相互协作配合，充分估计人员搜救难度、人员伤亡人数和伤亡的严重程度，以及交通破坏程度等情况。由应急救援队伍相关人员恢复或建立临时应急通信工作体系，确保地震现场与地震指挥中心之间通信畅通。

现场救治的急救医疗队主要由灾害发生地医疗机构和经过训练的救援人员组成，其主要任务是对伤员进行紧急处置，为后续治疗争取时间、创造条件。在灾害发生后的72小时内是灾害应急救援期，现场急救是重点，搜救现场伴随医疗保障，止血、包扎、固定、搬运、通气、现场心肺复苏，以及紧急救命手术的开展。

1. 现场分区搜救

（1）参与人员或组织。震后早期到达灾害现场的人员，由幸存者、军警、工程队、消防人员、医疗救护人员、非政府组织成员以及志愿者等组成。由于灾害发生的瞬时性和救治任务的临时性，不可能要求救援人员掌握精深的医学专业知识，应该调动一切可以调动的基层医疗资源立即开展自救互救，如基层卫生人员和经过基本救援训练的救援人员、发生地医疗机构和经过训练的救援人员等，也可根据情况由后方医疗机构派出人员加强指导。

（2）主要工作。医务人员的主要任务是协助救援主体尽快疏散和解救伤员，脱离现场，在现场完成紧急的生命支持技术和截肢术。具体工作是参与搜救，并综合应用包扎、止血、固定、搬运、通气等相关技术，控制伤员伤情，稳定生命体征，一般在72小时内完成，为快速安全后送至区域治疗机构或后方医疗机构赢得时间。

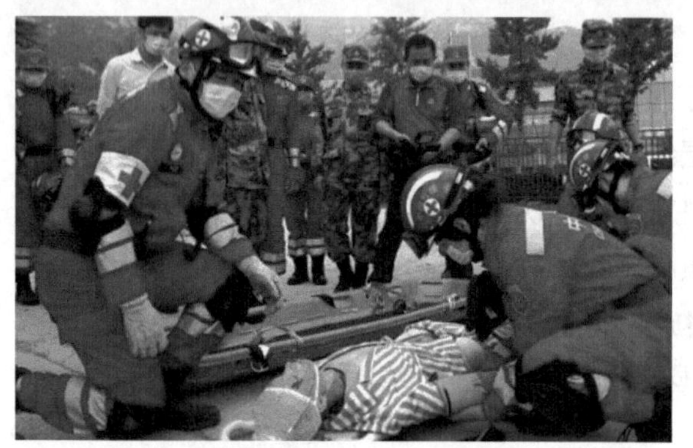

图5.1　医护人员对从废墟下救出的伤员进行现场救治

此外，现场医疗救援队伍（图5.1）将相关信息快速上报地震医疗救援指挥中心。指挥中心根据人员伤亡、财产损失情况及震区人口密集程度等方面评估地震灾害等级，进一步确定医疗救援响应级别。通过各方面综合分析，地震医疗指挥中心确定合理调遣医疗救援队，及时配送紧缺物资，部署伤员转运并安排二级和三级救治机构进行伤员救治准备工作。

2. 现场集中救治

在灾害现场就近的较安全、无污染且开阔的地区建立"伤员集中区域"，即临时救护所，此时，作为救援主体的医护人员的任务是：伤员的初级检伤分类、实施急救措施挽救伤员、为现场搜救提供物资支持、计划伤员后送。

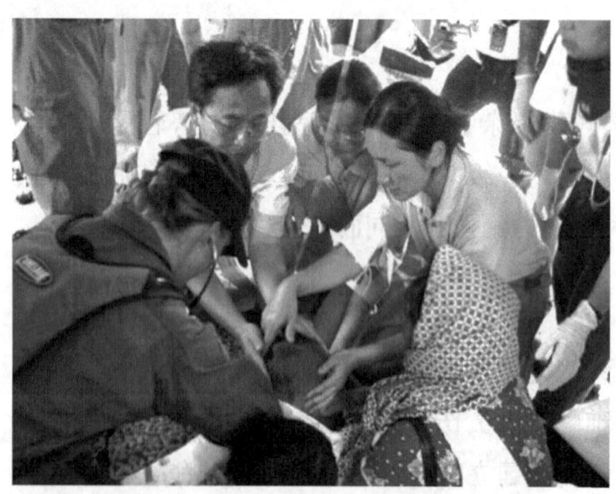

图5.2　2004年12月26日印度尼西亚海啸救援行动，中国国际救援队医疗分队在班达亚奇机场急救帐篷内对伤患进行紧急救治

（1）参与人员或组织。对于伤员发生集中且救治机构支撑条件较好者，伤员集中区的一线救治机构可借助设施毁损较轻的医疗机构配置；若一定范围内没有医疗机构或医疗机构毁损严重，可由后方医疗机构派出若干专科医疗队，经有机整合形成救治技术全面、水平较高的临时区域控制性治疗机构，如国家医学救援队伍、军队机动卫勤分队、国际医学救援队伍等。

（2）主要工作。伤员集中区的一线救治主要是对一定区域内后送的批量伤员集中进行损伤控制治疗（包括紧急救治和早期治疗）（图5.2），避免发生再次损伤和伤势恶化，积极纠正或控制伤情发展。其主要工作是完成伤员的救命手术，如结扎大血管等止血操作，防休克措施，清创术，感染控制，对核污染、化学染毒伤员的洗消，对冲击伤、挤压伤、复合伤等伤员的诊断和综合性治疗等损伤控制性治疗，是现场抢救和专科治疗的中间环节，对于维持伤员生命起着至关重要的作用。区域控制性治疗机构的配置应考虑伤员数量、地域、转运条件等因素，设置在靠近伤员发生相对集中的地域，尽量将伤员运送时间控制在72小时到2周之间。此外，还需对收治伤员的信息按上级部门要求及时上报，以便于上级部门总体把控，做出科学决策。

（二）二级救治

二级救治作为现场救援紧急处理后的继续医疗和后方医疗机构的基础环节，在整个地震医疗救援的三级模式中起到承前启后的作用。二级救治机构主要职责包括：①对一定区域内后送的批量伤员进行集中救治，包括二次分检、开展紧急救命手术或损伤控制性手术；②对二级救治机构无法救治的伤员，进行初期处理并及时转送到后方医疗机构；③提供信息中转，为一线救治提供物资等支持。二级救治机构（图5.3）的建立，在地震发生地医疗机构硬件设施没有受到严重破坏的情况下可以依托于当地医疗机构，如距离灾区中心较近但尚能完成医疗工作的基层医院。但如果医疗机构受到严重破坏，可以充分利用移动医院、野战方舰和帐篷医院等开展救援工作。其中，二级救治机构的医疗人员配置和物资保障是其正常开展工作的核心内容。

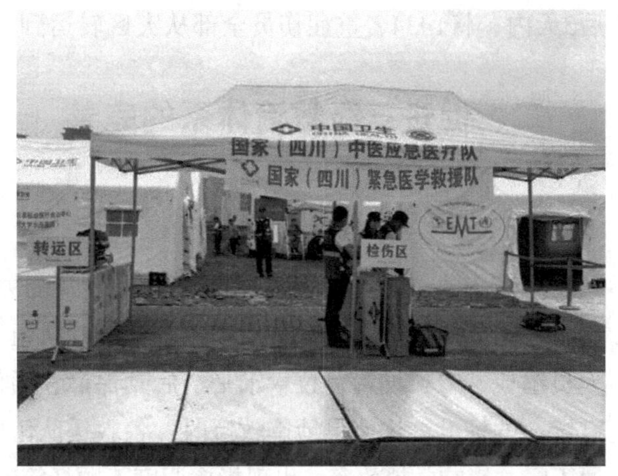

图5.3　“应急使命2021”演练现场设立的二级救治机构

（三）三级救治

三级救治机构作为地震医疗救援工作的后方保障和地震医疗救援工作的指导机构，由指挥中心根据伤员数量和交通状况，以及医疗机构地理位置、医疗技术水平等多方面综合确定。后方医疗机构主要由距离灾区中心有一定距离、灾难应急救治能力完好、具有较强的技术力量、能针对危急重症以及疑难患者开展专科治疗的医疗机构组成，主要承担二级救治机构医疗水平无法治疗、确定需要进行专科治疗及进行康复等治疗的伤员，开展治疗难度大、技术水平要求较高的专科治疗，是伤员救治的最后环节。后方医疗机构在短时间内需要接诊大量患者的情况下，需要启动紧急模式和医院应急预案，通过整合医疗资源提高伤员救治能力；建立伤员专用救治区和专用病房，做好伤员的感染监控管理，同时对病情稳定的伤员做好心理干预工作。总体来说，其工作任务主要是开展难度较大、技术要求高的专科治疗，完成伤员的全部治疗康复工作。具体来说，主要任务是伤员再次分检、危重症以及疑难患者的救治、复合伤或多发伤的重症监护与治疗、严重感染性疾患或特殊病原微生物感染的控制与救治、为院前救援提供物资支持与合理配送、进行较详细的资料收集与统计并向政府部门进行报告。

以“4・14”玉树地震为例。地震造成当地12个乡镇受损，大约90%的房屋倒塌，12 000

多人受伤。据统计，军地卫生部门累计向灾区派出医疗、防疫、卫生监督、心理干预、高原病防治医务人员5000余人。医疗救治工作主要分3个层次，具体如下。①现场医疗队（一级）。卫生部抽组了54支现场医疗队、90余支卫生防疫和心理干预医疗救援队作为现场医疗队，主要负责现场医疗救治、转运伤员、卫生防疫、巡诊、心理健康宣教等任务。②现场移动医院（二级）。卫生部会同中国地震局、部队组派了2支方舱医院和1个帐篷医院，主要负责开展紧急手术、综合治疗和转运伤员。③后方综合医院（三级）。卫生部指定了青海西宁、甘肃兰州、四川成都等地的52家医院为后方综合医院，为重症伤员开展非择期手术、个性化专科治疗和康复治疗。玉树地震医疗卫生救援重伤员多、转运任务重，加之高海拔和语言障碍等因素，对医疗卫生救援工作形成了巨大挑战。在国务院抗震救灾指挥部卫生防疫组的领导指挥下，广大医疗卫生工作者汲取“5·12”汶川地震救援工作的经验与教训，经过艰苦努力，截至2010年4月22日，累计接诊灾区群众4万余人次，收治伤员9145人次。并在地震后3天内，将1434名重症伤员全部从灾区转运到后方医院。

二、促进三级救治体系的完善

（一）建立医疗救援队伍建设标准

地震灾害救援队已经有系统化的建设及能力分级标准，但医疗救援队伍建设标准有待完善。在国内历次医学救援行动中，救援医疗队伍不仅服装标识各异，携带装备参差不齐，而且人员组成、专科设置、技术水平、后勤保障、通信设备、对外联络、培训计划、出队时间等没有统一的标准。这使得地震救援时，各救援队伍职责不明确、受领任务不清、装备不统一、沟通不畅，影响救援效率，出现指挥调度不顺畅等问题。

（二）实现救援力量编成信息化

需要对各区域内或国内各救援力量信息进行登记注册、联网。救援初期，因缺乏统筹安排和调度，容易出现短期“到达现场救援人员多，人力浪费和秩序混乱”的现象，无法做到队伍分级、就近和分类派遣。

（三）建立医疗救援需求评估机制

缺乏卫生专业快速评估队伍，无法对灾后现场，进行所需人力、物力、财力的基本情况判定。医疗卫生救援资源调配效率较低，救援效率有所欠缺。

（四）注重基层自救互救体系建设

根据国内外震害经验，自救和互救是大震发生后最先开始的基本救助形式，震时被埋压的人员绝大多数是靠自救和互救而存活的。据统计，1976年唐山大地震中，被埋压在地震废墟中的灾民约为63万，通过自救与互救获救的群众大约有48万，占被埋压群众的80%左右。唐山大地震震后半小时被埋压者的存活率高达95%，第一天的存活率也在80%以上，第二天、第三天存活率急剧降低到30%～50%，1周以后被埋压者生存的可能性极小，生存十几天的只是个例。

通过对比“5·12”汶川地震和“4·14”玉树地震震后问卷调查数据，相关人员对震后灾民自救互救过程中的实际情况开展了系统性的分析研究。结果表明：自救互救是地震救援中受困人员获救的主要方式，但在两次地震自救互救过程中，主要的困难在于缺乏救生工具和经验，并且救援工作缺乏组织管理，相互协调能力不足。

三级救治体系的完善是实现以伤员救治为中心、提高救援效率、优化卫生资源的有力措施，需要从救治能力培养、救援队伍建设、根据受灾情况的实效性指挥和调度等多方面努力。因此，进一步完善法律法规体系建设，抓好各级地震应急预案的实用化和可操作性，促进应急救援演练常态化和多层次、多种形式的结合，搞好防震减灾知识宣传教育、增强民众防震避险意识和自救互救技能，注重基层特别是社区的自救互救体系建设，落实应急救援准备和条件保障工作，是提升我国地震应急救援水平和应急能力的重要途径和手段。

三、分级救治实践应用的改进

灾害救援伤员救治体系总体上分为三级救治，但并不是每一名伤病员都要经过三级救治，在实践中也不是绝对按三级救治进行阶梯后送的。医疗后送阶梯的设置可在三级救治的基础上综合考虑灾害程度（伤员数量）、伤情、当地医疗资源数量和可及性，弹性、灵活制定救治阶梯和救治范围。在天津港“8·12”瑞海公司危险品仓库特别重大火灾爆炸事故救援中，城市灾害现场存在大批量伤员，分级救治采取了直接从一级救治转入三级救治的措施，为伤员紧急救治争取宝贵时间。

有研究对比了“5·12”汶川地震和“4·14”玉树地震两次地震救援中三级救治和后送层级的区别。汶川地震伤病员医疗后送采用了就近后送、越级后送、军地兼容、跨省后送等多种方式；总体来看分为三个层次进行：第一层次是将急救现场的伤员就近后送到重灾区的军队责任区医疗体系和军地医院；第二层次是对滞留在重灾区医疗机构内的伤员进一步检伤分类及分流，将需要后送的伤员继续向非重灾区军地医院转运；第三层次是全国范围内的跨省后送，向全国20个省（自治区、直辖市）58个城市的375所军地后方医院共后送伤病员10 034名。而玉树地震伤病员医疗后送层级简化，后送阶梯主要为两级，即从灾区直接后送至后方医院。重症伤员分别转运至青海西宁、海南藏族自治州、格尔木及甘肃兰州、四川成都、陕西西安、西藏昌都等5省（自治区）7个城市的54所综合医院、中（藏）医医院和专科医院。玉树地震救援根据“早期后送，全部后送”的原则，震后当天启动伤病员后送，3天内转运了全部重症伤员。可以看到，从汶川地震救援到玉树地震救援，伤病员后送原则趋于早期后送、全部后送；后送层级逐渐简化。由灾区一线经公路、铁路直接后送至后方医院，或以空运作为主要后送方式，体现出分级救治概念弱化，加强一级救治，越过二级救治，力求早期进行三级专科救治的理念。

第三节　现场救治任务

现场救治是三级救治体系中的第一环，是人员脱险、伤员获救的基本保证。其主要内容有：寻找伤员、伤员检伤分类、早期现场急救和伤员分流转运等。在狭义的灾害救援现场设置医疗救助区，并遵循以下原则：①离灾害原始现场在步行范围内（50～100米）；②现场安全；③交通较便利；④在指挥站的短距离内；⑤在通信区域内；⑥最好在建筑物或者帐篷内。

医疗救助区的功能分区如下。①检伤分类区。将从现场搜救来的伤员集中在该区域内，由负责检伤分类的医务人员对伤员进行分类鉴别。②重症抢救区。需要紧急抢救的伤员会被送到重症抢救区进行初步抢救。③轻症等待区。经过检伤分类后，不危及生命的轻伤员在此区域等待进一步的治疗或转运。④候转区。经过抢救的重症伤员或其他需要后送的伤员在此等待。⑤太平区。已死亡人员集中的区域，等待殡葬处理。设置好分区后，各个医疗救助区需要设置明显的标志。其中重症抢救区以红色标记，轻症等候区以黄色标记，候转区以绿色标记，太平区以黑色标记。需要注意的是，要对红、黄、绿区的伤员进行动态评估，伤情变化可能会导致急救顺序的调整。灾害现场伤员的转运后送亦有优先级顺序，须根据伤员伤情、医疗救治资源、后送资源来进行综合决策。

一、寻找伤员

对伤员救治而言，时间至关重要，即伤员被救时间越早死亡的可能性越小。据对10 490名唐山地震伤员的统计，被救时间与生存率的关系极为密切，震后30分钟内挖出的伤员，存活率为99.3%，震后第一天降为81.0%，第二天为33.7%，第三天为36.7%，第四天为19.0%，第五天仅为7.4%。因此，震后必须尽可能快速进入灾区，争分夺秒挖掘和救治伤员。具体来说寻找伤员包括确定出被困者所在方位、接近被困者、把被困者从被困处解救出来。地震多发区的现代建筑物多为钢筋混凝土结构，给救援带来巨大困难，为此需要利用重型起吊机和混凝土切割工具，并配合使用搜救犬、生命探测仪等，以快速有效营救伤员。

二、伤员检伤分类

对伤员进行快速检伤分类是根据伤情需要和医疗后送条件将伤员区分为不同处置类型的活动。地震伤员救治与战时有相似之处，其突出特点是伤员多、伤情复杂、灾区破坏严重、医疗条件极为有限，必须充分利用有限的条件及时有效地抢救大批伤员。做好伤员急救分类工作是减少伤员死亡率、残疾率和提高治愈率的关键措施。分类需要遵循以下原则：①服从救治需要的原则；②迅速而准确的原则；③生命第一的原则。

三、早期现场急救

早期现场急救是挽救生命的关键，此时地震伤员如果能得到正确的外科处理，死亡率将会大大降低。掌握早期现场急救原则和技术要点，可提高医疗队急救水平及效率。

（一）维持伤员生命

现场急救原则是先救命后治伤，先治重后治轻。维持伤员生命的关键是“ABC”法，即气道（airway）、呼吸（breathing）和循环（circulation）。具体来说，必须维持呼吸道通畅，把伤员置于卧位或半卧位，解开衣领，便于口腔和呼吸道分泌物排出，若有舌后坠需用舌钳将舌拉出，必要时放入口咽腔通气管；对于呼吸和心跳已停止的伤员需做口对口人工呼吸和胸外心脏按压。

（二）防止伤情恶化

对轻伤员要适当对症处理，如伤口包扎、止血等；对重伤员要及时处理，如静脉输液、抗休克、控制出血、固定骨折等。对脊柱骨折伤员的搬运应得当，否则会加重伤情，甚至造成瘫痪。要帮助伤员缓解紧张情绪，树立信心；给予对症止痛，促进恢复。

（三）掌握地震常见重要损伤的急救方法

掌握颅脑损伤、胸部损伤、脊柱损伤、腹部损伤等伤情的判断和现场紧急处置方法，同时了解挤压综合征的预防和救治规则。

四、伤员分流转运

地震伤员经过分类和现场急救后需要向后方医院分流。破坏性地震往往导致众多的死亡伤残，大量的伤员急需救治，灾区的医疗机构和外来的应急医疗组织都难以承受数量如此之多的伤员，尤其是需要康复治疗的伤员。所以，震区的伤员往往经过现场急救和初步分流后要及时送往非受灾地区的医疗机构。日本阪神地震相关资料显示，震后头4天是伤员转运的高峰期，主要运送工具为家用汽车（46%），其次为救护车（42%），直升机只占很小比例（5%）。而“5・12”汶川地震时山区交通瘫痪，直升机的运输对救援工作起到了关键作用。所以，需要根据地形、灾情加强应急医疗运输系统的协调，增加救护车和直升机的运输比例，提高救援效率。

伤员分流转运需注意以下问题：①应根据伤员伤情向就近或专科医院分流；②对于危重伤员，转运时要配以相应的医务人员和医疗设备，以免伤员在转运途中死亡；③沿途要做好综合保障工作，终点站要做好迎接工作的各种准备。

第六章　狭小空间现场救援

第一节　狭小空间急救技术与救援能力建设

一、现场环境及救援特点

狭小空间也称狭窄空间、有限空间，具有空间狭小、通道受限的特点。一般情况下这种空间是被墙体、舱壁与天花板或建筑物顶部围住的封闭或半封闭空间，例如建筑物废墟夹缝、管道、船舱、贮罐等。由于在狭小空间内的人员容易造成压埋伤、坠落伤、爆炸伤，以及发生中毒、触电、感染、脱水等情况，同时现场环境受到灾害事故破坏，生存通道往往受限，救援难度高，救援技术复杂。因此，在狭小空间开展现场救治或其他救援行动，首先必须确保现场可以安全进入与退出，不能让救援人员和伤员置身于危险之中，这是基本的安全原则。在现场实际存在的或潜在的威胁条件下，狭小空间的救援行动可能无法一步到位，还需要将伤员转移到一个相对更安全的区域，这就需要制订好伤员的有序转移计划，其中需要考虑很多因素，如最近的掩护位置、伤员的体重、到达掩护位置的距离、最优的转运方式、救生通道开放手段等。

二、狭小空间急救技术

1. 控制大出血

在狭小空间开展现场救治，一项挽救生命的重要措施就是控制肢体大出血，它能为最终的救治成功赢得手术时间。止血方法包括加压包扎止血法、压迫止血法和止血带止血法等，其中止血带止血法是现场救治中针对大出血快速有效的止血方法。现场救治可以考虑尽早将一个或多个紧急止血带放在胳膊或腿上“高且紧”的位置，以控制威胁生命的大出血。如果救援人员虽然接近伤员但受限于狭小空间无法操作，也可以指导清醒并且有一定行动能力的伤员自行使用止血带进行自救。另外，对应用止血带的伤员应每半小时进行重新评估。

2. 包扎

狭小空间内救援耗时长，且余震、机械搬运、废墟破拆、人员行走会导致砂石溅落和尘土飞扬，对开放性伤口造成二次污染。因此，包扎是狭小空间内常用的伤口保护手段。同时，包扎可缓解受困人员紧张情绪。包扎的目的在于保护伤口、减少感染、防止血管神经继发性损伤、减轻伤员的痛苦。在狭小空间，包扎的材料可以选用三角巾或身边的毛巾、衣服等物品。针对骨折应选用夹板固定包扎。脊柱与颈椎固定在狭小空间操作难度很大，要结合现场环境条件尽可能防止脊椎弯曲和扭转，可使用填塞材料固定椎体周边缝隙，选用震动小的搬运工具。

3. 现场截肢术

在狭小空间能够进行的另一项挽救生命的重要措施就是现场截肢术。做出这项医疗决策非常艰难，也涉及法律与伦理。这种紧急截肢术多见于车祸现场、地震灾害、爆炸事故中，做出现场截肢术医疗决策需要由经过专业培训的医疗专业人员科学评估伤员的情况，还需要征得被截肢伤员的同意和救援队伍管理者的批准。这种情况下需要评估考虑的内容很多，包括：是否会发生进一步的爆炸、余震、泥石流等次生灾害，伤员的出血程度与基础状态，肢体断离伤后续的手术处理，长途转运需具备的条件，肢体被埋压的时间与面积，伤员的体重与失血量评估，感染或挤压综合征等伴随症的情况。有条件的现场截肢术选用先进的电动骨锯，特殊环境下也可选取线锯。操作时不宜切成锯齿状或不整齐的小条，以减少日后骨刺疼痛发生。一般使用止血带止血，可根据截肢平面高低和伤口形状放置不同的引流物，伤口关闭前观察出血情况，一般术后24～48小时取出引流物。

三、现场救援能力建设与培训管理

1. 现场救援能力建设

救援队伍应具有天气信息、水文信息、灾情信息的收集与研判能力，以及安全管理、救援协调、现场管理、动态跟踪、信息处理等能力。应急医疗救援队伍应在抵达灾区或事故现场的第一时间向当地现场指挥部登记报备，提交队伍资料，包括介绍信、队伍概况、主要资源装备清单、主要救援能力、联络信息等，接受指挥调度，领取工作任务。队伍指挥组根据救援作业点的任务要求，可同时派出多支行动小组。开展狭小空间现场救治的行动小组应根据岗位设置要求设立安全员，与行动组长在行动前交叉检查全体组员的个体防护装备；安全员应对作业环境开展风险评估。现场行动人员应能够使用救援信号系统，救援过程中可与行动小组成员全程通信联络。执行救援任务结束时，救援队伍应主动与现场指挥部、当地人民政府有关部门、接待与撤离中心协调撤离事宜，向有关部门登记报告救援结果及队伍撤离情况。

2. 培训管理

开展狭小空间现场救治的应急医疗救援队伍应根据日常训练及救援实践需求，配置必要的训练设施和场地，以便开展技能、体能训练。设施和场地应满足现场医疗处置综合性救援技能实操训练、救援演练等需求。应急医疗救援队伍应具有明确的建设目标，应具备在突发事件应急处置现场一定的自我保障和管理能力，以及对受困人员开展及时、科学、有效救援的能力。队伍在每次开展训练前，应由安全员对场地设施进行必要的安全检查评估。应急医疗救援队伍在开展基础训练和专业训练时，可使用自建、共建、租借场地和公共场地，也可与其他队伍共用场地，所有场地均应符合相应的训练要求。行动队伍应根据预先设计的工作表格做好救援行动记录，填写包括但不限于现场任务指派表、现场医疗处置记录表等，大型救援应当在救援行动结束后形成救援行动报告。止血带应用与现场截肢术均应进行专项急救医学技能培训与考核。

第二节　矿山事故狭小空间救援

我国煤矿、冶金等矿井数量多，地质条件复杂，一般位置偏远，交通条件差，转运困难，面临水害、冒顶、火灾、瓦斯等有害因素威胁。因为矿井下存在顶板坍塌砸压、掩埋、淹溺、爆炸、有毒有害气体等多重致伤因素，幸存者及伤员在事故发生后很可能被困于矿井某区域狭小空间，使得矿山事故救援极具复杂性，救治方法和技术也因此具有明显的特殊性。

一、矿山事故伤害特征

与地震伤亡特点类似，矿山事故伤害死亡高峰亦呈现3个时段的特点。矿山事故导致的即刻死亡，原因多见于严重的颅脑、脑干、高位颈髓损伤及心脏或大血管破裂等。伤后3～4小时死亡，原因多见于进行性失血、窒息、呼吸功能障碍、循环功能不全、低血容量、低氧血症、心律失常、心脏压塞等。伤后1～2周死亡，原因多见于感染、水电解质紊乱、中毒、继发多脏器功能衰竭等。

二、矿山事故狭小空间救援的原则

救援全程必须遵循双安全原则，即救援人员和受困人员的安全同样重要。

1. 采取防护措施

通风条件与气体监测在此类狭小空间救援行动中非常重要。救援队在侦察过程中，应佩戴氧气呼吸器；在救援行进过程中应观察巷道情况，检查并加固巷道支护，防止冒顶与坠落事故的发生。

2. 运用综合救援方法

发现狭小空间存在生存人员时，用呼喊、敲击或采用生命探测仪探测等方法，判断遇险人员位置，与遇险人员保持联系，鼓励他们配合抢救工作，如暂时无法接近时，应设法利用压风管路等提供新鲜空气、饮料和食物。对抢救出的遇险人员应注意保温，对长期困在井下的人员要避免强光照射。当遇难者需要强行解脱救出时，须调集必要的设备和专业技术人员支持，穿戴醒目的标志。

矿山一般拥有较长的矿井及井下避难点，事故发生后，被困人员可首先开展自救互救：尽可能选择正确的方法逃生；根据井下地貌特征，避开透水流向，开辟通风巷；注意情绪冷静，保持精力和体力；保留照明设备和自救生活物品，正确使用自救设备和仪器等救援物资。

3. 建立救援通道

展开救援前应了解矿井水源分布、人员分布、井下有生存条件的地点，并随时更新灾情动态和救援信息。采取灭火、恢复井巷通风、及时排水等措施，建立生存运输通路。对于被埋、被堵的人员，救援人员应在支护好顶板的情况下，通过挖掘侧巷绕道通过冒顶区域，或使用矿山救护轻便支架穿越冒落区接近生存者。如无法撤出灾区时，利用现场材料，隔绝有害气体，选择避难地点等候救援。

第三节　建筑物狭小空间救援

一、建筑物狭小空间特征

建筑物狭小空间救援多见于地震、建筑物倒塌、爆炸、泥石流等事故灾害。对上述事故灾害或其他突发事件引发的建筑物倒塌造成的受困人员实施紧急搜索与营救，经常会遇到危楼、废墟狭小空间救援。根据现场条件，专业救援队伍会采用支撑、顶升、移除、破拆及绳索等技术将受困者从危楼、废墟狭小空间现场解救出来，在此过程中，伤员被困在建筑物中几乎不能移动，不得不平躺或半躺于等待救助的空间内。狭小空间的出入口受到限制，一般为封闭或半封闭区域，可能由倒塌的建筑物相邻墙壁内倾或地板向下倾斜形成，受困者在其中虽然能躲避当时发生的伤害，但仍面临窒息、创伤、出血、感染、挤压综合征、脱水或水电解质平衡紊乱等威胁。

二、环境结构评估

建筑物狭小空间救援应根据不同的环境、灾害事故类别、对应的救援人员、物资和装备，经过安全评估后，制定有针对性的个体或群体救援方案。首先要对建筑物倒塌的结构进行评估，搜救队伍应确定救援目标在倒塌的木结构、砖混结构、轻型钢结构、钢筋混凝土结构内有生命体征，对于处于浅表层埋压、中层埋压、深层埋压的开放空间、大空间、狭小空间或受限空间环境中的受困者，综合运用支具支撑、切割、破拆、顶升、移除、绳索等技术开展营救。开展救援时要对开展营救行动的狭小空间进行有毒有害气体监测、通风和救援者防护。

三、危险因素

建筑物狭小空间救援应注意的危险因素主要有三类。①有毒有害物质。有毒有害物质会导致中毒或窒息，地下狭小空间中的腐败有机物、污水管道、仓库贮罐等均可释放有毒气体。常见的有毒物质包括硫化氢、一氧化碳及其他化工气体等，空气中氧气浓度过低（<19.5%）也会影响机体功能。②爆炸风险。建筑物狭小空间存在易燃气体或易燃易爆物时，发生爆炸的危害远远高于开放空间。③次生伤害风险。受限于狭窄生存条件，容易发生创伤、破伤风感染、挤压综合征、脱水、心理应激反应等相关疾病。

四、基本救生技术

自救互救在建筑物狭小空间救援中非常重要，伤员或受困人员应当评估环境，发出确切的求救信号，搜寻生命支持物资与材料，扩大、加固受困空间，防止余震和次生灾害。遇有出血，可采用衣服条带结扎初步止血待援。遇有开放性骨折，可用干净物品包裹，避免骨折端进一步污染。遇有开放性气胸，使用塑料袋密闭胸部创口。

救援人员进入狭小空间后，应对伤员进行伤口的保护性处理，同时采用口服补液疗法，预防休克及再喂养综合征发生，还应评估伤员生理状态，对颈椎、腰椎损伤进行保护性固定，确定下一步救援转运方案。遇有严重创伤性出血或出血性休克，现场应用止血带。遇有严重挤压伤、压埋伤，受条件所限不得不开展现场截肢术者，按照规范流程开展救治。

五、培训管理

专业搜救队伍应根据日常训练及救援实践需求，配置必要的训练设施和场地，开展技能、体能训练，设施和场地应满足搜索、支撑、破拆、顶升、移除等综合性救援技能实操训练的需求，还应满足救援演练及装备维护保养等需求。队伍在每次开展训练前，应由安全员对场地和设施进行必要的安全检查评估。医疗救援与综合专业救援要进行配合训练。

第四节　交通事故现场救援

在交通事故中，事故原因与驾驶员、道路、环境、气候等多因素相关。交通伤是指因交通事故引起的当事人的身体伤害，包括死亡。交通事故多产生批量伤员，涉及通用的检伤分类、紧急救治和分级后送等技术。特殊的是，机动车辆发生事故后，车辆结构变形或功能失灵可造成乘客或驾驶员受困于车内狭小空间，因此，在交通事故救援现场，将伤员从狭小空间解救的过程中体现了营救和医疗相配合的特点。狭小空间交通伤的伤员多伴有骨折、出血、脱水、惊恐障碍等病症，越早得到救治，预后就会越好。这就对受困者的第一反应和急救人员的快速反应均提出很高要求。

一、交通伤动能损伤机制

交通伤主要源于交通车辆或运输工具与人员、物体碰撞后产生的损伤，涉及物体与身体的碰撞，机体内部器官或组织受到碰撞后会发生破裂、扭曲、剪切或挫伤。力使物体的运动状态发生改变，在这个过程中会产生能量交换。如果能量交换在身体内产生，就会发生组织损伤。因此通过评估交通工具的变形结构与机动车的撞击方式（正面、横向、翻转等），结合伤员的碰撞受损器官，急救人员应考虑到致命的多种交通伤，从而通过现场紧急干预降低交通伤的致死率。

二、交通伤常见类型

（一）创伤性颅脑损伤

创伤性颅脑损伤是复合性狭小空间交通伤伤者致残和死亡的主要原因。发生交通事故时，外力直接作用于颅骨或者脑组织在颅腔内冲撞引起原发性颅脑损伤。头部撞击物体时又可以引起减速性损伤，例如撞击汽车玻璃，脑组织在惯性作用下继续向前运动，一侧颅骨撞击受力并反弹至对侧，形成对冲伤。当脑水肿和/或颅内出血引起颅内压增高及脑过度灌注综合征时，脑组织缺血缺氧，急剧增加的颅内压挤压脑组织通过颅底孔隙，出现脑疝，导致伤者昏迷、瞳孔散大、血压升高、心率下降，随后快速出现生命体征消失。

（二）脊髓损伤

正常健康的脊柱可承受很大的压力，日常生活和运动时脊髓受脊柱保护不容易受伤。但是在交通伤中，躯干或头部过度扭转，在压缩、牵拉等外力因素下，脊髓被切割、撕裂、挤压或血液供应被阻断造成原发性创伤性脊髓损伤。颈部或胸脊髓损伤可导致神经源性休克，伤者出现低血压，但皮肤颜色和温度正常，并且心率反而减慢，与其他类型的休克不同。

（三）胸部损伤

胸部损伤的救治非常重要，这是由于胸廓保护心脏、肺脏、大血管、脊髓、消化道等重要器官或组织。创伤可导致气道阻塞、连枷胸、开放性气胸、大量血胸、张力性气胸、心脏压塞、心肌挫伤、创伤性主动脉破裂、创伤性气管或支气管损伤、膈肌破裂、肺挫伤等，以上均属于威胁生命的主要交通伤。在狭小空间进行救治难度会进一步提升，必须尽快评估威胁生命的伤情，控制导致低氧和缺血的病因，才能提高救治生存率。

（四）腹部损伤

腹部损伤通常可分为钝性损伤和穿透伤，交通伤中经常可以联合出现。部分在狭小空间受到钝性损伤的伤员，局限于驾驶室或某区域，可以不表现出疼痛和损伤的外部征象，给人以安全的假象。有些肋骨骨折疼痛会掩盖腹部损伤的疼痛，导致腹腔脏器损伤被漏诊，要时刻做好准备，救治由于隐匿性腹腔内出血导致的失血性休克。这类伤员如果安全带位置不恰当，腹部会出现大片的擦痕或瘀肿，通常提示腹部有钝性损伤，现场救援时需要注意这种情况。

三、交通事故狭小空间救援原则

火车、汽车等运输工具遇外力挤压变形形成的狭小空间，使乘客受困的同时多造成肢体被破裂箱体、车体零件压迫不能自行解救。仅强调用液压钳、液压剪破拆解除机械压迫，可能会造成伤员受伤部位的二次损伤。现场没有医疗人员进行伤情评估，也可能发生隐匿伤情的遗漏，导致后期救治难度增加，甚至耽误救治。因此，交通事故狭小空间救援同样要重视营救和医疗的相互配合，在制定营救方案时，医疗人员应结合现场伤员评估情况给出合理建议。德国城市搜救队的日常培训课程中便建议交通事故狭小空间救援的救援环节应包含解救伤员前的安全评估和伤员保护、车体平衡和拆解，解救伤员时的伤情评估、现场急救、创造解救通道，以及离开交通事故现场时的伤员伤情再评估、医疗后送。

第七章　倒塌建筑物风险评估及救援技术

一、建筑废墟材料对救援行动的影响

安全评估人员在现场对局部废墟的结构进行初步判断时，首先要了解作业废墟的建筑材料类型。这里不考虑结构的复杂性，单从分析思路讲。一是要了解作业物体的本质客观属性，才能依据其特点选取作业器材和使用相应的救援技术；二是分析结构、连接及破坏上的差异特性，具体分析找出对策。救援细节上的疏忽或者偏差，往往是造成判断失误和操作失误的根源。

（一）地震现场常见的局部废墟建筑结构

在实际救援作业中越是容易被破坏的结构和材料类型，在救援中面对的可能性就越大。在面对像纯钢架结构这种不易被破坏的结构时，救援技术就不是以常见的破拆、支撑操作等为主，而是以绳索救援、高空救援为主，所用到的器材也有所不同。可见材料、器材和技术三者之间是相互对应的。

1. 泥土/碎石结构（抗震性差）

在有些不发达地区救援时发现，很多居民居住的房屋是用泥土或碎石等垒建而成。这些房屋在地震过后通常会整体坍塌，被困者的生存概率很低。这种情形下，现场使用最多的是废墟移除技术，对救援人员威胁最大的就是粉尘和余震过后残余部分的二次倒塌问题。

2. 木结构（抗震性好）

“5·12”汶川地震中，有大量的古代建筑房屋被破坏。在废墟救援与清理中，队员更多是完成切割木材、废墟移除等工作，并且发现在纯木质结构建筑倒塌的废墟下存在一定的空间，这是由于木材之间相互交叉、相互支撑所形成。

3. 砖结构（抗震性差）

砖是地震现场比较普遍的废墟材料类型，在经济欠发达地区较为常见。由于自身抗震性差，砖结构建筑震后经常出现粉碎性倒塌。这种废墟环境下的救援工作以破拆、移除为主。

4. 砖木结构（抗震性较差）

在新西兰克赖斯特彻奇的地震救援中，老城区的房屋外墙全部倒塌。这些房屋的建筑结构特点是：内部用木材搭建骨架，外墙用砖砌。地震造成房屋顶部由几面木板墙支撑，大风或余震过后摇摇欲坠。在这种救援环境下，现场采取的救援手段主要包括破拆、支撑和移除技术。

5. 砖混结构（抗震性较差）

砖混结构是在历次国内救援行动中最常见的废墟建筑结构，以20世纪老建筑为主，在经济发达与欠发达地区都分布广泛。砖混结构建筑使用的砖、钢筋、混凝土也是救援队重点应对的废墟材料。实施的救援技术主要包括破拆、剪切、支撑和移除。

6. 混凝土结构（抗震性较好）

混凝土结构是在国际救援中最为常见的废墟建筑结构。混凝土是《INSARAG国际搜索与救援指南》中重点分析的救援废墟材料类型。针对其特点主要应用的救援技术手段与砖混结构建筑相同，包括破拆、剪切、支撑和移除，区别在于强度明显增加。

7. 钢结构（抗震性好）

钢结构在国内外发达地区较为常见，主要应用在大型公共基础设施、办公楼、酒店、电视塔、地标性建筑等，主要特点是具有良好的抗震性能。但钢结构建筑的外墙通常是轻体墙、玻璃等材料，救援现场往往是破碎的玻璃或高空坠落物品，对人员危害大。实施的救援技术主要包括高空、绳索、障碍物移除技术等。

救援队主要掌握的救援技术和救援工具的配备，是根据《INSARAG国际搜索与救援指南》并结合国内救援特色制定的，主要内容如图7.1所示。

（二）建筑废墟材料对地震救援行动的主要影响

在救援行动中面对的废墟材料主要集中在砖、砖+混凝土和混凝土3大类。其中，国外救援主要针对后两种废墟材料，即砖+混凝土和混凝土；国内救援主要针对前两者，即砖和砖+

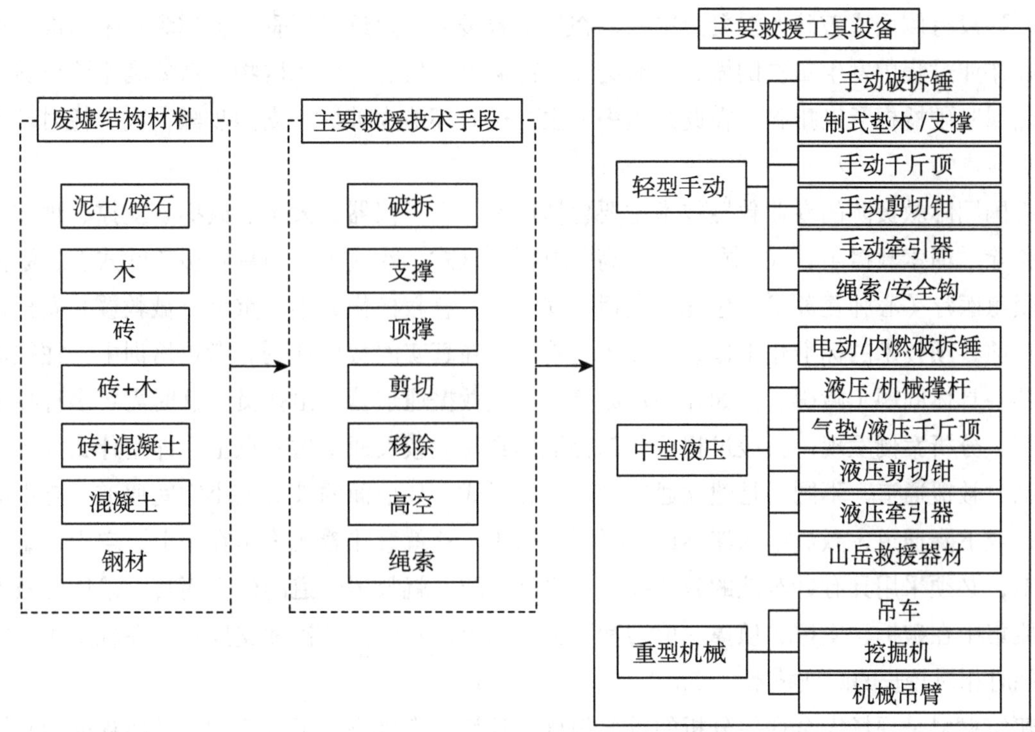

图7.1　救援材料、技术、设备内容结构图

混凝土。

救援通道的建立是一个破拆、支撑、剪切和移除四个基本步骤循环往复的推进过程，四者的前后顺序并没有严格的定义，不同材料就决定了各自在实际操作中的处理对象差异，如图7.2所示。同一步骤中不同材料所消耗的时间、所需器材装备和人员的素质有很大区别。

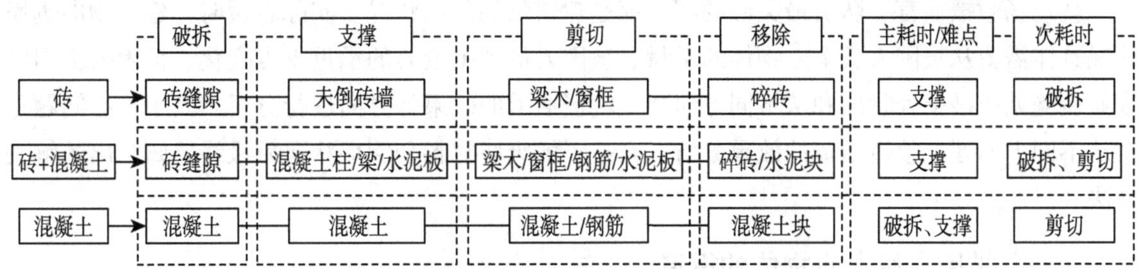

图7.2　建筑废墟材料在救援行动中的影响

砖类材质（理想状态下）在破拆时，以沿着砖与砖之间接缝处破拆最为合理；对于出现开裂没有倒塌或破碎的砖墙，进行整体垂直支撑，防止在作业过程中发生二次倒塌。有时会在窗口或内部遇见木质障碍物，需要利用手动剪切工具或金属坚硬撬棍排除障碍，并将破拆后的碎砖移除到救援通道外部。在此过程中，主要耗时环节为支撑步骤，次要耗时环节为破拆步骤。

砖+混凝土类材质（理想状态下）在破拆时同样是以沿着砖与砖之间接缝处破拆最为合理。尽量避开混凝土材质的结构，对于出现开裂没有倒塌或破碎的砖墙，进行整体垂直支撑，同时要沿着混凝土支撑柱方向，对出现破损区域进行二次加固支撑（点、线、面支撑）以防在作业过程中出现二次倒塌。有时会遇见木质、钢筋或水泥障碍物，需要利用手动、液压剪切工具进行切割并移除。在此过程中，主要耗时环节为支撑步骤，次要耗时环节为破拆、剪切步骤。

混凝土类材质（理想状态下）在破拆时，以沿着规则图形并躲开内部钢筋最为合理。对于出现开裂没有倒塌或破碎的混凝土梁柱，在局部救援通道附近进行垂直支撑和水平内部支撑，防止在作业过程中发生二次倒塌，有时会在内部遇见木质、钢筋障碍物，需要利用液压剪切工具或金属坚硬撬棍予以排除。在此过程中，主要耗时环节为破拆、支撑步骤，次要耗时环节为剪切步骤。

中国国际救援队的专业救援技术主要包括搜索（人、仪器、犬）、破拆、支撑、顶撑、剪切、移除、绳索救援（日式、欧式）、高空救援（日式、欧式）、山岳救援（欧式）、激流救援、紧急医疗（心肺复苏术、包扎、搬运、固定）、急救检伤分类、重型机械救援和安全评估等。目前各项技术的标准化工作正在逐步完善中。在真实的救援现场和考核培训中，往往需要解决某一具体问题（障碍），如在特定废墟下建立救援通道营救出伤员，这时需要多种技术综合运用。分析案例发现，救援过程最终都会汇集到建立救援通道这一点上，即用什么样的方法建立临时救援通道，不同的是建立通道的环境和形式，如地面的破拆狭小空间通道、空中的绳索输送或下降通道、激流中的浮标或阻拦网通道等。这就意味着无论是在山上、空中、室内还是水上，必须采用具有针对性的救援技术与之相匹配。就救援通道的建立而言，采用的救援技术主要集中在破拆、支撑、顶撑、剪切和移除技术上，其中，破拆和支撑技术在现阶段是救援队中耗时相对较长的两项技术。

建筑材料是现场安全评估分析的重要信息，其特点直接决定了建筑物的破坏程度和救援难度，与之匹配的救援技术和救援装备是在评估中需要安全员与救援队长交流的核心内容，即用什么装备、施救细节、破拆完成程度等。

二、建筑物倒塌状况的风险评估

就现场救援而言，队员最关心的问题就是建筑物的倒塌状况。实际救援时，建筑物的倒塌状况具体需要从被困人员上方物体的重量、被困人员周围废墟的承重支点变化、被困人员周围废墟裂缝处或破损处状况和从不同方向建立救援通道的效果等方面进行分析。其中核心问题是对从不同方向建立救援通道的效果分析，它是了解废墟材料和倒塌状况后最终要归结出的解决办法。

（一）被困人员上方物体的重量

造成废墟结构二次倒塌的直接原因是废墟本身的自重超过了下部支撑能力，诱因主要是余震、破拆扰动、结构破坏等。现场判断被困人员所处环境上方物体的重量，具有两个实际意义。第一，对救援设备的能力标准提出了要求。救援设备的能力水平与应用极限客观决定了救援效果。在专业救援队的分级考核中，装备能力与人员技术和管理水平处于同一重要等级。如果没有相应的装备相配套，队员的技术水平再高，在现场也无法成功救援。第二，对救援队员的技术能力提出了最低要求。在中国国际救援队历次的救灾案例中，经验丰富、技术娴熟的队员在现场总是起着至关重要的作用。事后的调研总结表明，队员对自身能力有预判，同时在平时的训练、培训、救灾实战中处理过类似的情况，有一定的实战经验积累，在关键时刻才能做到心中有数，其余队员对其信任度也会相对较高。

由此可见，对救灾现场的被困人员上方物体的重量做出评估，是实际救援能力的真实体现。救援队员估算现场废墟重量的方法如图7.3所示。

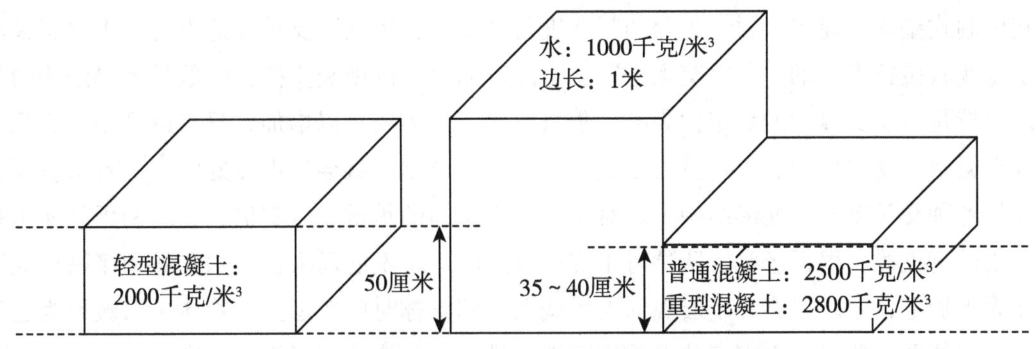

图7.3　救援队员估算现场废墟重量的方法示意图

现场评估的依据主要是体积和密度两项，体积是根据实际情形目测或丈量，而密度是根据经验或查询得到，判断的标的物以水为准。1米³水的重量为1000千克，即水的密度为1000千克/米³。所以，在现场只需要将被困人员上方的物体按照1米×1米×1米的大小分块，测出该物体密度是水密度的多少倍，便可得到该物体分块的重量，再按原先分块将重量累加起来，最终得到整体的估算重量。由此在现场安排部署具备相应能力的人员数量，调配相应能力的救援设备等。

（二）被困人员周围废墟承重支点变化

对废墟的二次倒塌，从承重支点的运动角度出发进行分析，可以发现倒塌过程中承重支点（下面简称“支点”）的变化主要有三种形式：物体绕支点旋转导致的支点变化、支点位移和支点增加，其中前两种支点的数量不变，后一种支点的数量发生变化。从倒塌的规模来看，倒塌的废墟普遍遵循一个规律，即随着倒塌规模的增加，支点数量随之增加，倒塌的废墟稳定性也相应增加。在救援队内部对此有一种经验叫法，称作“倒塌后的稳定结构”。

安全评估中对支点的评估主要集中在上述三种形式，但是在对支点变化进行分析评估前需要先完成一项经验性很强的工作，即找出所有承重支点。特别要注意的是，承重支点不一定处于与水平面近似平行的位置，有可能垂直。在实际观察中发现，承重支点的作用就是保持重心的稳定，因此，承重支点往往和现场的接触点密切相关。换言之，要找出承重支点首先要找到所有被困人员上方物体的接触点；然后逐一排查各接触点，因为有些接触点（隐性接触点）发生改变（废墟清除）不会影响到上方物体的重心；最后找出影响到物体重心的接触点（显性接触点），即承重支点。

1. 绕承重支点旋转导致的支点变化

该情况多发生在废墟结构轻微变化的阶段。由于重心的偏移，物体以支点为中心发生旋转，有时旋转的角度过大，会造成支点位移。并不是所有废墟物体都会发生绕承重支点的旋转，有时只会出现单一位移的状况。因为绕承重支点旋转是废墟倒塌或位移的临界状态，其间如果有强力的干预措施（周围物体阻挡、人为支撑等），进一步倒塌的过程就会终止。在救灾现场，处理绕承重支点旋转导致的支点变化与处理承重支点的位移方法相同，都是进行人为加固或支撑处理。

2. 承重支点的位移

承重支点的位移是废墟结构变化最普遍的形式，具体体现在两个物体平面接触点的滑动位移。现场救援观测支点位移的主要手段包括：大面积废墟的经纬仪定点观测、局部小废墟的标的物时段观测对比、局部结构的重力平衡物应急警示等方法。人为加固承重支点支撑的方法主要是利用制式垫木、建筑木材、工程塑料等进行“十字交叉法”支护（这里的“十字交叉法”不同于专业救援技术中的“井字交叉法”。实践证明交叉的横竖支撑物的数量不局限于两根，主要以保持每一层支撑面的稳定性为准，数量根据实际需要可以增加，只需遵循相互交叉、接触面没有镂空、受力均匀、支护材质尽量保持一致的准则，就会获得良好的支撑效果。现场情况往往是各种交叉支护的变形结构）。对于更狭小空间的承重支点支护，有时利用就便木材制作成木楔进行支撑。根据经验，队员对于支撑概念的理解不能局限在技术步骤和接触点周围物体的加固支护上，必须要有一个宏观的支撑概念，即支撑时应考虑上方物体（以破裂为边界）的重心所在位置，并对承重支点的重要程度进行排序，并依此进行不同程度的重点加固。而局部承重支点的加固一定是建立在整体支撑加固的基础上，这样才能发挥作用，否则，局部承重支点加固得再充分，也无法阻挡废墟整体发生变形和位移的趋势。

3. 承重支点的增加

废墟发生位移或二次坍塌后，重新形成另一种稳定状态。在对比前后废墟的承重支点时发现，通常情况下，由于新的承重支点的介入，物体又回到相对稳定的状态，受力点更加均匀分散。在实际案例中，安全员必须反复观察废墟的承重支点，不仅要对已经明确的重要支点进行重点监控，还要对余震后或破拆救援的扰动中的情况进行观察，实时发现由于局部废墟缓慢的位移变化形成的新的承重支点。然而现场经验告诉我们：由于工作强度大，救援人员的注意力相对集中，对于现场的新变化（特别是废墟的缓慢位移）敏感度较低，往往是到临界状态或者废墟发生明显变化时，救援人员才会注意到废墟新的结构特点。

由此可见，排除隐性接触点，明确标的物所有的受力承重支点，同时从上述3种形式出发实时监控各支点的位移情况，是救灾时及时发出危险预警和提示并指导救援实际操作的有效方法。

（三）被困人员周围废墟裂缝处或破损处状况

在救援通道建立过程中，必须时刻观察局部废墟周围及其内部的裂缝处或破损处的状况，因为这些位置是极易发生二次断裂或破损加剧的部位，现场应对处置裂缝处或破损处的过程主要分为三个步骤：标识、加固和观察。

1. 标识

标识出救援通道周围环境的破损开裂处。常用的现场工具有喷漆等涂料，标识的目的在于：①明确局部废墟结构破损的位置；②根据结构专家的评估，分析出破损位置的破坏程度的优先级别；③以破损位置为边界，大致确定出被困人员的上方物体大小和区域。

2. 加固

对重要位置进行加固。其中的关键在于如何在现场确定重要位置。一方面，通过结构专家的评估和建议来确定位置；另一方面，参照队员多次实战的现场经验来操作。在历次救援行动中发现，每支救援队未必会配有结构专家进行实时的前方指导，在实际操作中更多的是依靠队员的实战经验来确定加固的重要位置。在经验交流中队员们普遍认为，裂缝处或破损处主要是结构断开的形式，现场的二次倒塌一般是沿着裂缝处或破损处继续开裂和扩大，通常将裂缝处或破损处完全断开后局部废墟的重心变化和结构连接的形式变化趋势作为判断加固位置和方式的主要依据，而这种趋势判断的能力主要是来源于专业方面的积累和经验。

3. 观察

对破损位置的开裂程度进行反复观察。因为在剧烈变化之前会有一个能量积累过程，准确捕捉到这种变化是及时调整救援过程避免事故发生的关键。但由于救援操作、余震、地质等复杂的现场环境因素影响，能量积累的过程无法被制止，通常会出现两种情况。第一，在准确判断需加固的关键位置后，随着能量积累，不断在该位置进行阶段性的重复加固和补救，直至将废墟内的被困人员救出或救援行动终止且救援人员撤出为止。如在"5·12"汶川地震救援案例中，开始阶段对某局部废墟进行简易的木材支撑加固，后来余震不断导致废墟变化，在该位置又增加了液压装备的机械支撑，再后来长时间的降雨使得废墟又发生重心偏移，于是用大型挖掘机进行吊臂的临时加固等。第二，由于在关键位置的加固比较全面，能量积累到一定程度后，沿着其他破损位置（标识步骤中破坏优先程度较低的位置）开始发生破裂（释放能量），或者在起初没有破损但比加固后重要位置薄弱的地方发生破裂。如在某次救援行动中，对局部废墟进行平面支撑，将空间内的四角用液压支撑装置固定后，在余震的扰动和上方堆积物重量增加的情况下，中心位置发生局部的开裂等。

（四）建立救援通道的效果分析

从不同方向建立救援通道（展开营救的方法）是实施救援行动的核心。在行动过程中，对困难的全面分析和局部分析往往存在矛盾，实际操作中通常将局部废墟的特点和小范围内可能遇到的问题及解决方案作为现场分析的重点。由于突发情况时有发生，现场触发情况改变的因素众多，因此救援行动中分析从不同方向建立救援通道是一个持续进行的过程。一旦有疑似结构变化或余震发生后，现场的救援队长（或行动负责人）都要与结构专家和安全员对废墟进行反复的确认，最初确定的救援通道建立方向只是一个大方向，因为在接下来的行动中会遇到各种各样的问题和危险。分析的目的在于利用以往的经验找出对于救援队员而言可能遭遇的危险较小和对被困者造成二次伤害最小的通道，但是救援难度未必较小，甚至会很大，这就是救援现场分析时经验、技术和胆量的博弈，因为没有绝对安全环境下的救援。作为救援队长在分析救援通道最初的建立方向时，主要考虑三方面的因素：救援效率、可能遇到的危险因素预测和典型的救援技术。其中，救援效率是指现场实施救援队员的人数和能力技术水平，现场工作中已有的救援器材数量和能力水平，以及人与装备结合后根据救援技术的掌握熟练度和局部废墟的救援难度所估算出的基本救援消耗时间（经验预估）。而典型的救援技术是针对现场具体救援行动的程序化技术流程，需要通过《INSARAG国际搜索与救援指南》进行关键环节的统一化和模块化，从而实现全球救援领域的技术标准统一，以便互相借鉴和交流。

1. 救援效率

救援效率是有效救援工作量与所需时间之比，而完成有效救援工作量的主体是人员和装备，同时受到人机结合的熟练度（救援技术熟练度）影响，救援难度和救援效率没有直接关系。救援效率主要从人员状况、器材状况和基本耗时（与技术熟练度和救援经验有关）分析入手。

（1）人员状况。以实际现场局部废墟救援为例，要达到理想的救援效果在局部救援工作的人员配备上的最基本需要如下。①人数：一个工作点最少5人（不包括犬和训犬员）。②职责：1名安全员、2组操作员（每组2人，定时轮换）。③能力：除安全员外，操作员中至少有1位经验丰富的人。

案例分析发现，救援现场的结构专家和医疗人员是非常缺乏的，多数情况下是整片废墟多支救援队共用结构专家和医疗人员，也存在结构专家来回“赶场”的情况，有时救援队中的结构专家还同时充当安全员的角色。要完成基本的救援通道建立任务，救援小组最少需要5人，其中安全员、结构专家和操作员的身份可以重叠。

救援人员的能力和体力是容易混淆的两个概念，主要区别反映在救援效率上就是有用功和无用功。救援能力高的人员有用功的输出率高，即便体力欠佳，维持有效输出时长较短，其总的救援效率还是较高；反之，只靠体力的蛮干在现场不仅无法提高救援效率，而且会增加工作量甚至因操作不当带来危险。因此，救援人员的能力相对更加重要，这也是为什么在队伍之中至少要配备1名有经验的老队员，即使他不亲自动手实施操作也可在现场实时出谋划策，指导队员提高救援效率。

（2）器材状况。徒手救援效率极低，甚至一些简单的轻型救援工具在面对深层埋压和水泥钢筋组成的障碍物时也无能为力，装备器材的配备、使用和操作对救援队的专业能力测评是极其重要的参考标准。针对局部废墟完成救援通道的建立，所需要的最基本装备如下。①剪切工具：手动或液压剪切钳。②破拆工具：手动凿岩机+电动凿岩机。③支撑工具：制式垫木或木材、锤子或射钉枪、链锯。④动力照明：发电机+照明工具。⑤医疗器械：三角巾、颈托、敷料、消毒用品。以上基本装备不包括木材、钉子、油料等耗材类装备。

上述内容是根据实际现场和救援培训中在极限情况下完成基本救援通道建立所需的最少、最轻量化的装备，从重量上看几乎已经达到5人救援小组的最大搬运能力；从器材的能力上看，可以满足埋压深度在中层和浅表层、被预制板或较薄的水泥板埋压的人员救援难度需要，实际的救援效率会受到救援器材质量和水泥板质量的影响。

（3）基本耗时。经验丰富的队长在了解队员人数和各自队员技术能力的情况下，根据队伍已有装备数量和能力，可以对客观废墟的救援时间进度做出一个初步判定。救援队的专业能力主要体现在救援技术、救援装备、队伍管理和人员素质四方面，其中前两者的客观性较强。对救援技术的灵活运用在现场往往能发挥出意想不到的效果，真实的现场情况与救援培训中模拟的废墟存在很大差异，救援技术水平高的队员对基本救援技术和救援装备的能力理解较深，熟练掌握人机结合时的各种临界状态，可以在现场灵活变通，在安全员指导下尽量寻找适合的方法。有些方法未必是按照训练时的标准模式，有时还会存在一定风险。这种主观的灵活性和现场的创造力，以及对客观局势的预判和危险情况下的自信都是经验丰富的体现。但是，技术熟练不等于经验丰富，它只是作为专业救援队员现场解决问题的基本素质，而经验是依靠实际现场处理问题的多少（无论成功与否），参加现场救援的次数和时间，亲身经历的失败、挫折和教训，不断积累总结而形成的专业素质。对基本耗时分析，就是经验丰富的队长对废墟的客观难度进行预判后，根据自己队伍的实力对救援时间进度做出初步判定。其意义体现在为决策层调配有限救援力量和生活补给物资提供参考，同时为医疗人员对被困者的生命体征维护提供时间参考。

2. 可能遇到的危险因素预测

针对建立局部废墟的救援通道，普遍存在的危险因素包括4大类。

（1）余震和机械扰动引起的废墟结构变化。

（2）火灾（可燃气体泄漏）、毒气、放射性物和漏电。

（3）救援大环境（自然环境）的改变（泥石流、滑坡、崩塌、堰塞湖和断层变化等地质次生灾害）引起的紧急撤离。

（4）局部废墟结构特点决定的特殊狭小空间内具体救援操作面临的危险（包括对救援者和被困者两方面）。

3. 典型的救援技术

下面对废墟通道建立过程中所必须掌握的两项基本专业救援技术，即破拆和支撑技术展开总结与讨论。将局部废墟狭小空间救援技术的共性进行提炼和整合，理论上模拟出建立标准救援通道的破拆与支撑典型技术示范，在现场的应用中，实际上是一种对典型基础救援技术的主观发挥、改进与升华。根据《INSARAG国际搜索与救援指南》中的要求，破拆技术依据操作面距离被困者的远近程度或破拆造成被困者受到伤害的可能性分为快速破拆（dirty breaching）和保护性破拆（clean breaching）两大类；支撑技术按照被支撑接触部位特点分为点支撑、线支撑和面支撑，其中每一种支撑根据角度不同又分成水平支撑、垂直支撑和多角度支撑3种，具体分类如图7.4所示。

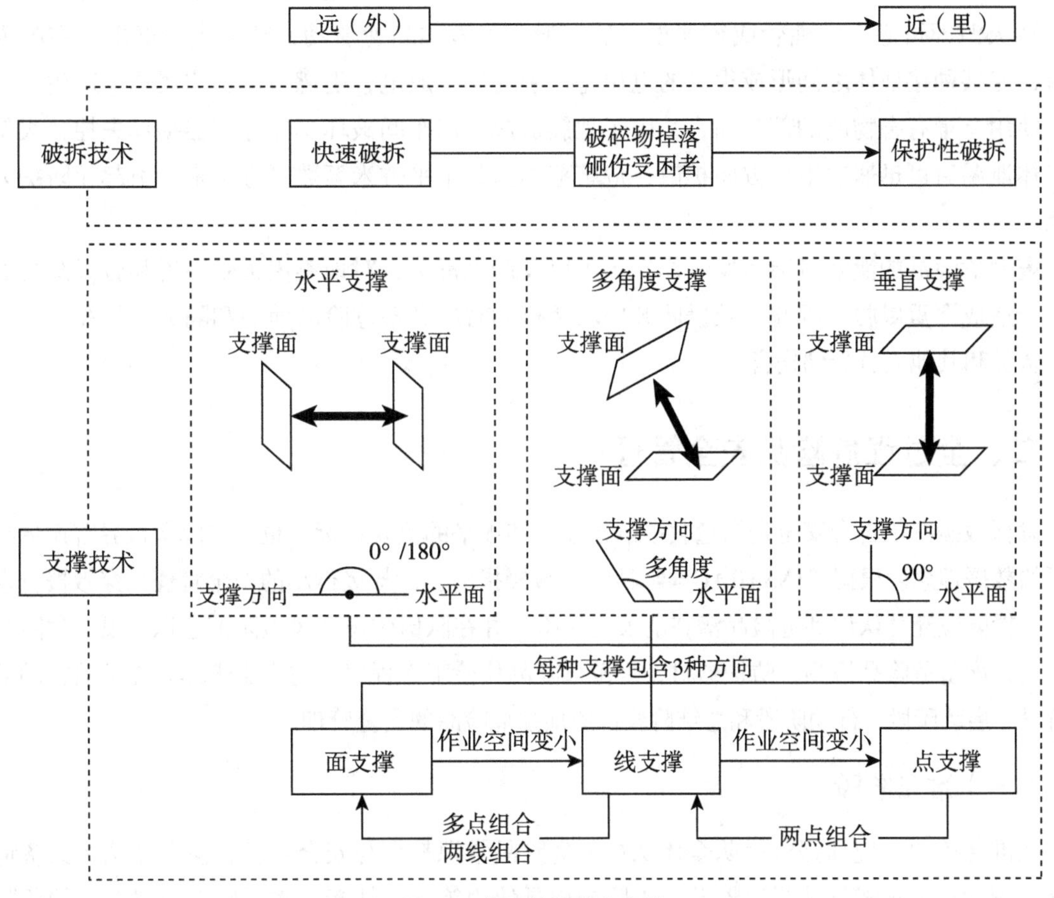

图7.4　典型救援技术分类

第八章　地震灾害现场危险品侦检

第一节　地震灾害救援行动危险品安全管理

一、地震救援行动面临的危险品风险

在地震救援行动中，救援队需要面对千疮百孔的震后灾害现场。救援行动的安全威胁，不仅来自大量破坏或倒塌的建筑物，还有可能来自诸多次生灾害，其中由于危险品泄漏或管理不善带来的安全隐患不容忽视。

地震灾害可能造成危险品储运设备的损坏，从而造成大量危险品泄漏，若是易燃危险品，遇火源即可起火。油管或容器损坏后，泄漏的液体高速流动，产生大量静电，在喷入空间时，与某种接地体之间形成很高的电位差，引起集中放电，引燃液体造成爆炸。对生产、储存及使用有毒有害物质的部门而言，由于地震造成生产车间破坏、储存容器损坏失控，大量有毒气体泄漏后可迅速向下风方向扩散，危害范围为几十平方米至数平方千米，引起无防护人员中毒。

震后危险品的泄漏可能诱发爆炸、火灾以及产生毒害，对地震灾害受困者和救援队员的生命安全造成严重威胁。因此，救援队开展救援行动时应具备危险品侦检和隔离的相关能力，以避免队员和其他人员受到伤害。

二、全过程危险品安全管理

确保救援队伍自身安全是衡量救援队伍能力和水平的重要指标，也是国际救援界普遍倡导和认可的救援理念。根据《INSARAG国际搜索与救援指南》，救援行动的安全管理贯穿救援行动始终。救援队应充分认识到危险品潜在的安全风险，并在队伍中树立风险防范意识，设立危险品侦检岗位，配备危险品检测、防护器材，规范危险品侦检工作程序，防患于未然。在救援行动的准备阶段、启动阶段、行动阶段和总结阶段都应加强危险品的安全管理。

（一）准备阶段

在准备阶段，应加强救援队全体队员的危险品常识教育与安全教育，使全体队员具备危险品标志识别、便携式气体报警器及个人防护用具使用等基本技能。救援队应设置专门的危险品侦检岗位，负责建立地震应急救援工作场地危险品侦检标准工作程序并用于日常演练。应充分认识到，危险品安全管理不只是危险品侦检队员的责任，更需要全体队员共同建立危险品防范意识，在救援行动中做到识别、隔离、报告和排除危险品隐患。

（二）启动阶段

在启动阶段，救援队集结时应安排专人负责行动期间危险品侦检，配发必要的危险品侦检仪器与个人防护用具，如各种气体报警器和空气呼吸器等。在队伍开赴救援现场的途中，应做好燃油、电池、气瓶等常见危险品的安全运输，通过民航运输的还要做好危险货物的申报工作。

（三）行动阶段

在行动阶段，危险品的侦检工作是救援队进入救援工作场地前必不可少的安全评估工作之一。在国家标准《地震灾害紧急救援队伍救援行动　第1部分：基本要求》（GB/T 29428.1—2012）中提出了：救援队进入工作场地之前，应进行危险品侦检和探测，并按《化学品分类和危险性公示　通则》（GB 13690—2009）中第5章的要求进行危险性公示。

1. 安全区

救援工作场地经侦检未发现危险品时，判定为安全区，在结构安全许可的条件下，可开展救援工作。针对狭小空间、空气流通不畅的空间，应进行危险品重点侦检评估，救援队员进入前必须佩戴个人气体侦检报警器并持续监测。

2. 污染区

救援工作场地经侦检发现危险品时，应首先考虑其危险性是否可控制在一定范围内，以及救援队是否配备了足够的处置设备以及个人防护设备，以确保救援工作安全的开展。经危险性评估可开展救援工作的场地，判定为污染区。救援队在污染区作业，应注意队员自身防护水平，如佩戴个人气体侦检报警器、护目镜、防渗手套、防毒面具或正压空气呼吸器等，防止皮肤与危险品接触，或吸入超过安全范围的有毒气体。对于能移出工作场地的危险品，如液化气瓶等，应在有防护的前提下对危险品进行移除。对于可控制的危险源，如已发生泄漏的化学试剂、燃油等应采用沙土等吸附剂覆盖，并划定隔离区，并在显著位置设置危险品标志，避免救援队员接触到危险品。对在救援过程中可能沾染了危险品的救援工具及个人防护装备，返回营地时还应及时洗消。

3. 危险区

救援工作场地经侦检发现超过了队伍处置能力的危险品，应判定为危险区。在自身安全不能得到有效保障的情况下，救援队不得进入危险区开展救援工作，应在危险区域外围设立警戒线及危险品信息标志，并及时将危险信息上报现场指挥部，交由具有专业处置能力的危险化学品救援队伍来处置。

（四）总结阶段

在总结阶段，救援队管理层应根据救援行动和危险品侦检记录，总结经验教训，及时修订地震救援工作场地危险品侦检标准工作程序，并投入下一阶段的准备工作。

三、救援队应具备的危险品安全管理能力

搜救队需要在倒塌的建筑物中定位、营救幸存者并给予紧急医疗救助。涉及倒塌建筑物的行

动通常会遇到一些有害物质，例如破损的取暖油管、家用或工业用制冷剂、破损的下水系统、体液等。队伍需有能力处理上述情况并将其作为正常搜索和救援行动的一部分。

在一些情况下，建筑物的倒塌会导致核物质、生物或工业化学污染物等发生重大泄漏事故，这有可能造成人员伤亡及严重的环境污染。危险品突发情况还可能伴随爆炸或火灾发生。

中型、重型搜救队需要具备危险品侦检和隔离能力并将相关情况报告应急指挥机构。发现并确认危险品的队伍必须封锁该区域，并做出警示标识以提示其他救援队注意危险。假如怀疑有污染物存在，在警报解除前一律按照被污染区域处理。

地震灾害救援队应具备以下危险品安全管理能力：

（1）具备危险品侦检标准操作程序。

（2）队内有专门岗位负责危险品侦检。

（3）具备常见气体侦检报警设备并能够正确使用（至少应包括氧气浓度报警器、可燃气体浓度报警器、毒性气体报警器等）。

（4）具备放射性探测设备并能够正确使用。

（5）具备漏电检测设备并能够正确使用。

（6）具备空气呼吸器、防护服等防护装备并正确使用。

（7）具备洗消设备并正确使用。

（8）具备通风设备并正确使用。

（9）进入工作场地前开展危险品侦检评估。

（10）在工作场地、行动基地持续开展危险品侦检。

（11）危险品侦检结果形成记录并保存。

（12）发现危险品及时报告救援行动指挥机构。

（13）发现危险品后进行警戒并使用标记符号进行危险性公示。

第二节　地震灾害现场危险品侦检处置

一、危险品侦检设备及防护装备

（一）侦检设备

1. 侦检装备种类

地震灾害救援队配备的侦检设备一般包括氧气探测报警器等环境探测设备、可燃气体探测报警器、毒性气体探测报警器等危险品探测设备、放射性探测报警器、漏电探测报警器等危险源探测设备，具备条件的还可配备可携带到救援行动现场的气相色谱仪和红外光谱仪等精密的化学品定性、定量分析仪器。

为适应地震救援现场工作，一般侦检设备都设计为便携式仪器，可由救援队员随身佩戴，在探测到可能危及救援行动安全的危险品或危险源时，主动发出声光报警。在便携式侦检设备电源即将耗尽时一般可发出声光报警。多功能气体侦检报警器集成了多种常见气体成分的侦检功能，在救援队应用较广泛（图8.1）。

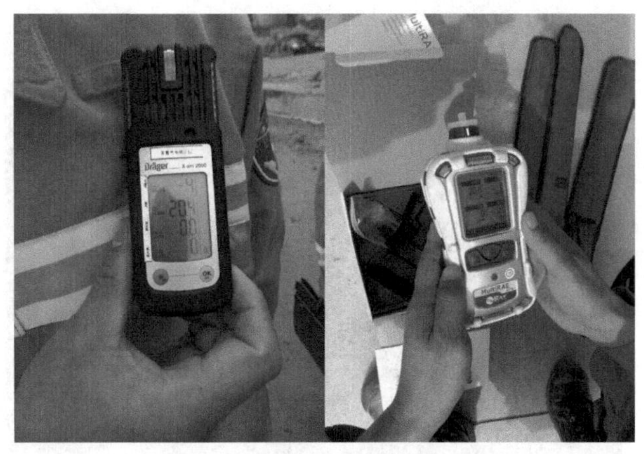

图8.1 多功能气体侦检报警器

侦检设备应根据厂家给出的使用说明书定期维护保养，检查电池电量。对于可充电的侦检设备应及时充电，利用说明书推荐的方法进行标定。能给出检测数值的侦检设备属于工作计量器具，应根据相应的计量检定规程、规范定期送计量检测部门或单位检定或校准，以确保其计量性能准确可靠。对于超过计量标准要求的侦检设备，应及时更换传感器，以保障救援行动安全。

2. 常用侦检仪器性能要求

（1）多功能气体侦检报警器。用于同时探测多种气体浓度，至少应包括氧气、可燃气体浓度探测功能，以及硫化氢、一氧化碳等常见有毒气体探测功能。超过预设浓度范围应发出声光警报。探测范围应覆盖下列体积比范围：氧气探测（0～30%）VOL[①]，可燃气体探测（0～100%）LEL[②]，硫化氢探测（0～100）ppm，一氧化碳探测（0～1000）ppm，应具有防爆性能，取得防爆认证。

（2）辐射监测仪。用于探测救援现场α、β、γ射线的辐射强度，具有声光报警功能，达到预设辐射强度时发出声光警报，剂量率范围（0.01～10000）μSv/h[③]。

（3）漏电检测仪。用于探测救援现场泄漏电源位置，具有声光报警功能，可检测频率为20～100Hz的交流电。

（二）个体防护装备

个体防护装备是保护人体不受外来有害因素伤害、保证人体安全与健康的重要装备。在地震救援应急处置过程中，应急救援人员面临的环境存在各种风险。在人命关天的紧急情况下，救援人员必须第一时间冒险抢救遇险人员，这时个体防护装备成为保护应急救援人员生命安全与健康的必要防护装备。如果缺少与应急救援环境相适应的个体防护装备，应急救援工作将无法安全开展。

针对应急救援装备配备问题，相关文件都有明确规定。《中华人民共和国突发事件应对法》明确规定，国务院有关部门、县级以上地方各级人民政府及其有关部门、有关单位应当为专业救援人员购买人身意外保险，配备必要的防护装备和器材，减少应急救援人员的人身风险。《国家突发公共事件总体应急预案》明确规定，政府有关部门要为涉险人员和应急救援人员提供符合要求的安全防护装备，采取必要的防护措施，严格按照程序开展应急救援工作，确保人员安全。

① VOL指体积比。

② LEL指某种气体的爆炸下限浓度。

③ μSv/h的单位名称为微希沃特每小时。

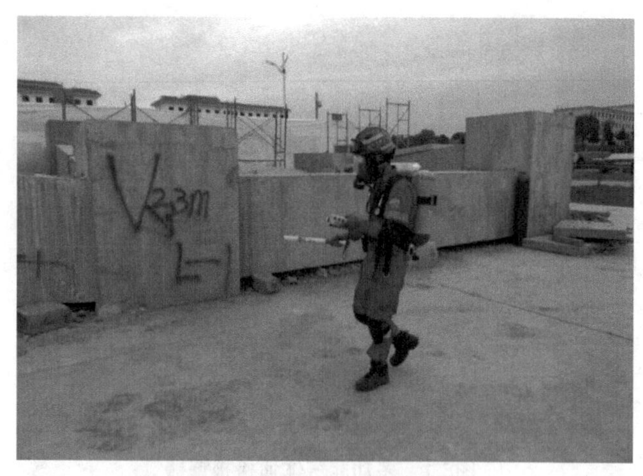

图8.2 佩戴个体防护装备的侦检人员

个体防护装备按照人体防护部位主要包括头部护具类、呼吸护具类、眼（面）护具类、听力护具类、防护手套类、防护鞋类、防护服类等。为正确选用个体防护装备，在应急救援工作中必须根据应急救援工作的危害程度、任务要求和环境等特殊条件，正确选择适当的个体防护装备，并正确佩戴（图8.2）。

只有严格按照有关规定和要求正确选择和佩戴个体防护装备，并对应急救援人员经常进行培训和演练，才能有效发挥个体防护装备在应急救援工作中的作用，保护应急救援人员的安全与健康。

二、危险品侦检与处置

（一）危险品侦检

开展救援行动应首先保障自身安全。对地震救援现场风险可控的危险品，采取移除、隔离等措施；对超过自身处置能力的危险品，应向当地应急指挥机构报告，由专业危险品救援队进行处置。地震救援现场危险品侦检按图8.3的工作流程进行。

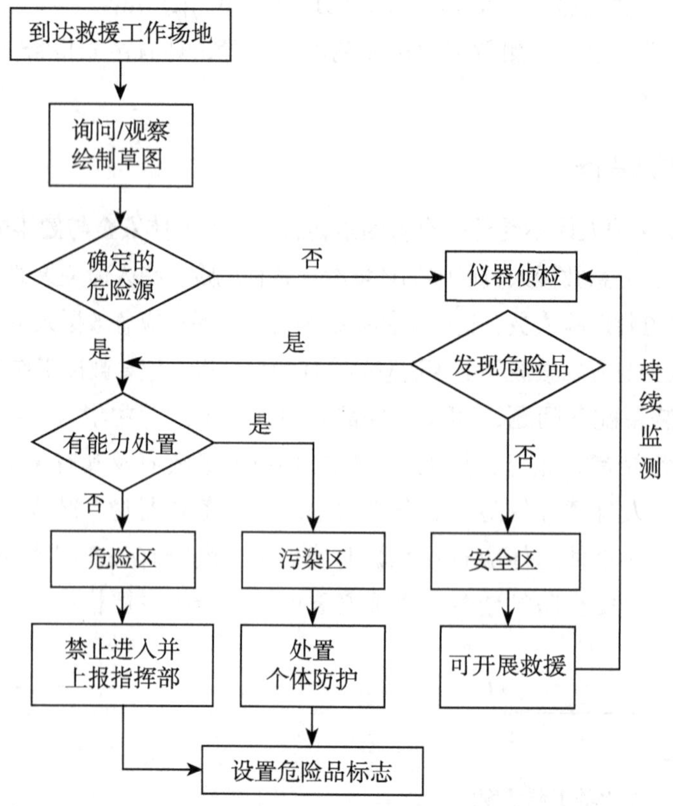

图8.3 地震救援现场危险品侦检工作流程

1. 氧气浓度侦检

进入狭小空间前，开启氧气浓度报警器。氧气浓度报警器报警值应设置为低于19.5%或高于22%。狭小空间内氧气浓度过高或过低，应强制通风至氧气浓度达到19.5%～22%，否则禁止入内。

2. 易燃物质侦检

进入狭小空间前，开启可燃气体报警器。可燃气体报警器报警值应设置为气体浓度高于10%爆炸下限。狭小空间内存在可燃气体，应强制通风至可燃气体浓度低于10%爆炸下限，否则禁止入内。

3. 有毒有害物质侦检

救援工作区域内存在已知类型的毒气泄漏，在进入该区域前，应开启同类型毒气浓度报警器。有毒气体报警器应设置为当达到工作场所有害因素职业接触限值规定的容许浓度时报警。救援工作区域存在未知类型毒气泄漏或已知类型毒气泄漏但不具备检测仪器的情况时，禁止进入。

4. 放射性侦检

救援工作区域内可能存在放射性物质时，应开启电离辐射检测仪。检查电离辐射检测仪设置，当扣除当地正常天然本底辐射后达到电离辐射防护与辐射源安全基本标准规定的公众照射剂量限值时应报警。

5. 漏电侦检

救援工作区域内存在用电设备、电缆时，应开启漏电检测仪，检测其是否带电。若救援工作区域内存在漏电现象，应确定电源位置并切断电源。

（二）警戒隔离

（1）根据现场危险化学品自身及燃烧产物的毒害性、扩散趋势、火焰辐射热和爆炸、泄漏所涉及的范围等相关内容对危险区域进行评估，确定警戒隔离区。

（2）在警戒隔离区边界设警示标识，并设专人负责警戒。

（3）合理设置出入口，除应急救援人员，严禁无关人员进入。

（4）根据救援行动发展、应急处置和动态监测情况，适当调整警戒隔离区。

（三）人员防护与救护

1. 应急救援人员防护

（1）现场应急救援人员应针对不同的危险特性采取相应安全防护措施后，方可进入现场救援。

（2）控制、记录进入现场救援人员的数量。

（3）现场安全监测人员若遇直接危及应急人员生命安全的紧急情况，应立即报告救援队伍负责人和现场指挥部，救援队伍负责人、现场指挥部应当迅速做出撤离决定。

2. 遇险受困人员救护

（1）救援人员应携带救生器材迅速进入现场，将遇险受困人员转移到安全区。

（2）将警戒隔离区内与事故应急处理无关人员撤离至安全区，撤离要选择正确的方向和路线。
（3）对救出人员进行现场急救和登记后，进行医疗后送。

（四）现场监测

（1）对可燃、有毒有害危险化学品的浓度、扩散等情况进行动态监测。
（2）测定风向、风力、气温等气象数据。
（3）确认装置、设施、建（构）筑物已经受到的破坏或潜在的威胁。
（4）监测现场及周边污染情况。

（五）洗消

（1）在污染区与安全区交界处设立洗消站。
（2）使用相应的洗消药剂对所有污染人员及工具、装备进行洗消。

第九章　灾害医学救援转运及后送

第一节　陆路转运

在各类灾害救援中，伤员可以通过多种途径转运，陆路转运是最常用的方式。陆路转运的交通工具包括救护车、成批伤员转运车、民用客车、火车等，每种交通工具各有优势，需要结合地理环境、灾害类型、伤员数量及伤情、道路状况等综合判断做出最优选择。

一、车辆与装备

（一）救护车辆

1. 救护车

救护车是各类灾害救援陆路转运的主要交通工具，具备快速集结到达现场、防护能力及救治能力强等优点。在灾害初期，负责灾害区域就近转运伤员，往返于灾区与就近医院（帐篷医院、野战医院、属地医院等）。在灾害中后期，负责灾区就近医院内危重伤员的省内或跨省转运，例如在“5·12”汶川地震、“4·14”玉树地震中均有救护车集中转运案例。救护车在灾害救援中也存在一定不足，如容易受到灾害引起的断路、油料短缺、恶劣天气等影响。为此，救护车也逐渐发展出不同类型，以增加其救援转运能力。

（1）抢救监护型救护车。该型救护车配备除颤仪、监护仪、心电图机、微量泵、呼吸机、负压吸引器、气道管理设备、大容量车载氧气瓶、铲式担架、负压真空担架、外伤包、急救诊箱、药品等装备。可完成灾害现场的伤员救治、危重症伤员长途转运工作，是陆路转运伤员的主要车型（图9.1）。

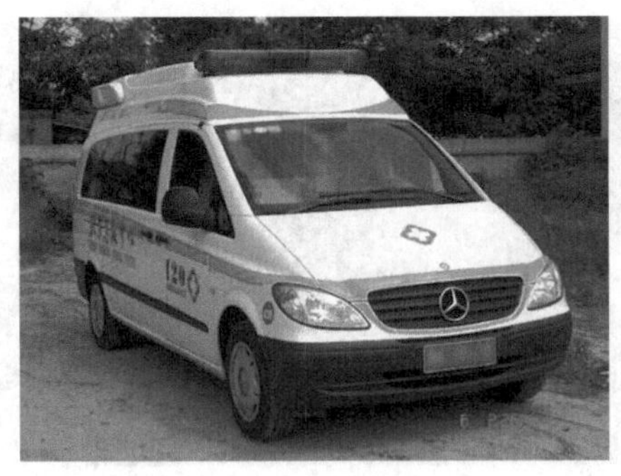
（a）外观

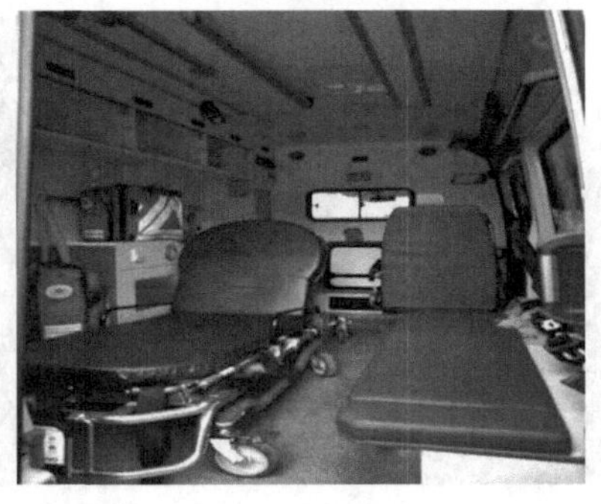
（b）内景

图9.1　抢救监护型救护车

（2）负压型传染病转运车。除具备抢救监护型救护车救援转运能力外，救护车医疗仓加装负压装置、紫外线消毒灯及消毒防护装备，可针对灾害区域传染病伤员进行转运。

（3）新生儿转运车。该型救护车车载医疗装备均为新生儿及儿童抢救装备，同时配备新生儿呼吸机及暖箱，可满足灾害区域新生儿转运工作的要求（图9.2）。

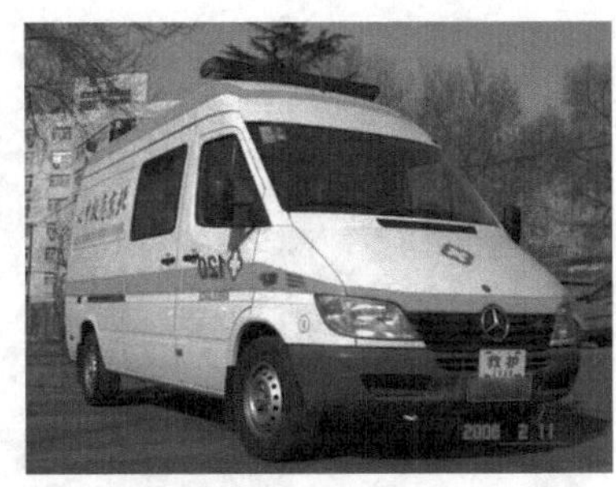
（a）外观

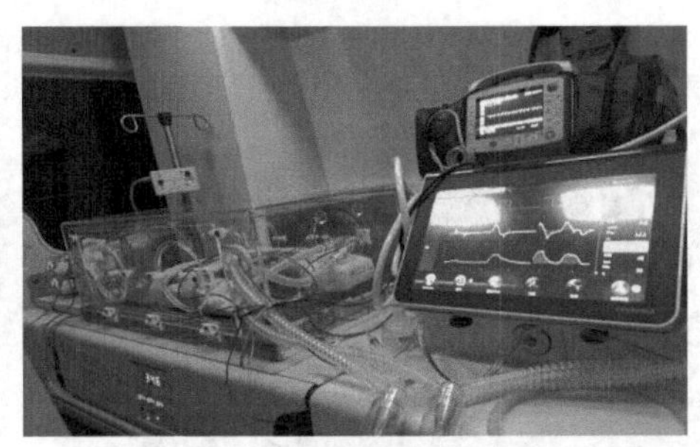
（b）内景

图9.2　新生儿转运车

（4）全地形越野救护车。该型救护车多为全地形越野卡车改造而成，同时安装液压自动绞盘，在恶劣条件下可以完成自救和互救。涉水深度≥1.2米，离地间隙≥450毫米。特别适合在地震救援等恶劣环境中转运伤员，在没有道路的情况下该车通过能力最强，可深入到灾区一线（图9.3）。

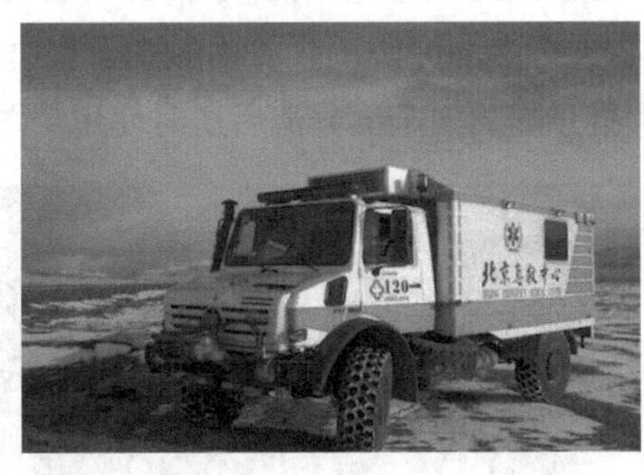

（a）外观

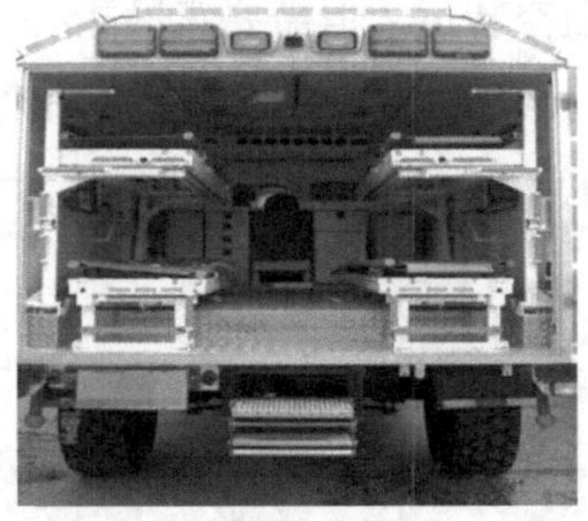
（b）内景

图9.3　全地形越野救护车

（5）成批伤员转运救护车。该车型多为大型客运车改造而成，配备多个座椅及多个担架位、壁式吸氧系统及多套抢救医疗转运设备，可同时转运10～30名轻、中度伤员，为灾害伤员转运提供强大的分流后送能力，减轻救护车转运压力（图9.4）。

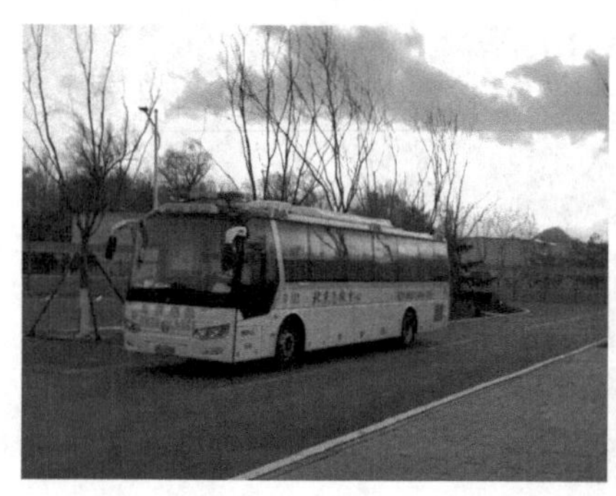

（a）外观

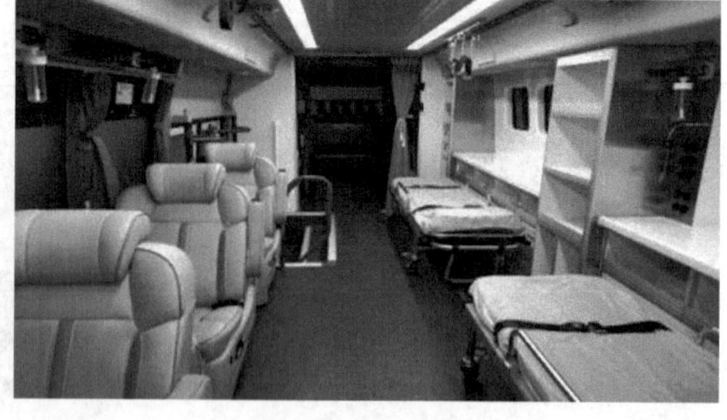

（b）内景

图9.4　成批伤员转运救护车

（6）移动通信指挥车。该车型多为大型客运车改造而成，在原车基础上加装了移动通信设备、供电设备、大范围照明设备等，具备4G、5G、卫星电话、无线组网等先进移动通信技术；可以在灾区进行视频、音频采集，以卫星、微波、超短波通信为传输手段，可实现语音、图像、数据资料实时传送，能进行全天候可移动的救援转运指挥（图9.5）。

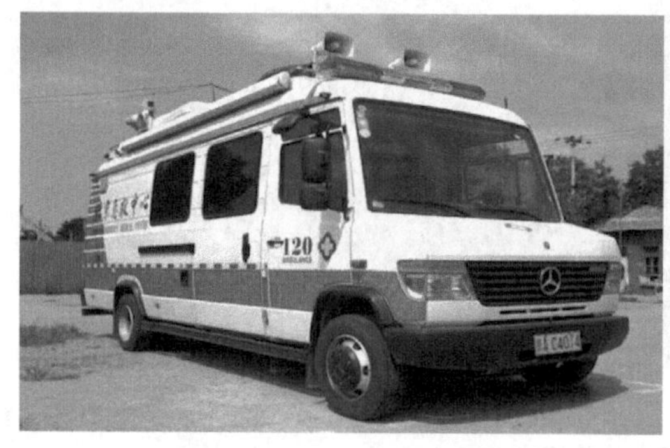

（a）外观

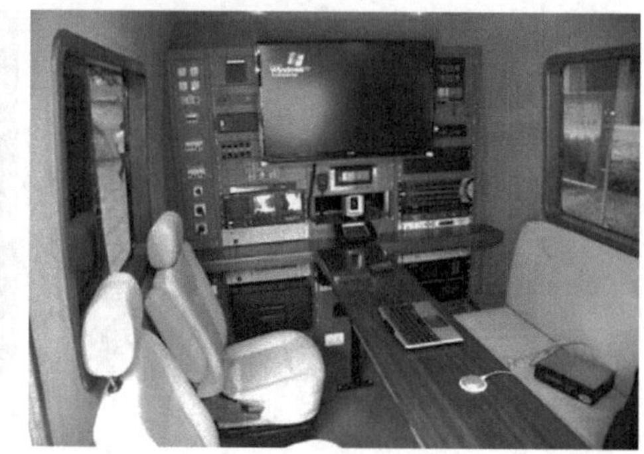

（b）内景

图9.5　移动通信指挥车

2. 火车

目前我国已具备完备的铁路运输网，特别是高速铁路网，这为灾区大批量危重症伤员短时间内长距离转运提供了有利条件。火车转运伤员时可携带更多的医疗设备和氧气，舒适性优于救护车转运和航空转运，但需要灾区指挥中心进行多部门协调，并由救护车配合完成接送火车站的转运工作，该转运方式一般在灾害后期大批量伤员向全国分流后送时使用（图9.6）。

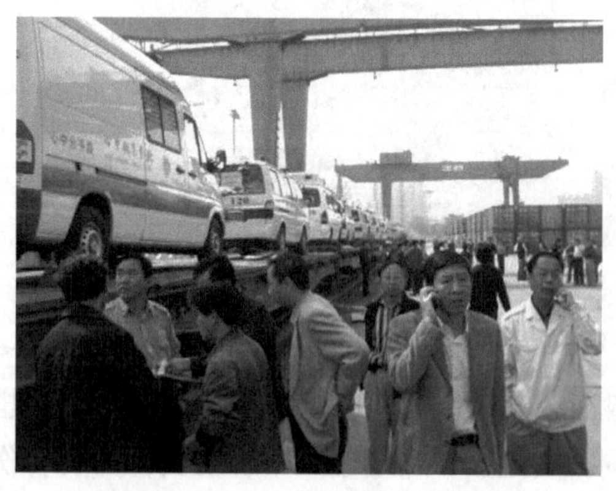

（a）转运车辆

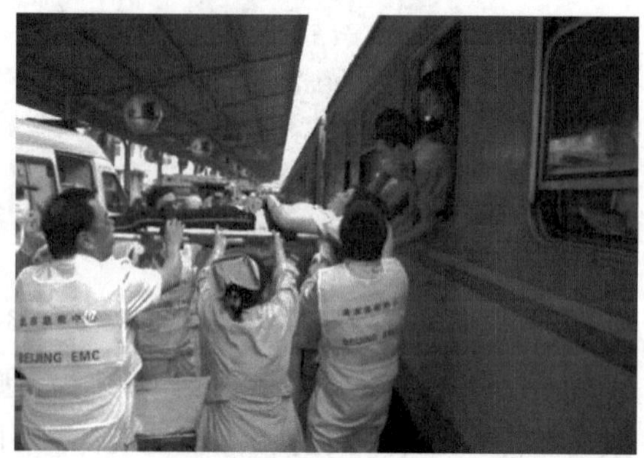

（b）转运伤员

图9.6　火车转运车辆与伤员

3. 民用客车

当灾区救护车数量无法满足伤员转运需求时，可直接使用或简易改装民用客车转运大批量轻症伤员，如在客车上加装供氧系统及输液吊架等。使用民用客车可减轻救护车转运压力，及时分流转运轻症伤员。

（二）装备配置

灾害救援陆路转运装备配置，按照功能不同可分为救援人员携行装备、车载医疗设备、搬抬设备、防护设备、通信设备和车辆装备等。救援人员携行装备主要用于保障救援人员自身野外生存；车载医疗设备主要用于在灾害现场和转运途中对伤病员实施监护和医疗救治；搬抬设备主要用于伤病员从灾害现场到救护车上，以及从救护车上到医院之间的搬抬转运；防护设备包括救援人员进入灾害现场特殊环境的防护设备和传染病防护设备；通信设备主要用于保持救援人员与指挥中心、医疗机构等的通信联络和信息报送；车辆装备主要是指救护车自身安全运行所需的相应装备。根据灾害事故的类型和救援任务等不同，装备配置的种类及数量可进行相应调整。

二、人员与技术

（一）急救人员配置

1. 抢救监护型救护车

在灾区伤员转运工作中，为保障医疗行车安全，执行100千米以内转运任务的救援队可由急救医生1人、护士1人、驾驶员1人组成。执行100千米以上长途转运任务的救援队由医生1人、护士1人、驾驶员2人组成。

2. 成批伤员转运救护车

队伍可由医生2人、护士2人、驾驶员2人组成。

3. 移动通信指挥车

队伍可由指挥员1人、副指挥员1人、通信技术员1人、急救调度员1人、驾驶员1人组成。

（二）人员技术资质

1. 医生

从事院前急救工作5年及以上的执业医师，具备急危重症评估与救治、高级生命支持、创伤生命支持、孕产妇及婴幼儿生命支持气道管理、呼吸机转运能力，能够熟练使用呼吸机、负压吸引器、静脉输液泵及注射泵等院前急救设备。

2. 护士

从事院前急救工作5年及以上的执业护士，具备呼吸机转运能力，能够熟练使用呼吸机、负压吸引器、静脉输液泵及注射泵等院前急救设备。

3. 驾驶员

从事院前急救工作5年及以上的驾驶员，具备B级驾驶执照（具备A级驾驶执照或有长途车辆运输经验者优先，成批伤员转运救护车等大型特种救护车需A级驾驶执照），具备基础车辆机械维修常识，身体健康，无高血压、心脏病及糖尿病等慢性疾病。

三、流程与管理

灾区伤员救治及转运工作由现场指挥部、医疗救援转运组及综合保障组等相互配合共同完成。

1. 现场指挥部

院前急救现场指挥部多设立在灾区现场安全区内或移动通信指挥车上，成员由带队卫生健康行政部门、急救中心领导及相关专业技术人员等组成。主要职责是负责灾区现场院前医疗急救重要事项决策、综合协调、专业处置指挥，组织制定灾区现场救援方案，统一指挥灾区现场急救资源，设立现场临时救援区域（包括检伤分类区、伤员处置区、伤员转运区、临时停尸间等），开展现场管理，组织伤员救治及转运、信息报送，协调保障医疗及生活物资等工作。

2. 医疗救援转运组

由各救护车组人员共同组成。职责包括参与灾区伤员现场检伤分类、医疗救护、转运分流、信息报告等工作。原则上，医疗救援转运组应在灾区的安全或相对安全区域内开展工作，救治伤员遵循“先救命后治伤、先救重后救轻”的原则，转运伤员遵循“先重后轻”的原则，伤员分流结合医院接收能力并遵循“就近、就急、满足专业需要”的原则。多辆车集体转运时，应设立领队，建立规则，特别关注行驶安全问题。

3. 综合保障组

负责灾区救护车辆、医疗设备、药品耗材等应急物资保障，救援人员的衣、食、住、通信保障及安全工作，按要求配合做好医疗救援信息发布和宣传工作。

四、地震案例

2018年5月12日，四川省汶川县发生里氏8级地震，导致约7万人死亡，近40万人受伤，约1.8万人失踪，救出总人数约8.7万人，其中自救互救约7万人，专业救援队救出约1.7万人，是我国有史以来救援难度最大、救援范围最广、成功搜救埋压人员最多、解救转移灾民最多、投入救援资源最多的一次救援。2008年5月14日午夜，北京急救中心接到上级命令，执行四川抗震救灾紧急医疗救援任务。在卫生行政部门的领导和组织下，医疗卫生系统297人、70辆救护车及3辆指挥保障车辆迅速组成救援队。5月15日6：00前救援队准备完毕，12：00前车辆、设备、人员装载完毕，乘火车前往四川。5月18—31日，救援队连续奋战在成都、绵阳、德阳、江油、广元、乐山、南充、重庆等地，发挥“特别能吃苦、特别能战斗、特别能奉献”的急救精神，行程20万余千米，总计转运伤员2836名，无一例死亡，圆满完成任务。此次任务积累了长距离跨省救援队伍集结、车辆转运、物资调集、组织指挥、流程规范、自我生存、安全行车、综合保障等各方面经验，也加速了北京市平战结合的立体紧急医疗救援体系建设进程。

第二节 航空医疗转运

航空器在灾害救援领域的优势越来越明显，它具备响应速度快、救援范围广、不受地面交通路况影响等特点，合理利用各类型航空器的优势能够有效弥补陆路转运的不足，有效提高灾害现场伤员后送能力。

一、航空器与装备

（一）航空器

目前执行通用航空医疗救援任务的航空器可以分为直升机和固定翼飞机两种。直升机的机动飞行能力强，可以垂直起降、悬停，受地面限制相对较小，可以在较差的救援环境下有效完成医疗救援任务，是目前通用航空医疗救援的主要载体。固定翼飞机具有航程远、速度快、安全性强、载重量大等优点，可以执行远距离、多人的医疗转运后送任务。各类机型具体性能参数不同，如表9.1所示。

表9.1 医疗救援航空器性能参数

航空器	飞机型号	航程/千米	巡航速度/千米	起飞重量/千米	运输能力	升限/米	担架数量/个
直升机	Bell 407GX	611	246	2268	1+6	5611	1
	Bell 429	746	274	3402	1+7	6096	1
	AW 139	1061	306	6400	2+15	6096	2
	AW 119	800	256	2850	2+6	7315	1
	H135	635	287	2910	2+7	6096	1
	H155	857	266	4920	2+15	4572	1
	AC311	620	241	2200	1+5	4650	1
	S 76 C	639	269	5306	2+12	2149	1
固定翼飞机	国王350I	2850	536	15000	2+8	10668	2
	奖状M2	2408	740	4853	2+6	12497	1
	奖状XLS	3400	797	9163	2+12	13716	1
	塞斯纳208B	1726	344	3629	2+8	7620	2
	湾流G550	11112	980	41278	2+12	15544	2
	波音BBJ	11679	827	70081	2+19	12496	4
	达索7X	11019	900		2+19	14935	2
	PC 12	4149	500		2+6	9150	1
	飞鸿300	3650	839	8207	2+6	13716	1

在灾害救援现场，一般根据不同机型特点、起降条件、地面急救资源情况和伤员救治转运需求等因素，综合评估选择可调派的救援航空器。

（二）机载设备

不同类型航空器按照指挥部统一部署有序执行转运任务，机载设备应结合任务需求合理配置，基本设备包括急救诊箱、外伤包、气道管理包、多功能除颤监护仪、呼吸机、微量泵、吸痰器、便携氧气瓶、搬抬设备等。

机载设备应符合适航要求，选取的基本原则包括便携、重量轻、“三防”（即防水、防尘、防摔）指标优、方便固定安装、各项功能集成整合、电源接口适配性强、电池续航时间长，尽可能避免功能重复配置。同时，应关注孕产妇、婴幼儿、传染病等特殊伤员，适当配备相关急救设备。

二、人员与技术

（一）急救人员配置

航空医疗救援人员应结合任务类型、机型、载重量等因素综合考虑配置，通常应选择有多年院前急救、急诊、重症医学等科室工作经验且动手能力强、身体素质好的急救人员。人员类别包括医生、护士、急救辅助人员，人员数量结合伤员数量、轻重伤员比例确定。特殊救援任务应考虑配置专科医护人员，如妇产科、儿科和麻醉科等。

（二）人员技术资质

（1）航空医疗救援人员应具备相应的执业资质，身体健康，无职业禁忌证，满足在航空器上开展医疗救护工作的需要。

（2）取得上机适应性训练合格证，熟练掌握飞行安全相关技术操作。

（3）熟练操作机载医疗设备，熟悉转运搬抬设备使用并掌握相应搬抬技术。

（4）掌握气管插管、胸腔引流、静脉穿刺等技术操作，具备一定护理专业技能。

（5）熟悉航空医疗救援工作流程，对转运过程中的突发事件及伤员病情变化能采取及时有效的应对措施。

三、流程与管理

（一）转运流程

1. 转运流程图

航空医疗救援团队按照指挥部指令，到达指定目标地点，评估伤情，交接伤员，开展转运后送，途中持续监护、评估伤员，随时处理伤情变化，落实地空对接和院前院内衔接，各环节按要求及时报告信息。航空医疗转运后送流程图如图9.7所示。

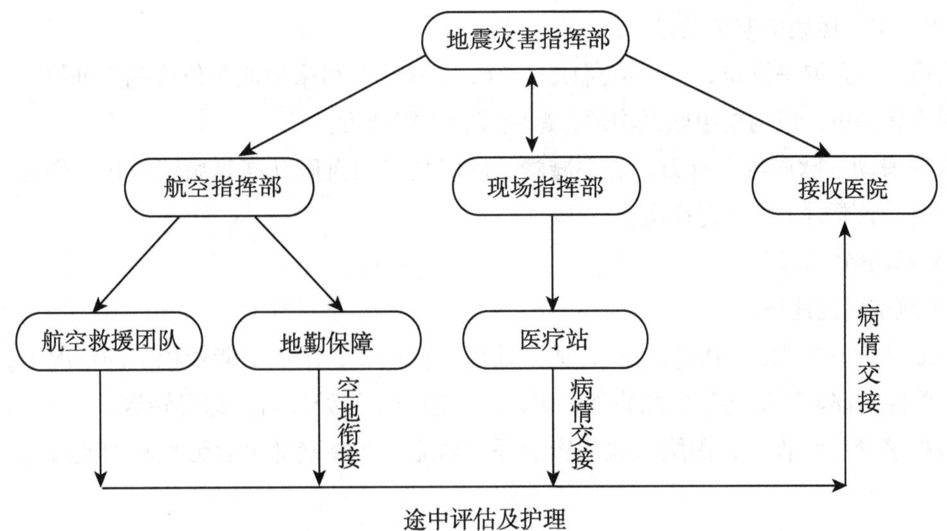

图9.7 航空医疗转运后送流程图

2. 转运评估与途中护理

为充分发挥航空器医疗急救优势，及时、安全转运分流伤员，需要有经验的航空医疗指挥官综合评估伤情、转运资源和不同转运方式的利弊，做出科学决策。以下结合几种情况简要介绍。

1）创伤休克航空转运

（1）航空转运评估。

①轻、中度休克。经抗休克处理后在严密医学观察下转运。

②中度失血性休克。血红蛋白≥60克/升可航空转运；血红蛋白≤50克/升，可在无活动性出血及纠正酸中毒后转运。

（2）航空转运途中监护及护理。

①严密观察伤员的生命体征，如血压、脉搏、呼吸、意识、表情、反应力、面部及肢体皮肤的温度、颜色等，随时掌握伤情变化及转归情况，调整治疗方案。

②留置导尿管，观察记录每小时尿量。

③调整伤员体位，使其头抬高10°，脚抬高20°，并注意保暖或防暑。

④注意转运途中的保暖。

⑤减少搬动，必要时动作要轻巧。

2）颅脑损伤航空转运

（1）航空转运评估。

①途中是否会出现呼吸、循环功能障碍，若已出现或有可能出现，暂缓转送。

②出现一侧瞳孔散大，对光反射消失，伴有意识障碍或血压升高，暂缓转送。

③脉搏、呼吸减慢，出现脑疝典型特征，暂缓转送。

④颅内出血或创伤出血未停止，暂缓转送。

⑤确认伤员生命体征平稳，呼吸道通畅，无颅内活动性出血、无明显颅内压增高等情况，可即时转运。

（2）航空转运途中监护及诊疗。

①伤员一般采取平卧位，头部抬高15°～30°，昏迷伤员可采用侧卧位或侧俯卧位。

②对昏迷伤员，应与机组联系沟通，减慢飞机下降速度。

③出现躁动、脉搏洪大有力、心率减慢、呼吸变慢和血压升高等病情变化或先兆，及时给予相应处置，必要时下降飞行高度。

3）胸部伤航空转运

（1）航空转运评估。

①一般认为，多数胸部伤伤员经过适当处理，在呼吸、循环功能较稳定的情况下，可以尽早转送。单纯胸部软组织伤和单纯肋骨骨折，经清创固定等处理后，即可转送。

②多根多处肋骨骨折，因胸壁软化影响呼吸功能，在胸壁稳定后无呼吸功能障碍，应及时转送。

③气胸未经处理前禁止空中转送，胸腔置管是最安全的办法，但全部胸腔闭式引流管上机前必须关闭或改换成单向活瓣式导管，以防止空气逆流入胸腔。

④血气胸伤员在转送前，有条件时要进行常规透视，证明胸腔内积血、积气基本吸收或肺组织压缩不超过1/3时转送比较安全。

（2）航空转运途中监护及诊疗。

①严密观察生命体征，观察伤员有无注意力不集中、烦躁、皮肤湿冷现象，定时测血压、脉搏，及早发现伴随的其他损伤。

②注意观察有无呼吸困难、口唇发绀及其他缺氧表现，检查气管位置是否居中，观察呼吸动度及胸廓和肋间隙的饱满程度等。鼓励咳嗽排痰或用鼻导管吸痰，保持呼吸道通畅。

③一般情况下，宜采取仰卧位或伤侧卧位。有呼吸困难者，可取半卧位，并嘱伤员进行腹式呼吸以减轻疼痛。

④怀疑伴食管损伤者，应禁水、禁食。胸部挤压或冲击伤伤员，应避免过量输液或输血，严密观察呼吸情况，防止肺水肿发生。

⑤如有胸腔闭式引流，要保持引流装置低于胸腔水平，防止引流液反流或气体进入胸腔，考虑到空中飞行颠簸，最好使用有单向阀门的引流装置。观察引流液的量和性状等，了解出血、渗出情况，保持引流管通畅。

⑥对病情危重或气管切开的伤员，应持续吸氧，并有专人护理，注意及时清除气管内的分泌物。

⑦全部管线必须加强固定，避免移位或脱落。

4）脊柱与脊髓伤航空转运

（1）航空转运评估。

一般认为，只要伤员生命体征稳定、一般情况良好，即可进行直升机转送。但高位截瘫者，应无明显呼吸困难，方可进行直升机转送。

（2）航空转运途中监护及诊疗。

①保持伤员安静，可适当使用镇静、止痛药物。

②截瘫者，应严密观察呼吸情况，并常规吸氧。

③伴尿潴留者，应留置导尿管，并妥善固定。

5）四肢外伤及骨折航空转运

（1）航空转运评估。

单纯的四肢软组织、骨与关节损伤，只要伤员生命体征基本正常，无活动性出血，可积极转送。

（2）航空转运途中监护及诊疗。

①骨折石膏固定者，绷带包扎松紧应适当（包括夹板固定），以能插入一小指为度。

②用弹力带牵引伤者。

③转送时应以卧位为主，力求平稳、舒适、减少震动。随时观察伤情变化，并采取相应救护措施。

④检查肢体包扎、固定是否正确，松紧是否合适，有无肢体肿胀，伤肢远端皮温、色泽、末梢循环及动脉搏动是否良好，可适当抬高患肢，于肢体下垫软枕保持舒适体位。

⑤必要时拆除包扎绷带及固定材料以充分减压，给予镇痛、镇静及脱水治疗，或下降飞行高度。

（二）组织管理

1. 资格认证和准入制度

开展医疗救援活动的机构应取得相应管理部门的准入资格认证，包含但不限于航空器运行资格、驾驶员的航空器驾驶资格、医疗人员的行医资格、机载设备的适航要求及航空医疗救援能力要求等，要建立完善的资格审查制度。

2. 建立完善的安全保障制度

救援机构主体应建立健全质量控制机制，强化人员能力建设，定期开展业务培训和质量控制检查，对飞行器进行检修，确保飞行活动、医疗活动安全。

3. 建立统一指挥调度平台

开展航空医疗救援活动，应建立统一的指挥调度平台，统筹地面和空中的急救资源，同时提供航路信息、气象信息、资源分布信息等，确保救援活动有效开展。

4. 建立医疗风险防控制度

航空医疗救援活动区别于院内和地面医疗活动，活动空间有限、衔接过程复杂、任务时间长，需要建立完善的医疗风险评估机制，做好风险防控预案，对仪器设备、转运搬抬、氧气、电源等多方面进行充分评估。

5. 建立完善的灾害动员机制

为提升灾害事故的应急响应能力，要提前做好应急响应预案，出现灾害事故后，各机构要快速组建救援梯队，并做好物资设备准备，做好相关专项培训。

6. 建立标准化的流程规范

开展航空医疗救援活动应建立标准的流程规范，完善响应机制，明确各环节操作基本技术要求，从救援呼叫到伤员转运完毕都要依据规范严格落实，有效规避运行安全风险。

第三节　院前急救体系

院前急救是政府举办的公益性事业，是基本公共服务和城市安全运行保障的重要内容。《中华人民共和国基本医疗卫生与健康促进法》将院前急救列入专业公共卫生机构，明确国家建立健全院前急救体系，为急危重症伤员提供及时、规范、有效的急救服务。院前急救是突发事件紧急医疗救援的重要力量，是医疗急救体系中最初和最重要的一环，是国家大应急管理体系的重要组成部分，在各级各类突发事件应急救援中，发挥着急先锋的作用。院前急救反映一个国家重大突发事件的应急能力和对公众生命健康保障的水平，是社会文明进步的重要标志之一。

一、院前急救体系的组成与功能定位

（一）我国院前急救体系的组成

院前急救是指由急救中心（站）和承担院前医疗急救任务的网络医院按照统一指挥调度，在伤员送达医疗机构救治前，在医疗机构外开展的以现场抢救、转运途中紧急救治以及监护为主的医疗活动。

经过多年发展，我国已基本形成覆盖省（自治区、直辖市）、地市、县的全国院前急救网络体系框架。我国院前急救体系的核心要素包括急救机构、急救人员队伍、救护车辆及装备、调度指挥及通信与信息系统、急救规章制度。

（二）院前急救体系的主要职能

目前，我国院前急救体系主要承担日常院前急救、突发事件紧急医疗救援、重大会议活动医疗保障、急救知识普及培训等任务。其中，日常院前急救工作量最大，各类突发事件紧急医疗救援最能体现应急反应能力，重大会议活动医疗保障是我国经济社会快速发展的新需求，急救知识普及培训是构建大急救体系的重要途径。

（三）灾害救援中的院前急救

2003年“非典”疫情暴发后，为解决卫生防疫基础薄弱、应急响应能力不足等问题，国务院先后颁布了《突发公共卫生事件应急条例》《中华人民共和国突发事件应对法》等法律法规及《国家突发公共事件总体应急预案》等应急预案，构建以“一案三制”为核心的应急管理体系，院前急救事业也迎来新发展。《突发公共卫生事件医疗救治体系建设规划》要求：“统筹兼顾，平战结合”；直辖市、省会城市和地级市建立紧急救援中心；直辖市和省会城市紧急救援中心，在紧急状态下，经授权具有指挥、协调全省（自治区、直辖市）医疗急救资源的职能；必要时，紧急救援中心（“120”）可以与公安（“110”）、消防（“119”）等应急系统联合行动，实施重大突发公共卫生事件的紧急救援。按照上述要求，各地在现有资源基础上迅速新建或改扩建1个规模不同的紧急救援中心，原有急救中心或直接更名或加挂“紧急救援中心”。院前急救体系的紧急医疗救援职能开始凸显，并在此后的“5·12”汶川地震、“4·14”玉树地震等重大灾害救援中发挥作用。

二、院前急救的主要模式

（一）国外院前急救的主要模式

国际上，发达国家和地区主要有两种院前急救服务模式，即英-美模式和法-德模式。前者强调在现场紧急处理后尽快把伤员安全转运到医院再进行有效治疗，即“将伤员带到医院”。后者强调医疗抢救小组尽快到达现场，在现场对伤员进行救治，然后再转运到医院继续治疗，即“将医院带给现场伤员”。采用英-美模式的国家和地区有澳大利亚、加拿大、英国、美国等，采用法-德模式的国家和地区有奥地利、比利时、法国、德国等。

由于观点不同，上述两种模式在急救人员和急救药械配备等方面有明显区别。值得注意的是，国外院前急救模式是围绕伤员救治服务进行的总结。

（二）国内院前急救的主要模式

国内院前急救的模式主要有6种：①独立型，如沈阳急救中心；②院前型，如北京急救中心、上海急救中心、天津急救中心；③依托型，如重庆急救中心；④行政型（指挥型），如广州急救中心；⑤联动型，如南宁模式；⑥与消防结合的模式，如香港模式。各种急救模式与城市经济发展、急救需求、医疗资源、历史沿革等密切相关，因地制宜，各有优点。我国的院前急救模式主要是对急救机构建设和运行管理模式的总结。

三、院前急救的网络布局

急救反应时间是衡量城市院前急救和应急体系建设的核心指标，而科学合理的急救网络布局是实现目标急救反应时间的根本保障。发达国家和地区急救反应时间多数在8～12分钟，日本、以色列等国家更短。我国在2003年印发的《突发公共卫生事件医疗救治体系建设规划》要求急救半径控制在8千米以内，保证接到报警后救护车15分钟内到达伤员驻地，并保证回车率小于3%。2020年国家卫健委等九部委联合印发的《关于印发进一步完善院前医疗急救服务指导意见的通知》再次强调合理布局院前急救网络，城市地区服务半径不超过5千米，农村地区服务半径10～20千米。各地也通过急救立法及急救规划等方式，积极完善急救网络布局，缩短急救反应时间。但是目前，从全国来看做到与国际接轨仍然任重道远。构建地空一体的急救网络是缩短急救反应时间的有效途径。“十三五”以来，国家提出水陆空立体紧急医疗救援网络建设规划，北京等城市借鉴发达国家经验进行了试点。

四、院前急救的指挥调度

突发事件时，120指挥调度中心常常是最早获知信息的部门。获知信息后，及时识别并调派资源、报告信息是应急处置的首要环节，统一、高效的指挥调度能够充分发挥院前急救网络合力，有效应对突发事件。20世纪80年代，工信部发文明确“120”为全国院前急救的特服号码。此后《关于加强院前急救网络建设及“120”特服号码管理的通知》等多个文件均强调，急救中心（站）设置“120”呼叫受理系统和指挥中心，以紧急救援中心为核心组建院前急救网络。《关于印发进一步完善院前医疗急救服务指导意见的通知》要求，到2025年全国“120”急救电话开通率达到100%，地市级以上急救中心建立院前医疗急救指挥调度信息化平台，地域偏远或交通不便的县及县级市应当设置独立急救中心（站）或依托综合水平较高的医疗机构建立指挥调度信息化平台。覆盖全国、统一号码、分级指挥的院前急救指挥调度系统正在逐步形成。但是，在地震等灾害情况下，如何将来自全国各地、装备水平参差不齐的大量急救人员和车辆统筹起来，实现统一、高效、协调的现场与远程一体化指挥调度还需不断研究完善。

五、院前急救的人员队伍

人员队伍是院前急救的核心要素，目前直辖市、省会城市和市州急救中心大部分配有专职120调度员、急救医生、护士、驾驶员，县级急救中心通常由急诊人员兼职承担急救工作，乡镇则基本由卫生院医护人员兼职急救。专职急救人员普遍存在招聘困难、整体水平较同级别医院低。兼职人员流动性大，难以提供高水平的院前急救服务。院前急救人员在灾害救援中的现场管理、救援技术、自我生存和保障面临着挑战，将院前急救队伍纳入灾害救援队伍体系建设管理，强化灾害救援培训具有现实的必要性和重要意义。在医学院校开设急诊急救医学专业，建立急救人员到院内轮转培训机制，强化人才培养培训，有利于建设专业性和战斗力更强的急救队伍。

六、院前急救的装备建设

近年来，我国院前急救的车辆、设备及应急物资储备等得到持续加强。北京、天津等地的急救中心陆续配置了应急通信指挥车、应急物资车、批量伤员转运车、供水供电车、餐车等特种车辆。新冠肺炎疫情发生以来，全国各地的救护车，尤其是负压救护车数量迅速增加。《关于印发进一步完善院前医疗急救服务指导意见的通知》将救护车配置标准提升至每3万人口配置1辆，要求合理配置救护车类型，其中至少40%为负压救护车。随着5G和信息化技术发展，院前救护车车载医疗设备配置种类不断完善，信息化传输功能也得到加强，救护车、指挥调度中心、医院之间甚至与卫生应急管理部门的音视频实时信息传输在部分城市已经实现，院前院内衔接进入信息化阶段。2008年，为保障奥运会顺利举办，北京按照万分之一人口比例储备了院前急救应急物资，在北京急救中心建立应急物资库。近年来，各地结合实际也不断加强了应急物资储备，特别是新冠肺炎疫情以来防控物资储备已成为重中之重。

七、灾害救援中的院前急救建设发展

“平战结合”始终是国家应对灾害的基本原则之一，研究平战结合的转换机制，构建平时高效运行、战时快速反应的院前急救体系还需要重点做好以下建设。①加强组织体系建设，参照军队战区建设将全国划分为数个大区，建立和完善大区、省市、地市、县四级核心框架下的战时急救体系。②加强指挥调度体系建设，建设上下贯通、横向联动、分级指挥、实时共享的智慧急救指挥调度平台。③加强应急队伍建设，建设院前型紧急医疗救援队伍，完善国家紧急医疗救援队伍结构。④加强应急装备建设，规范救护车辆及车载装备，完善应急保障车辆、设备、物资配置，增强医疗救治和自我生存保障能力。⑤加强标准化建设，逐步建立统一、规范的院前急救及紧急医疗救援核心制度和标准规范，逐步形成中国急救品牌，助力高水平发展。⑥加强社会应急能力建设，通过完善法律法规、加强宣传引导、开展知识普及和技术培训、建立激励机制等方式，构建全社会广泛参与的大急救、大应急体系。

第十章　中国国际救援队建设及救援行动

第一节　中国国际救援队建设

国家地震灾害紧急救援队，对外称中国国际救援队（China International Search & Rescue Team, CISAR），于2001年4月27日成立，时任国务院副总理温家宝同志亲自授旗。中国国际救援队组建之初，队伍规模为222人，其中搜救172人、医疗20人、技术保障30人。2008年扩编后，队伍规模为480人，由陆军某部搜救队员370人，解放军总医院第三医学中心医护队员50人，应急管理部管理、技术专家及保障队员60人组成。

一、队伍结构与功能

中国国际救援队设总队长1人、副总队长4人，内设总队部（43人）、搜救支队3个（每个支队111人）、医疗分队1个（46人）和犬搜索分队1个（53人）。每个搜救支队下设1个支队部和3个分队，每个分队均能独立执行救援任务。中国国际救援队功能和岗位按照联合国城市搜索与救援队架构设计，分为管理、搜索、营救、医疗和后勤五大部分，每部分又进行了细分。执行国内外地震救援任务时按照五部分功能确定队伍结构。执行不同类型救援任务时，队伍结构不变，人数可根据实际情况进行调整。

二、应急医疗能力建设

本着强化应急救援医疗能力的目的，中国国际救援队的医疗分队相继承担国家紧急医学救援队（2013年挂牌成立）、中国红十字医疗救援队（2006年成立）的职责，主要担负国内国际地震、海啸等自然灾害及突发公共卫生事件等应急救援工作。在军队医院改革后，更是加强了灾害救援研究转化投入，研究团队调整强化，成为创新医学部主力军。

第二节　中国国际救援队救援装备配置

中国国际救援队装备及物资包括侦检、搜索、营救、通信、医疗、信息与评估（技术）、后勤保障、救援车辆等8大类。装备与物资分成训练、战备及备用3大部分，按照不同的任务性质，分为国内空中运输、全员全装出队、国际地震救援和国际医疗救援4大模块。以单个装备的功能性为基础，将相关的装备及其附件进行组合并集中装载，从而提高了装备使用的快捷性，以及装备对救援任务的适应性，具体包括了车载集成、箱式集成和单兵集成。在后勤保障方面，救援队以自我保障为基本能力要求，动态储备了一定数量级的生活与饮食物资，并拥有一定范围内的运输能力。

一、救援装备分类

（一）按装备功能分类

按装备功能不同，救援装备可分为搜索装备、营救装备、医疗装备、保障装备4大类。

（1）搜索装备。通过人工、犬、仪器进行搜索，主要包括现场侦检装备、无人机、声波生命探测仪、光学生命探测仪、热红外生命探测仪、雷达生命探测仪等器材与装备。

（2）营救装备。主要包括起重机、剪切钳、气垫顶升、救援三脚架、液压撑杆等营救用器材与装备。

（3）医疗装备。主要包括现场伤病诊断、基本急救、手术、治疗、护理、防疫防护等器材与装备，以及提供辅助支撑的化验检查等设备。

（4）保障装备。主要包括通信装备、生活保障装备、车辆装备等。其中，通信设备有海事卫星中转系统、无线电话、网络系统、图表声像传递系统、信号采集与传递系统等。

（二）按装备的机动方式分类

根据机动方式的不同，救援装备可分为携行装备和运行装备两类。

（1）携行装备。主要指机动途中及人员到达救援地点展开现场救援的便携型装备。目前，灾难医学救援队的携行装备多以背囊和箱组的形式呈现，除了个人随身携带生活保障用背囊和队内保障医疗背囊，携行装备按照救治任务和功能可细分为基本急救背囊、药械供应背囊、抗休克背囊、清创缝合背囊、担架背囊和医用急救箱等。

各类携行背囊根据特定功能定位配装不同的药品和器械。其中，基本急救背囊主要用于开展包扎、止血、固定、通气、清创、气管切开等现场急救；药械供应背囊主要用于供应输液、注射、药品、麻醉等现场急救药品；抗休克背囊主要用于伤病员的呼吸与循环复苏；清创缝合背囊主要用于开展外伤应急清创等工作。

（2）运行装备。主要指经货车、火车、飞机等运输工具运送，到达救援作业区的物资装备。运行装备包括急救箱、诊疗箱、生化检验箱、检水检毒箱、卫生防护医疗箱和搜索营救装备等，以及开展救援需配备的用于营区建设、救援展开等的装备，如支杆式帐篷、框架式帐篷和充气式帐篷，救护车、诊疗车、卫生防疫车、宿营车、炊事车、设备装载车和救援保障车辆，扩展式或非扩展式医疗方舱、医疗保障方舱和卫勤作业方舱等。

二、个人装备

救援队开展应急救援必须在确保自身安全的前提下进行，只有首先确保自身的安全，才不至于从救人变成被救。因此，队伍首先要解决应急队员的个人装备问题，包括个人生活装备和个人防护装备。

（一）个人生活装备

要求适应灾害现场环境、气候和多变复杂的气象条件，并且应品质优良、质量可靠。个人生活装备通常包括背囊、帐篷、睡袋、防潮垫、睡袋、驱虫剂、个人服装（冲锋衣、羽绒服、救援服、救援鞋等）、登山靴、挎包、洗漱包、洗漱用品、水壶、饭盒、头灯、强光电筒、哨子、手表（带指南针功能）、多功能刀具、雨衣、雨靴、防蚊水、打火机、镁条、长效蜡烛、工兵铲、折叠水桶、对讲机、手摇发电收音机等。携带1～2天的食物和饮用水。

（二）个人防护装备

一般应包括个人的呼吸防护、身体防护和手足眼防护等。具体防护装备有防护头盔、防护服、防护靴、工作服、工业和乳胶防护手套、医用口罩、鞋套、安全头盔、救生衣等。特殊一些的还有：面罩或带面罩的呼吸器，以防粉尘或危险物质释放的毒气；照明头盔和其他形式的眼部保护器，如安全眼罩，以保护工作人员免受坠落物品砸伤；由耐磨材料（如聚乙烯）制成的保护性连体工作服，通常都与手肘护垫和膝盖护垫一并使用。橡胶手套应当配合皮质手套使用，因为皮质手套可以充当隔离层，避免与危险物质和他人的体液直接接触。搜救人员会携带一套必要器具，例如用于定位和解困受困伤员的安全绳。

另外，还有用于寒区救援的保温装备，如热反射防护罩、暴雪生存毛毯、便携式加温输液泵和寒区救治用发热手套等。需要指出的是，救援人员保护自我的同时，要给被救治对象尤其是压埋在废墟下的伤员提供个人防护装备。

三、现场救治装备

（一）救援帐篷

救援帐篷在各大灾害救援中是最基础的装备。紧急医学救援的帐篷的性能要求是：搭建、拆卸简单快捷，保温性好；篷布强度高、防水、防燃、防霉、防潮、抗紫外线。根据材质分为充气帐篷和金属支架帐篷，前者为气柱结构，具有重量轻、折叠后体积小、易携带等特点。救援帐篷根据其与相关装备和配套组成的功能不同分为指挥帐篷、分类后送帐篷、重症监护帐篷、普通病房帐篷、手术帐篷、X射线帐篷、检验帐篷（含防疫防护）、药房帐篷、生活帐篷等。可在帐篷内搭建供水、配电、制氧、压氧灌瓶、供氧、医用纯净水供应、内部通信、空调等设备。

（二）常规医疗装备

常规医疗装备包括各种救援背包以及各式转运担架，以及根据灾情配装的不同药品和器械。其中，急救背包又包括检伤分类包、基本创伤急救包、心肺复苏包、抗休克包、手术器械箱组、药械供应包、各式转运担架和折叠式野战病床等（图10.1）。

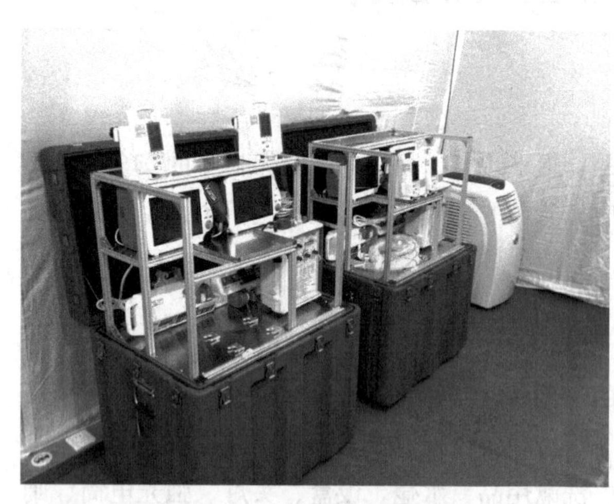

图10.1　集成监护治疗一体箱

1. 检伤分类包

含检伤标识（黑、红、黄、绿）、检伤分类标志、登记本等现场伤员病历记录材料；检伤分类腰带（含听诊器、血压计、叩诊锤、镊子、体温计、剪刀、压舌板、手电筒、旋压式止血带、口咽通气管和记录笔等检诊器材）。

2. 基本创伤急救包

主要用于开展包扎止血、固定、通气、清创、气管切开等现场急救。背包内物资包括：①创伤现场处理用具，如止血带、绷带纱布、棉垫、一次性头套、夹板、骨盆固定器、颈托、三角巾等；②气道管理用具，如鼻咽或口咽通气管、气管切开包套装、气管插管套装、脚踏式吸痰器、一次性面罩和简易呼吸器等；③胸科处理用具，如胸腔闭式引流套装、胸部固定带和气胸封闭贴等。

3. 心肺复苏包

用于现场生命垂危伤者的抢救。其用品主要包括两大部分：①呼吸支持器械，包括气管插管套装、脚踏式吸痰器、一次性面罩、简易呼吸器；②循环支持器械，包括胸外心脏按压机、自动除颤仪、监护仪，各仪器所需一次性物件，以及肾上腺素、血管升压素、阿托品等复苏类药物。由于此包装配的设备体积及重量大，多在移动医院或医学救援帐篷内使用。

4. 抗休克包

用于稳定伤病员循环，改善组织灌注。包括用于建立循环通道的物品，如留置针套件、加压输液装置、骨髓腔穿刺套件和深静脉置管套件等。配备有抗休克药品，包括稳定血流动力学的药品，如袋装生理盐水、林格式液、人工胶体，肾上腺素、去甲肾上腺素、血管升压素、多巴胺等；止血药品，如氨甲环酸。

5. 手术器械箱组

含不同的手术器械模块。包括基础与清创手术模块、胸外手术模块、脑外手术模块、普通外科手术模块、骨科手术模块、泌尿外科模块、五官手术和血管吻合器械模块。

6. 药械供应背包

含输液类、注射类、外用药类、内服药类、麻醉急救类、敷料类、耗材类等现场急救用品。

7. 各式转运担架

用于灾害救援的各式转运担架，常规的包括脊柱固定板、铲式担架、折叠担架、镁铝合金组合担架等；同时，由于现场情况复杂，现场救援中需要用到常规现场急救中较少应用的转运担架，如卷式担架、栏式担架、半身担架和真空塑形固定担架等。卷式担架常常用于地形狭小空间，可将担架卷曲调整成相应形状以固定伤员；栏式担架耐摩擦，防撞击能力强，在废墟救援中应用价值大；半身担架用于紧急医学救援中卡在车座位上的伤员。

8. 折叠式野战病床

用于伤员救治、伤情观察。在灾害救援的医疗救护工作中，病床作为一种必备器材，需要具备重量较轻、便于携带、结构简单的特点。折叠式野战病床的使用，能有效节约病床展开撤收时间和所需人力资源。

（三）其他携行装备

其他携行装备包括颈托、急救背心、便携式生命支持系统、自动胸外按压心肺复苏担架、综合急救箱、多功能急救包扎包、折叠冰箱、储运血箱、温度记录仪、医疗器械修理箱等。目前，越来越多的救援队伍采用模块化装备管理，对功能用途相近的装备进行整合、组装，如将通气和常规输液组件与骨髓腔穿刺输液套件组合在一起的基础生命支持模块；包含便携式体外除颤仪的监护治疗一体化模块；包含基本手术器械、麻醉镇痛药、卡式消毒器及辅料包的手术模块等。

四、保障类物资及装备

为保证医疗单元的正常运作，应配备制氧保障装备、医用水保障装备、基本保障装备、便携式发电机，同时生活保障装备应考虑炊事、野战厕所等。

目前国内外对于救援队的生活物资装备没有统一的要求与标准，应根据不同地域灾情的具体情况配备。对于生活物资的装备，一般认为紧急医学救援队在奔赴灾害救援现场的时候，不仅需要携带医疗物资，还应积极准备生活保障物资，其中排列在前五位的生活需求是吃饭、饮水、如厕、睡觉和日常通信。因此，在准备医疗保障设备及生活保障装备时，应注意以下事项。

（1）救援队在出发前，需要携带足够的饮用水和食物，包括方便食品在内的适量自热食品。肉类食品罐装为宜，主副食品、干粮类独立小包装，瓶装饮用水量为每人2500毫升/天，饮用水和食物至少准备7天的量。对于长时间驻扎在灾区的救援队，由于灾区难以找到蔬菜和水果，应携带多元维生素片以补充维生素。

（2）配备便携式移动电源，如充电宝，保证救援人员可在无外界电源供应情况下为手机、卫星电话等移动通信设备充电，保证通信畅通。

（3）随着救援队驻扎时间的延长，救援的需求项目有所增加。驻扎时间3天以上的救援队应当配备换洗衣物（尤其是干净的内衣裤）或提供生活车，如无法达到此条件，可配备类似军队野外使用的单兵消毒清洁包用于擦洗全身，达到清洁消毒的效果。女性紧急医学救援队员在洗澡、洗脸、洗头方面的需求高于男性，因此，如果紧急医学救援队中有女性队员，需要考虑增加这些方面的物资配备，条件允许的情况下可适当配备洗浴用品。

第三节　中国国际救援队救援行动

中国国际救援队自组建以来，先后赴伊朗、巴勒斯坦、印度尼西亚、海地、阿尔及利亚、菲律宾、尼泊尔等国，以及四川汶川、青海玉树等地，参与28批次（含国际15批次、国内13批次）救援行动。另外，作为国家紧急医学救援队出队1次，作为中国红十字医学救援队出队3次，参与了国内外重大地震、海啸、洪涝、泥石流、大火等自然灾害医疗救援任务。

一、现场医疗救援任务

在以人员伤害为主的救援行动中，救援队医疗分队编组形式应当适应救援任务需要。救援初期伤员数量多而且分散，必须以抢救伤员生命为第一要务，医疗分队展开受限，必须采取分散编组形式，快速实施现场急救。救援中后期，伤病员收治上升为主要矛盾，应当尽可能采取集中编组的形式，集中人力及物力开展早期治疗和专科治疗。同时，医疗分队要能够胜任从初级到高级各个层级的技术范围，能完成各种人群的现场急救和紧急救治。救援对象主要为灾害现场的幸存者、受灾当地需要医疗救治的群众、执行卫勤保障和救援任务的人员，同时还需辅助犬队为搜救犬提供必要的医疗救助。现场救援行动主要包括现场救治、巡诊、移动医院、卫生防疫和心理干预。

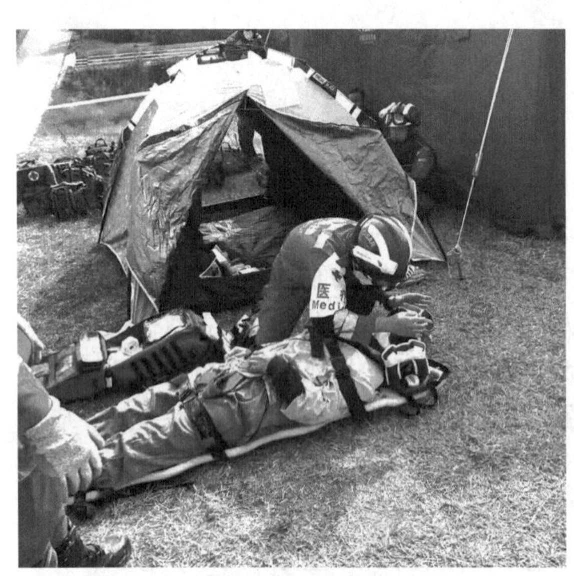

图10.2　微型急救站废墟现场救治幸存者

1. 现场救治

搜救现场的伴随医疗保障，包括止血、包扎、固定、搬运、通气，现场心肺复苏、紧急救命手术的开展。可设立废墟现场微型急救站进行紧急救治（图10.2）。

2. 巡诊

深入灾民点提供医疗帮助，以内科病诊治或简单的清创换药为主；救治覆盖面广；可同时开展流行病调查。

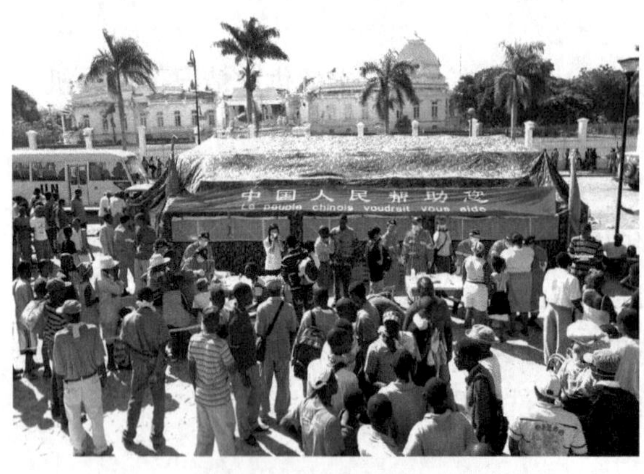

图10.3　海地地震救援开设的移动医院

3. 移动医院

比照解放军野战救护所及维和部队医院建制；对伤病员实施救治。可实施全麻下外科大手术，也可进行危重病的抢救与监护。整合救援医疗资源，提高救治水平（图10.3）。

4. 卫生防疫

主要有传染病筛查、灾民点洗消、预防接种、流行病学调查、水源检疫等。

5. 心理干预

灾害应激反应可导致心理–躯体性疾病，应早期干预、早期阻断。

二、救援实践

中国国际救援队的救援如表10.1所示。

表10.1　中国国际救援队出队情况

序号	任务名称	灾情	出队人数	历时天数	救治情况
1	中国新疆伽师—巴楚地震救援	2003年2月24日北京时间10时03分，新疆伽师—巴楚发生6.8级地震，268人死亡	53人（医疗8人）	6天	救治276人
2	阿尔及利亚地震救援	2003年5月21日当地时间19时45分，阿尔及利亚首都阿尔及尔附近发生6.7级强震，2251人死亡	30人（医疗4人）	8天	灾害现场搜救出幸存者1人，医疗救治179人
3	中国云南大姚地震救援	2003年7月21日北京时间23时16分，中国云南大姚发生6.2级地震，16人死亡	7人（医疗2人）	5天	救治13人
4	中国新疆昭苏地震救援	2003年12月1日北京时间9时38分，新疆昭苏发生6.1级地震，10人死亡	16人（医疗6人）	4天	救治28人
5	伊朗古城巴姆地震救援	2003年12月26日当地时间5时28分，伊朗古城巴姆发生6.5级强震，4.1万人死亡	38人（医疗10人）	6天	救治700多人次，其中危重患者11人
6	印度尼西亚地震海啸救援（两批次）	2004年12月26日北京时间8时58分，印度尼西亚苏门答腊岛附近海域发生9.1级地震并引发海啸，超过20万人死亡	第一批35人（医疗16人）；第二批35人（医疗21人）	22天	第一批救治7000多人，其中危重患者92例，手术284例；第二批救治3000多人，手术130例，其中危重患者75例
7	中国青海门源雪崩救援	2005年4月2日北京时间17时，中国青海门源发生雪崩事件，其中1人死亡，2人失踪	7人（医疗1人）	3天	雪崩现场无人员幸存，捐赠了部分药品
8	巴基斯坦西北边境省地震救援（两批次）	2005年10月8日当地时间8时50分，巴基斯坦北部发生7.8级大地震，超8.6万人死亡，10多万人受伤	第一批49人（医疗8人）；第二批41人（医疗22人）	第一批12天；第二批21天	第一批搜救出幸存者3人，救治591人，其中危重患者12人，手术112例；第二批治疗2194人，其中危重患者7人，手术327例

续表

序号	任务名称	灾情	出队情况	历时天数	救治情况
9	中国黑龙江森林大火伤病员救援	2006年5月，中国黑龙江森林发生大火，35人不同程度烧伤，29人病重，3人生命垂危	10人救治小组		成功转运35名重症烧伤伤员，其中15名已经气管切开、4名呼吸机辅助呼吸，创造了国内航空转运伤员之最
10	印度尼西亚日惹地震救援	2006年5月27日当地时间5时53分，印度尼西亚日惹发生6.4级地震，造成5716人死亡，37927人受伤	40人（医疗20人）	19天	救治3015人，共开展了大中型手术25台，小手术280台次，危重9次
11	中国汶川地震救援（两批次）	2008年5月12日北京时间14点28分，中国汶川发生8.0级特大地震，69227人遇难，374643人受伤，17923人失踪	除搜救队员，共派出医疗队员22人，其中男13名、女9名	15天	清理遇难者遗体1080具，协助指导其他救援队营救出幸存者12人，帮助定位36人。巡诊救治伤员2105人
12	海地太子港地震救援	当地时间2010年1月12日16时53分海地发生7.3级大地震，为当地200年来最强地震，死亡人数超过11万人，8名中国维和警察被埋压	50人（医疗15人）	14天	为2500余名灾民提供医疗服务，包括外伤换药700名、清创缝合手术150多例、输液治疗15例、救治危重病伤员12例
13	中国青海玉树地震救援	2010年4月14日北京时间7时49分，中国青海玉树发生了7.1级地震，2220人遇难，70人失踪	30名医护人员	5天	救治伤员1800多人、重伤员70多人、危重患者12人
14	中国甘肃舟曲泥石流救援	2010年8月7日深夜至8日凌晨，中国甘肃藏族自治州舟曲县发生特大泥石流，1254人死亡，490人失踪	工兵团70人，地震局专家10人参加救援		
15	巴基斯坦洪灾救援（两批次）	2010年7月，巴基斯坦北部连降暴雨，洪水导致全国1800万人受灾，死亡人口超过1800多人	中国国际救援队在其南部信德省特达市展开救治。第一批36名医务人员；第二批共计42人	第一批19天；第二批19天	两批一共救治患者25665人次
16	新西兰地震救援	2011年2月22日，新西兰克莱斯特彻奇发生6.3级地震，113人遇难，228人失踪	10名搜救队员参加	18天	
17	日本地震海啸救援	2011年3月11日当地时间14时46分，日本东北部海域发生9.0级强震，地震之后引发海啸，死亡及失踪人数超过22000人	15人（医疗1人）	9天	

续表

序号	任务名称	灾情	出队情况	历时天数	救治情况
18	中国四川芦山地震救援（两批次）	2013年4月20日8时02分，中国四川芦山发生7.0级地震	共抽组医护人员41名	10天	接诊、治疗伤病员近1000人次，完成心脏介入手术3台次，灾区巡诊3000多人次，开展心理疏导和健康宣教工作800多人次
19	尼泊尔地震救援（两批次）	2015年4月25日，尼泊尔发生8.1级地震	两批次派出医疗队员20名	16天	成功救出2名埋压幸存者，巡诊当地灾民13000多人次，救治患者4200多人，共发放药品250万元

此外，应急管理部组建的中国救援队与中国国际救援队一同成为我国重要的重型救援队，该队伍由北京消防总队特勤支队、国家地震搜救中心、应急总医院组成。2019年3月中国救援队赴莫桑比克开展了为期12天的搜救、医疗、防疫等工作；并在2023年2月6日土耳其7.8级大地震现场救援中作出重要贡献。

第十一章　地震现场防疫洗消流程

防疫洗消工作包括卫生防疫和洗消两部分。卫生防疫工作主要是现场卫生流行病学调查、饮食饮水卫生监督和环境卫生监督等。通过卫生防疫工作，可以降低自然疫源性疾病对救援队的威胁，防止食物中毒事件发生，保障救援队饮食饮水和医疗用水安全。洗消工作主要是救援队员回营前消除其任务过程中可能沾染的核污染、化学污染、生物污染，防止出现营区内部的交叉沾染。

第一节　卫生防疫工作

一、现场卫生流行病学调查

在展开营区之前，医疗队员应了解当地的地方病与自然疫源性疾病情况。使用野外水源，应调查水源附近居民有无介水传染病，如伤寒、痢疾、传染性肝炎和钩端螺旋体等，以及有无人畜共患病，如土拉伦氏病、布鲁氏菌病、炭疽病等，以防止介水传染病的发生和流行；调查水源附近的工农业废水中有无有毒有害物资，是否污染水源，以防发生急性中毒。此外，还应了解当地居民卫生情况、个人卫生习惯、污物的收集与处理方法等。

二、饮食卫生监督

做好饮食卫生监督能够防止食物中毒、肠道传染病的发生，尤其是救援任务时间久、体力消耗大的情况下，更需要加强饮食卫生监督。应对厨房、食堂进行卫生监督，检查饮食卫生落实情况，防止通过饮食发生肠道传染病和各种寄生虫病。

三、饮水卫生监督

对水源进行卫生调查和卫生评价，提出改善水源的卫生措施，指导救援队做好水的洁治和消毒工作。进行经常性的给水卫生监督工作，以保证生活饮用水与医疗用水安全。救援过程中，如当地政府可以提供良好的市政用水，应当优先选用；如无法确保水的清洁或市政基础设施瘫痪，必须因地制宜选择良好的水源，进行水质检验，改善水源环境，加强对水源的保护，且对饮用水要进行消毒处理，确保饮水安全。

第二节　洗消流程

一、概述

流程管理是一种系统化的方法，目的是持续提高组织的绩效。由于流程管理具有流程化、系统化、规范化的特点，近年来在应急领域被广泛应用，可极大提升应急过程中的处置效率。对于城市搜救队来说，灾害现场正常的社会秩序崩溃，处于应急状态下，运用流程管理的理念，设置正确的洗消流程（图11.1），有助于维护营区安全，确保救援队在不增大受灾国负担的情况下完成任务。

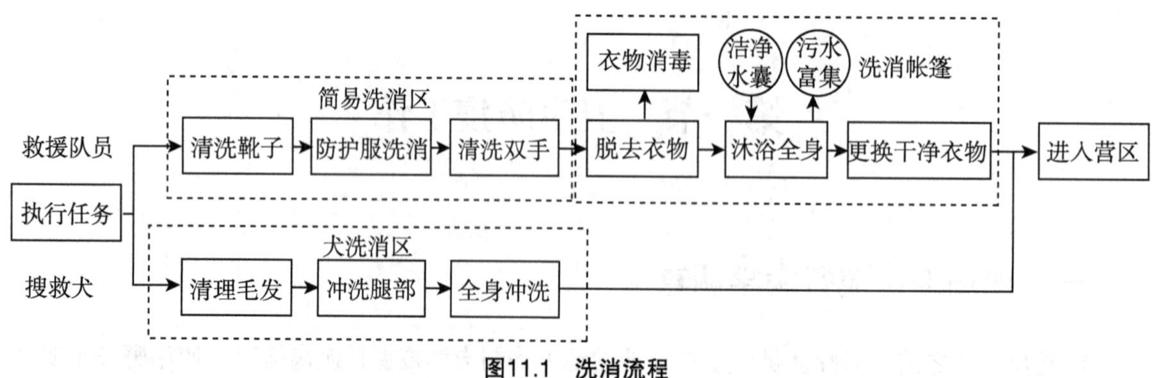

图11.1　洗消流程

二、清洗靴子

救援队员在作业场地中行走和进行搜救作业，靴子必然与作业场环境有各方面的接触，也最有可能沾染污染物。因此回营队员返回行动基地前，首先要进行靴子的清洗，包括鞋底的浸泡消毒和靴面的流水冲刷。

三、防护服洗消

救援队员在处置存在放射、化学、生物性污染物时需要穿着防护服，救援完毕后要对防护服进行外层洗消方可脱下，一次性防护服可按医疗垃圾进行处置，复用的防护服严格按照相应消毒规程进行消毒后方可复用。由于《INSARAG国际搜索与救援指南》对于救援队伍参与涉及辐射、化学、生物危险品救援不做强制要求，因此救援队伍管理层可根据自身人员、装备、经验等决定是否参与涉辐射、化学、生物危险的救援，并决定是否开设防护服洗消区。

四、清洗双手

使用简易洗手装置对手进行流动水冲洗，晾干后用免洗手消毒液进行手消毒。洗手的手法推荐使用七步洗手法（内、外、夹、弓、大、立、腕）。执行完靴子、防护服洗消和双手清洗，即完成了简易洗消。若队员在作业现场仅负责管理或后勤，没有进入废墟，且明确没有与污染物有接触，到此即可进入行动基地。进入废墟可能接触污染物的队员继续执行下一步全身洗消。

五、全身洗消

队员进入洗消帐篷污染区脱下救援服、头盔、靴子，换上预先在衣物柜准备好的拖鞋，对衣物进行简单的清理，进入洗消区进行全身淋浴冲洗，有化学或辐射沾染的需要在洗消时添加对应的洗消剂。队员冲洗完毕后，进入洁净区更换洁净的救援服、救援帽和营地鞋。至此，洗消流程完毕，队员可以进入行动基地。

六、回营衣物消毒

对于回营的衣物，如有明确暴露的血液、体液等生物性污染物，要对衣物进行清洗消毒后方可再次使用，行动基地没有清洗消毒条件的，安全起见也可作为医疗废物处置。

对于衣物的预防性消毒，《INSARAG国际搜索与救援指南》没有明确的要求，但有文献指出对灾害救援行动的预防性消毒仍然是阻断灾后疫情发生的有效措施。是否进行消毒、消毒达到什么程度，均需要管理层的决策和设备的支持。从消毒设备的可行性、便携性和消毒效果考虑，可以使用紫外线或臭氧进行空气、物表消毒。通常的做法是最后一名队员从污染区进入洗消区前，负责封闭污染区与洗消区的通道。待所有队员通过洗消帐篷后，帐篷管理员封闭污染区入口通道。打开消毒机，开始对污染帐篷及污染衣物进行消毒。按污染帐篷的体积测算，每次消毒需进行1～2小时。有条件的救援队伍，可配备专用的消毒洗衣机和衣物消毒柜进行消毒。当队员需要再次返回作业场地时，反向通过洗消帐篷更换装备即可。

七、搜救犬洗消

搜救犬的洗消由训犬员负责，一般按照清理毛发、清洗双足、全身清洗的顺序进行。清理毛发主要去除体表明显的灰尘、石块等污染物；清洗双足是犬洗消的重点，犬足缝隙多，接触面广，需要仔细冲洗方可去除隐蔽的污染物；全身清洗要使用犬类专用的洗浴用品，体表无明显污染的情况下也可不进行全身冲洗。

八、洗消帐篷消毒及污水处理

洗消帐篷的消毒工作分为内外两个部分，帐篷内部的消毒由帐篷管理员在处理回营衣物的消毒时一并进行，采用紫外线或臭氧进行空气消毒。帐篷外部的消毒由行动基地卫生防疫人员在每日营地消毒时进行，采用电动超低容量气溶胶喷雾器对帐篷外层进行消毒。每日工作结束后帐篷管理员要对帐篷进行全面检查，以便继续开展工作。

对洗消帐篷污水的处理，管理层必须事先与当地应急事务管理机构（local emergency management authority，LEMA）进行协商，并按机构的意见进行处理。明确没有放射性、化学、生物沾染的可以与生活污水一并处理。存在或可能存在沾染的污水必须经过无害化处理后排放到指定的地点。

第三节　洗消区域设置

为了使洗消流程得以贯彻和坚持，洗消的硬件条件必须与之匹配，洗消区域的布局和设备必须达到洗消流程的要求。

一、洗消区域部署原则及布局

（一）部署原则

为了防止生物、化学或放射性污染物进入救援队的行动基地，对从现场返回的队员要进行洗消。一般而言，洗消是指去除人或物沾染上的放射性、生物、化学等污染物。在灾害救援背景下，主要是指去除搜救队员身上可能的生物污染物，也包括可能存在的化学或放射性污染物。

因此，洗消区域的部署（图11.2）原则应至少包括两点：一是洗消区域应当设在行动基地的入口处，队员进入行动基地必须完成洗消；二是洗消区域应当设置在下风口，防止呼吸道病原体随风在行动基地传播。

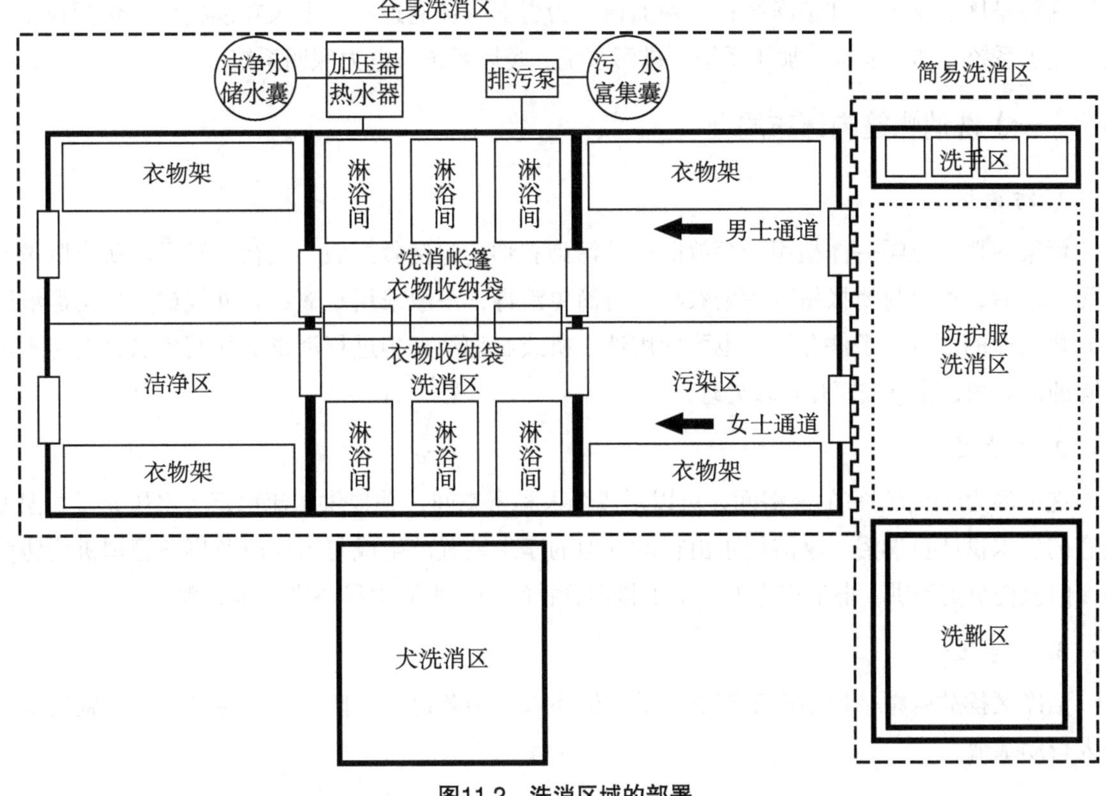

图11.2 洗消区域的部署

（二）洗消区布局

1. 简易洗消区

简易洗消区包含洗靴区、防护服洗消区和洗手区，主要用于清洗靴子、双手和污染的防护服。洗靴池内放置含氯消毒液，预防性消毒液浓度可配置为250～500毫克/升，如明确有生物性污染可根据情况增大消毒液浓度。洗靴花洒配合刷子用于冲刷靴面。防护服洗消区是对处置放射性、化学、生物沾染的队员进行的外层防护服洗消，防护服洗消完毕后按规程进行处置。洗手区配备了简易的加压洗手池和免洗手消毒液。

2. 全身洗消区

全身洗消主要在洗消帐篷中进行，以淋浴的方式冲洗全身，以去除体表可能存在的污染物。洗消帐篷分为污染区、淋浴区和洁净区，队员按流程完成洗消后方可进入行动基地。

3. 犬洗消区

搜救犬是救援队伍的重要成员，在搜索过程中常常暴露于多种危险因素。作为搜救队员的亲密伙伴，搜救犬容易将身上沾染的污染物传递给队员。因此，如有条件应当对回营的搜救犬进行洗消。

二、洗消帐篷内部布局及功能模块

洗消帐篷由“三区两通道”及“七大功能模块”构成，“三区”为可相互联通的3顶帐篷，分别为污染区、洗消区和洁净区；“两通道”为男女队员通道；“七大功能模块”包括补压系统、储水系统、加热系统、加压系统、排污系统、暖风系统、电力照明系统。

（一）洗消帐篷内部布局

1. 污染区

污染区摆放鞋帽一体柜用于存放队员的污染衣物，包括救援服、头盔、靴子。所有队员通过污染区后，可以封闭帐篷对污染衣物进行简单消毒，一般采用臭氧、紫外线或雾化消毒液进行衣物表面的消毒。条件允许，也可使用洗衣机或衣物消毒柜进行消毒。如明确衣物上有不可去除的污染物，也可按医疗垃圾处理。

2. 洗消区

洗消区为6个带门帘的淋浴间，可以形成个人私密空间，并提供水流稳定、水压充足、温度适宜的温水供队员淋浴。淋浴用水由行动基地的净水装置产生或与当地应急事务管理机构协商由专门机构负责提供，淋浴产生的污水由排污管抽吸到污水囊中等待进一步处理。

3. 洁净区

洁净区摆放鞋帽一体柜用于存放队员的洁净衣服和营地鞋。队员在此更换衣服和鞋后即可进入行动基地。

（二）功能模块

洗消帐篷的主体结构为充气式帐篷，帐篷配置的补压系统为帐篷提供了稳定的结构；储水系统、加热系统、加压系统、排污系统的协同工作为淋浴提供了稳定的水流、充足的水压和适宜的水温；暖风系统、电力及照明系统的应用使帐篷具备寒冷环境和夜晚作业能力。

第四节　地震现场遗体处理

一、概述

遗体医学处理是指通过预防、消毒、隔离等医学方法对实体进行的保全、保存措施。地震现场不可避免要对遇难者遗体进行处置，救援队到达后应向当地政府明确是否获得对遇难者遗体处置的授权。如未能获得遗体处置的授权，救援队不应擅自对现场遗体进行处置。

二、遗体现场处置程序

（一）行动准备

医疗队员进入现场时带上急救医疗背囊；搜救队员带上搜救装备及尸体袋；参与处置尸体的救援队员戴手套和口罩，穿救援服与防护靴。

（二）遗体移出

由搜救队员用裹尸袋或裹尸布先将遗体包好再用担架搬运移出，抬到附近的指定点。对于已经开始腐败并有尸液滴漏时，转运遗体时可根据距离选用担架、平板卡车、拖车或直接抬着遗体袋进行运送。遗体的转送应放在幸存者转运完成之后，并尽量不要用转运伤员的救护车，而用专用的遗体运送工具。每天对转运后使用过的担架和脊柱板进行消毒。抬运遗体时即可填写遗体卡，简要注明遗体发现的时间、地点和编号。如果在发现尸体的时候就有遇难者家人参与处置尸体，则可减少后续的填写尸体卡、临时集中存放及移交等操作。

（三）临时存放

尸体的临时存放点应避开现场附近临时的伤员集结场所及公众的视线。在多具遗体摆放在一起时，为了避免混乱，应按挖出的先后顺序，相对将头部朝相同方向摆放。多具尸体摆放时应补充尸体卡信息，包括：尸体发现的时间、地点，以及性别、年龄段、肤色、头发颜色、衣物首饰等信息，条件许可时还可以提供数码相机拍摄的正位、侧位照片各一张，以及搜救点的GPS定位仪显示的经度与纬度。

（四）遗体移交

遗体在确认领取人身份之后才能转交，只交给其具有法律监管权的亲人。在找不到亲人时，交给当地应急事务管理机构。移交时记录好认领遗体的家属的姓名和联系方法。不能目辨身份的遗体，交由当地公共安全管理部门或等到法医专家的调查后决定。

三、现场传染病的防护

（一）尸体处理者易感染的疾病

尸体处理者有一定风险感染的疾病有乙型肝炎、艾滋病、肺结核、痢疾等。这些疾病可经由新鲜尸体的血液、体液或粪便等传播。尸体处理者还可能由于皮肤破损感染破伤风。

（二）传染病预防措施

基本的卫生防护措施包括：戴手套和穿靴子，尸臭明显或现场灰尘较大时佩戴面罩；在有限的、不通风的空间里复原尸体应小心靠近并要有足够的时间为密闭的空间通风换气；清理完卡压尸体的障碍物后，将尸体完整地套入尸体袋；残肢也应当作为尸体处理，不必在现场把肢体连接起来；现场发现的残肢与断臂确认同属一具尸体时，一起放置入同一个尸体袋；现场如果没有尸体袋，用塑料袋、裹尸布、床单或其他可以利用的材料；处理现场不得用手擦脸和嘴；处理完尸体后或饭前应用肥皂洗手，并清洗、消毒所有的设备、衣物和运输尸体车辆。

四、遗体的信息记录

（一）标签

印制专用的防水标签标记尸体：给肢解后所有的尸体部分贴上一个按次序排列的、不会重复专用的查阅号码，应在标签中写明尸体有几部分（例如两部分尸体，可用1/2和2/2标识），查阅号码填好后用塑料袋装起来然后贴在部分尸体上。死者其他影响身份识别的物品上也可以贴上与尸体号码相同的标签，并在相应的尸体袋或其他装尸体的物品外贴上同样的标签。

（二）照片

如果有照相设备，则必须留取照片。照片应包括尸体被解救前的图像、肢解后的部分躯体图像和整体图像。

照片至少要包括：前面的全身照、完整的脸、任何明显的特征，上半身和下半身的照片，所有的衣服，随身物品的特征性照片。拍照者应从尸体的中部而不是头部或是脚部拍摄。照片必须能看到专用的查阅号码，保证辨认者能将照片和尸体正确对应。

（三）尸体记录

照片拍完后，记录下以下数据：性别（通过看性器官确定），大致的年龄段（婴儿、孩子、青少年、成人或是老人），个人物品（首饰、衣服、证件、驾照等），皮肤上的明显的特殊的印记（文身、伤疤、胎记）或任何明显的残疾。如果没有照片也需记录：种族、身高、头发的颜色和长度、眼睛的颜色。

五、遗体的移交和信息管理

遗体只交给其具有法律监管权的亲人，且必须确认领取人身份。在找不到亲人时，交给当地应急事务管理部门。移交遗体时要转交死者的相关记录，记录好认领遗体的家属的姓名和联系方法，并和尸体的专用号码放在一起。不能靠视觉辨别身份的遗体，交由当地公共安全管理部门或等到法医专家的调查后决定。他国国籍的尸体必须要得到确认并通知外国的领事馆和大使馆，有时可能需要国际刑警予以帮助。

应及时与当地政府联系，上报搜寻到的遇难者信息，以便由当地政府建立的地方遇难信息中心汇总相关情报。国家的信息管理和合作系统应当将所有死亡和失踪人员的信息综合起来。国家和地方的数据信息要流通。

向公众只发布总体的信息，包括在何时、何地、共发现多少遇难者，搜寻遇难人员的基本过程等内容，尽量不涉及死者个人隐私。

尽可能收集所有尸体的基本信息。早期的数据收集可用纸质表格，在后期宜建立电子数据库。信息要尽可能包括有价值的个人情况和照片。集中整合关于遇难者和失踪人员的信息。

六、遇难人员亲属的管理

确认为遇难者的家属后，对于遇难者的家属要给予适当的配合。在现场搜寻压埋的尸体时，应当给出肢解尸体的理由。在完成操作后，消除现场的危险，可组织家属辨认，辨认为自己的亲人后可以允许其家人参与尸体的料理。现场不宜让孩子参与尸体的料理。

当遇难者家属前往救援队询问信息时，救援队安排媒体信息发布人员专门回复。

第十二章　地震灾害现场心理救援

第一节　地震灾害现场心理救援概述

“5·12”汶川地震的灾后心理援助是中华人民共和国成立以来规模最大的一次心理援助行动。在地震后的最短时间内，全国各地的心理学工作者迅速做出反应，积极赶赴灾区，为受灾群众提供心理上的支持，与灾区群众一起度过最艰难的阶段。这次心理援助极大地提升了人们对灾后心理问题的关注，对提高抗震救灾的整体效果起到了积极作用。许多灾难中的幸存者常常会出现严重的心理创伤和创伤后应激障碍。世界卫生组织认为，心理创伤导致的问题至少有6个月的潜伏期。然而，大多数情况下是心理救援组织缺乏长期的考虑与安排，流动性很强。因此，中国心理学会发布的《汶川大地震心理援助20年行动纲要》中明确指出，灾后心理援助“应至少进行到灾后20年”。

一、地震灾害现场心理救援基本步骤

（1）震后迅速派出心理专家小组深入灾区进行灾民的震灾心理调查和评估，调查结果是派遣心理救援队伍的基本依据。

（2）对地震灾害中需要进行心理救援的灾民分类，分类依据是对灾民造成心理问题原因的调查，根据心理脆弱程度进行分类与排序，并画出本次心理救援对象的优先层次图。

（3）根据心理救援对象的优先层次图，对心理创伤最重的遇难者家属和受伤者本人应该做专门的一对一的心理救援；对灾区一般民众可利用集中讲课或设立流动心理救援站等模式。

（4）地震应急期之后，心理救援工作仍应持续。撤离前需要对灾民做足够的心理评估，及时对已救援过的群众进行回访。撤离前应与心理创伤较重的灾民建立沟通渠道。

灾害现场心理援助工作与生命救援、物质援助一样，已成为国家应急救援体系和行动中重要的组成部分。重大自然灾害不仅威胁着人们的生命，而且由于灾难造成的多米诺效应会在短期之内在整个地区甚至整个国家范围内引起心理恐慌，随着救援工作的展开、生产生活的恢复，灾难造成的恐慌会逐渐减少，但是由灾难造成的心理压力或创伤会在灾害受难者或救援者心中留下长久的影响。因此，重大地震灾害发生之后，国家在第一时间投入大量人力和物力进行相应救援处置的过程中，除了生命救援和物质援助，还需要关注在特殊环境下针对受灾群众的心理救援和针对救援人员的自身心理照顾。

二、地震灾害早期的心理行为

灾害早期的心理行为有明显独特性，掌握其心理行为规律，对于心理救援至关重要。例如在重大灾害发生时，人们最大的心理特征是惊恐反应，面对日常生活场景中不常见的现象在生

理本能驱使下必然会产生高度的惊恐和焦虑不安的心理状态。

（一）心理症状

在重大灾害发生后，受灾群众在情绪上容易产生恐慌、愤怒、焦虑、悲观、绝望、麻木等；在认知上容易产生自责、偏执、强迫等；在行为上易产生逃避、注意力不集中等。

（二）生理症状

由于在心理上产生较强反应，其生理也会发生一些变化，躯体特征表现为心跳加快、口干舌燥、颤抖、冒冷汗、肌肉僵硬、食欲减退、头痛、失眠、恶心、尿频、易疲劳、体能下降、做噩梦等，并伴有焦虑和无助感等。

（三）心理四阶段发展

重大灾害过后，人们心理一般会普遍经历4个阶段：

1. 冲击期

在这个阶段，人们可能会因为突如其来的重大打击表现出非常恐惧、无助、震惊，甚至是木僵的状态，最主要的是否认事情的发生，不愿意接受事实，当事人处于完全的心理失控、失衡的状态。

2. 防御期

在这个阶段，当事人可能会渐渐地从冲击期震惊的状态中慢慢走出来，但仍会表现出抑郁、悲伤、睡眠不规律、做噩梦等现象，当事人可能会竭尽全力，想要恢复心理上的平衡感，但所采取的方法往往是不成熟的。他会应用一些他惯用的应对急性突发事件的防御机制，比如回避见人、不跟他人交流、过量吸烟喝酒等行为，来缓解他内在的消极情绪。

3. 解决期

在这个阶段，大部分当事人开始逐渐接受现实，积极采取各种方法，想方设法寻求资源，努力做出一些调整。这一阶段属于长期心理反应阶段，可能是几个月甚至是几年或更长，如果处理不好或应对不当，会出现严重心理问题，如重度抑郁、焦虑、自杀等，甚至还会出现犯罪，最为典型的就是出现创伤后应激障碍的问题。

4. 成长期

实际上对于一部分当事人来说，表现为在经历这次危机事件以后变得更成熟，自我力量会变得更加的强大。他们可能会对生命的意义有更深刻的理解，珍惜生活的时光，珍惜人间宝贵的情感等。

三、灾害现场心理救援对象

（一）心理救援重点人群

灾害现场心理救援重点人群分为4个等级，一般从第一级人群开始，逐步扩展。

1. 第一级人群

亲历灾害的幸存者，如死难者家属、伤员、幸存者。

2. 第二级人群

灾害现场的目击者（包括救援者），如目击灾害发生的灾民、现场指挥人员、救护人员（消防、武警官兵，医疗救护人员，其他救护人员）。

3. 第三级人群

与第一级、第二级人群有关的人，如幸存者和目击者的亲人等。

4. 第四级人群

后方救援人员、灾害发生后在灾区开展服务的人员或志愿者等。

（二）分级干预措施

针对每一级人群心理救援要基于其心理评估结果，对于普通人群和重点人群实施不同的心理干预措施。

1. 普通人群

普通人群是指目标人群中经过评估没有严重应激症状的人群。对重大灾害后的普通人群应进行妥善安置，避免过于集中，同时要吸收各方援助人员参与，建立社会互助网络，并利用大众媒体向受灾群众宣传心理应激和心理健康知识，宣传应对灾害的有效方法。

2. 重点人群

重点人群是指目标人群中评估出有严重应激症状的人群。对于重点人群建议采用个案与团体相结合的方式，利用一系列心理评估、稳定情绪、放松训练、心理辅导等技术开展心理援助。

第二节　灾害后心理自我调适方法

无论是受灾群众还是救援人员，在重大灾害面前都会产生一定的灾害心理现象，可能会体现在心理、生理和行为上。怎样使受到灾害影响的人们在未来的生活中恢复正常，不至于转入长久的创伤后应激障碍，学会心理自我调适是最关键、最有效的方法。数位专家经过多年实践总结出一条原则：所有灾后的急性心理应激都是正常人在非正常环境下的正常心理反应。牢记这条原则，时刻告诉自己所有的感觉均是正常的，保证适时的放松休息与睡眠，保持定时定量的饮食，尽量让自己休息时环境安静舒适，并多和家人、朋友、同事或周围的有相同经历的人沟通，会起到事半功倍的效果。常用方法包括以下几方面。

一、腹式呼吸法

腹式呼吸是指在呼吸时是以腹部的起伏为主，而不是以胸部或胸廓的起伏为主的一种呼吸方法。锻炼的要点主要有：每次呼吸时尽量拉长时间，即所谓的深吸气、深呼气；一般用鼻子缓慢地吸入气体，吸入气体后坚持2～3秒，然后再用嘴巴缓慢吐出，每次吸气和吐气的时间可以控制在15秒左右；每5～10分钟可以进行一次锻炼，每次锻炼的时间可以维持在20～30分钟，依据每个人的体质状况不同，腹式呼吸的锻炼可以逐次增加，循序渐进。

二、倾诉宣泄法

地震之后可能会有很多人失去亲人、朋友。对他们的离去，幸存的人内心会非常悲伤、痛苦，但在当时的环境中，很可能无法找到合适的途径进行宣泄。可以尝试运用“空椅子技术”发泄心中的悲痛和思念。具体方法是：放一把椅子在你的对面，你站（或坐在另一把椅子）在那里，想象着对面椅子上坐着你的某个亲人或朋友，把你想说的话和情感向他（她）进行倾诉，从而使自己压抑在心中的情感得以释放，心情会慢慢好转起来。

三、强化自我调节

人都是有自我恢复能力的，在重大灾害发生以后，尽快恢复到日常生活状态是至关重要的，每个人都可以通过自己调整缓解心情。进行强化自我调节可遵循以下建议。

（1）尽可能保证合理的睡眠时间和营养补充，尽可能使生活规律，按时作息、饮食和工作（或学习），适度锻炼，抽时间做一些让自己愉快的活动，如阅读等自己喜欢做的事情，以让自己适度转移注意力。

（2）寻求社会支持，与他人交流或交往，主动寻求帮助或向人提供帮助，主动获取相关信息，理解接纳自己目前的应激反应且知道相应的应对方法。

（3）参加灾后救援、重建或其他助人工作，如以前经历过类似灾难，回顾以前有效应对灾难的方法，并使用这些有效的方法进行自我宽慰、安慰或激励，无论是自己对自己说，还是写下来大声朗读或在头脑中默念都可以。

如果自我帮助无效，要果断寻求专业心理帮助。

四、救援人员的心理自我照顾

通过调查发现，在实际救援过程中，救援人员的心理自我照顾可以归纳为三个阶段：日常心理能力训练；灾害事故现场应急心理自我干预；灾害事故后心理自我调节。

1. 日常心理能力训练

日常心理能力训练的目标在于提升个体心理防护能力，预防救援过程中出现心理不适感或遭到心理伤害。在日常心理能力训练中，应遵循安全性、实用性、伦理性和循序渐进性的基本原则，保证训练的科学有效。根据救援任务环境的不同，日常训练可以有针对性地设置一些常见救援场景，例如火灾、高空、黑暗、血腥等，根据情绪加工理论，可采取系统脱敏法，让受训人员进入该场景，由放松状态到想象脱敏训练再到现实训练，逐步体验心理变化过程，提升个体抗压能力和在情绪、意志方面的素质。同时，根据对心理的生理基础认识，心理能力的训练过程应配合适当强度的体能训练，实践也充分表明，体能强健的人员更容易训练出强大的心理素质。

（1）安全岛技术。安全岛技术是用冥想来调节自己压力、情绪的心理学技术，即充分发挥你的想象，在心里建立一个非常舒适安全的地方，这个地方只有你能够进入，而这个地方受到非常严密的保护，它处在你心里一个不受打扰的地方，就像一座岛屿，你也可以把它想象成其他的，例如平静舒适的沙滩、鸟语花香的山顶平台、安静的书房、温暖的被窝。在那里一切都那么舒适，那么放松，而又绝对的安全，那里的一切全部都由你来掌控，在那个安全岛上你能处于最放松、最舒适的一个状态。当救援人员出现心理波动时，我们可以建议他们随时进入那个地方来恢复到一个平静的状态。

（2）渐进式肌肉放松技术。渐进式肌肉放松技术是由医生埃德蒙德·雅各布森（Edmund Jacobson）（1938）首创的，旨在使我们全身的肌肉得以放松。当我们平躺和坐着的时候，闭上眼睛，从脚趾头开始，到你的腰间，再到你的头顶，你的两臂、手指头，逐渐放松每个肌肉群，最后使我们的全身都得到放松。

（3）正念减压技术。"正念减压疗程"由美国麻省大学医学中心附属"减压门诊"的乔·卡巴金（Jon Kabat-zinn）博士在1979年创立，原名为"减压与放松疗程"。救援人员可以利用呼吸，感受一吸一呼的正念，非评判地关注当下的冥想活动，防止心念散乱，是非常适合自我沟通的一种行为训练方法。而且正念减压不需要外在的约束，随时随地都可以自主开展训练。当我们大脑感觉累的时候，正念减压技术就是目前最好的大脑放松法。持久的正念训练会让我们的心得到最有效的平静，逐渐改变常见的消极思考模式，让我们的思维方式变得更加积极和更有觉察力。

2. 灾害事故现场应急心理自我干预

在救援的黄金期，救援行动分秒必争，特别是灾害事故发生的初期，救援人员满负荷运转，精神高度紧张，身体得不到充分的休息，这时候也是救援人员心理防线最弱的时候。持续的救援行动会使我们的救援人员身心疲惫，精力耗竭，任何突发事件的发生都极易给救援人员产生巨大心理冲击。在救援过程中他们内心会产生紧张、焦虑、担心、头脑空白等一系列强烈的心理反应，同时情绪可能也会变得不太稳定，面对惨烈的救援场景和复杂的救援形势，还可能产生强烈的恐惧感、压迫感、内疚感等一系列复杂的心理反应。当救援人员感觉出现此类心理症状或反应时，可以尝试进行如下的心理调节和疏导。

（1）短暂休息。我们可以有意识地进行深呼吸，把注意力放到呼吸上，做几次深长的腹式呼吸。吸气鼓肚、呼气瘪肚，在一吸一呼之间将注意力集中在肚子起伏上。慢慢放松，身体疲惫得到缓解，暗示我们一定能够完成任务，一定能够战胜困难，一定能够取得胜利。

（2）换个姿势。如果情况允许，我们可以尝试换个姿势，比如站立变成蹲下、坐着变为站着，还可以来回走动或上下跳一跳，调整身体的紧张和焦虑状态。

（3）换岗/撤下。当你觉得无法继续工作时，可以告知你的队长你现在感觉压力过大，是否可以换岗或撤下来休息一下。而作为队长也要时刻观察队员的状态，当发现队员无法继续工作时，要适当地进行鼓舞或为队员换岗，以免造成更严重的后果。队员们通过适当的休息后能够缓解精神压力，如果情况允许可以闭目冥想自己喜欢的事物或事情，甚至可以小睡片刻。

（4）吃点喝点。除了休息，还可以补充一下能量，如果情况允许吃点自己想吃的东西，喝点补充体内电解质的饮品，保持心情舒畅。这样不仅能够补充身体的能量，还能够迅速增强自己的信心。

（5）做好最坏的打算。做好最周全的计划，但也要做最坏的打算，提前想好失败的后果，给自己打好心理预防针。因为救援人员既不是神仙，也不是超人，我们所要做的就是尽自己最大努力，用最安全的方式去营救每一位幸存者，不抛弃、不放弃。无论结果成功或失败，都应坦然面对，内心无愧，接受现实。

（6）适当的宣泄情绪。我们可以大声喊出我们的救援口号，甚至可以大声地哭泣，总之找一个发泄点来释放压力。人类可以有多种方式释放压力，压力积存在心中太久会影响身体健康，借助泪水，救援人员可以有效地缓解紧绷的神经。

（7）寻求队友或亲人的帮助。如果感觉压力很大，我们可以和身边的队友讨论救援策略、装备情况，或者和队友来个强有力的握手，甚至在情况允许下让队友给你一个拥抱，相信队友的力量瞬间能够传递给你。我们还可以给亲人、朋友打个电话，报个平安，条件允许的话适当地聊会儿天，他们的支持是对你最大的精神鼓舞。

（8）肌肉放松。在条件允许的情况下，伸个懒腰，打个大大的哈欠，做个扩胸运动、蹲起运动，逐步放松自己的肌肉。

（9）安全岛技术。如果情况允许，可实施简单的安全岛技术。

3. 灾害事故发生后心理自我调节

由于在灾害事故现场中精神压力大、神经紧张、易受被困者影响等，很多救援人员在经历重大救援事件后出现心理应激反应，例如否认、退缩、回避、抑郁、焦虑、自责、漠视危险的存在，常常表现为易疲劳、体能下降、做噩梦、情绪不稳、注意力不集中等症状。我们可以按照以下方式进行心理自我调节。

（1）学会分享。在救援战斗中，我们都经历了太多的危险，也见识了太多的生离死别，这些感触在我们心里堆积着，学会把这些分享给自己的家人、朋友、队友，从他们的支持中获得温暖与力量。

（2）充分休息。救援战斗结束后，高度紧张的神经和疲惫的身体都需要得到充分休息，睡觉无疑是最好的方法。杜绝熬夜，坚持合理的作息时间，保证充足的睡眠，同时注意均衡饮食，学会自己调节。

（3）适当运动。运动的好处在于增强体质、提高自信心，减少精神压力，当心理有压力的时候，让身体出出汗，转移一下注意力，未尝不是一件好事。

（4）做自己喜欢的事。在空余时间做一件自己喜欢的事，比如打打球、玩玩游戏、看看书，重要的是要先去行动起来，不要在脑海里空想，只要动起来就会改变现有的心理状态，跳出消极的情绪怪圈。

（5）表达情绪。可以通过写日记的形式，将近期的事件和自己的感受记录下来；擅长或者喜爱绘画的朋友也可以通过绘画的方式表达自己的情绪。

（6）声音安抚：节奏舒缓的音乐能让人心情放松，尤其是当心情不好的时候，多听一些轻柔的音乐能让人感到放松；需要唤醒体内激情的时候，可以听节奏快的音乐。然而，我们每个人都有自己的喜好和共鸣频率，得找到适合自己的音乐。

（7）回忆美好。如果可能的话，可以翻看以前的照片，整理个人物品、纪念品，这可让我们回忆起很多美好的往事。

（8）疏导技术。团体之间互相支持也是一种很好的减压方式，可与队友实施渐进式肌肉放松技术、正念减压技术等。

如果症状没有得到改善，这时就要寻求专业帮助，以防形成创伤后应激障碍或抑郁症。

第三节　灾害后心理行为训练科目

本节介绍几个利用简便器材即可在团队中实施的心理疏导、健康心理行为重塑方面的训练科目，其他还有盲人方阵、无敌风火轮、坐地起身、解手链、链接加速等。

一、信任背摔

（1）训练目的。培养团体间的高度信任；提高组员的人际沟通能力；引导组员换位思考，让他们认识到责任与信任是相互的。

（2）道具要求。束手绳。

（3）场地要求。高台最宜。

（4）训练时间。30分钟左右。

（5）训练方法。这是一个广为人知的经典拓展项目，每个队员都要笔直地从1.6米的平台上向后倒下，而其他队员则伸出双手保护他。每个人都希望可以和他人相互信任，否则就会缺乏安全感。要获得他人的信任，就要先做个值得他人信任的人。对别人猜疑的人，是难以获得别人的信任的。

二、齐眉棍

（1）训练目的。在团队中，如果遇到困难或出现了问题，很多人马上会先找别人的不足，却很少发现自己的问题。队员间的抱怨、指责、不理解对团队有严重的危害性。这个项目将告诉大家照顾好自己就是对团队最大的贡献，统一的指挥和所有队员共同努力对于团队成功起着至关重要的作用，从而提高队员在工作中相互配合、相互协作的能力。

（2）道具要求。3米长的轻棍。

（3）场地要求。一片空旷的大场地。

（4）训练时间。30分钟左右。

（5）训练方法。全体分为两队，相向站立，共同用手指将一根棍子放到地上，手离开棍子即失败，这是一个考察团队是否同心协力的体验。在所有学员手指上的同心杆将按照培训师的要求，完成一个看似简单但却最容易出现失误的项目。此活动深刻揭示了团队内部的协调配合问题。

三、驿站传书

（1）训练目的。使队员强烈意识到充分沟通对团队目标实现的重要意义；制度规则的建立与修正。

（2）道具要求。A4纸、笔。

（3）场地要求。一片空旷的大场地。

（4）训练时间。30分钟左右。

（5）训练方法：全队成员排成一列，每个人就相当于一个驿站，这时培训师会把一个带有7位数以内的数字信息卡片交到最后一位队员手中，队员要利用自己的聪明才智把这个数字信息传到最前面的队员手中。当最前面的队员收到信息以后要迅速举手，并把了解到的信息写在纸片上交给培训师。比赛总共会进行4轮。

（6）训练规则。项目开始后（所谓项目开始是指培训师喊开始，信息从后面一位伙伴开始传递那刻起）要遵守以下规则。

①不能讲话。

②不能回头。

③后面的伙伴的任何部位不能超过前面人身体的肩缝横截面以及无限延伸面。

④当信息传到最前面伙伴手中时，这位伙伴要迅速举手示意，并把信息交到培训师手中，计时会以举手那一刻为截止时间。

⑤不能传递纸条和扔纸条。

⑥项目的最终解释权和裁判权归培训师（要解释清楚，某些很有争议的方法，和培训的目的相吻合算正确，背离则算错误）。

⑦第一轮时间小于2分钟（给出8分钟的讨论时间，然后回来开始传书）。

⑧第二轮时以前规则继续生效，新的规则增加，第一轮所有方法不能再使用。第二轮时间小于1分钟（给出7分钟的讨论时间，然后回来开始传书）。

⑨第三轮时以上规则继续生效，新的规则增加。第一轮、第二轮所有方法不能使用。第三轮时间小于40秒（给出6分钟的讨论时间，然后回来开始传书）。

⑩第四轮时以上规则继续生效，新的规则增加，前三轮所有方法不可用，屁股不可以离开地面。第四轮时间小于20秒（给出5分钟的讨论时间，然后回来开始传书）。

第三篇

策略性地震灾害救援现场救治技术

第十三章 现场检伤分类技术

地震发生时，受到伤害的往往不是个体，而是群体。地震可能导致各种各样的伤情，例如颅脑外伤、骨折、胸外科、腹外伤、颌面外伤、多发伤、挤压综合征、多脏器功能衰竭等。这就要求现场救援人员要在短时间内根据伤情轻重对伤病员进行分类。现场检伤分类对于整个救援的成败起着关键作用，合理有效应用现场检伤分类可以达到事半功倍的效果。

一、现场检伤分类的发展历史

检伤分类“triage”一词源于法语的“tier”，意思是“进行分类”。现场检伤分类的历史可以追溯到法国拿破仑时代。最早使用现场检伤分类的是拿破仑军队中的一名军医多米尼克·让·拉雷（Baron Dominique Jean Larrey），他将最需要救治的伤病员马上进行撤离和救治，而不是等战斗结束才处理。第二个对现场检伤分类做出贡献的是英国海军外科医生约翰·威尔逊（John Wilson）。他进一步完善了现场检伤分类的理论，他认为，在战争中外科医生应该首先救治那些需要马上治疗而且预期治疗效果明显的伤病员身上，而那些受伤较轻或者受了致命伤害的伤病员可以暂时延缓治疗。

军队外科医生对现场检伤分类系统进行不断的改进。在第一次世界大战中他们建立了战伤检伤分类站，以方便伤病员的分类。第二次世界大战进一步完善了战伤救护体系，实现了战场上的检伤分类、紧急救治、转运后送。1958年北大西洋治疗组织军队手册描述了急救检伤分类优先顺序：①轻伤，处理后能继续作战的伤病员；②严重受伤，需要手术或康复的伤病员；③治疗效果差或者濒死的伤病员。现场检伤分类的广泛应用明显提高了战伤救治成功率，是急救早期重要的救治方法。

目前现场检伤分类不仅应用于战争中，在较大规模灾害中也广泛应用。例如大地震、海啸、火山爆发、特大暴风雪、恐怖袭击、重大交通事故等。现场检伤分类已经成为灾害救援中不可或缺的一个环节。

二、现场检伤分类的原则

1. 简单快速原则

对于每位伤病员检伤分类时间应该尽量缩短，主要检查其基本生命体征，尽快将有抢救希望的重伤病员优先分拣出来。

2. 救命优先原则

检伤分类一般不包括伤病员的治疗，但对于威胁生命的紧急情况应坚持救命优先原则，先救后分或边抢救边分类，比如气道梗阻、活动性大出血等情况。

3. 等级划分原则

必须根据伤病员数量、受伤轻重程度、救治条件等情况灵活把握分类标准，总体要求是先急后缓、先重后轻。

4. 重复检伤原则

在处理完危及伤病员生命的危险后，为进一步发现其他可能存在的损伤或纠正初检的错漏而进行复检。在转运后送过程及不同的救治机构，因伤病员的伤势变化及医疗条件的不同，也需重复检伤分类。

5. 公平自主原则

检伤分类就是尽最大的努力抢救最多的伤病员，在面临伤病员多、伤情复杂，医疗资源远不能满足现场需求时，必须兼顾公平性及有效性，遵循检伤分类的基本理念，自主决策伤病员流向及处置类型，避免分类模糊，甚至浪费有限的医疗资源。

三、现场检伤分类的基本要求

（一）人员和设备

在灾害救援现场，现场检伤分类是最需要经验、技巧和管理能力的工作，通常由受过训练、经验丰富、有组织能力的急救技术人员来承担。现场检伤分类小组通常由医生、护士、记录员等组成，其核心是分类医生。负责检伤分类的医生除了要具有丰富的临床经验、掌握快速伤情评估方法，同时应具有一定的组织管理能力及全局统筹观念，了解当地的医疗资源水平、地区分布和承受能力，能够根据伤情轻重和优先等级原则，立即确定救治和组织后送的先后顺序。分类工作所需工具常有分类标牌、记录卡、登记本，以及止血、包扎、通气、注射等抢救器材及抢救药品。

在现场检伤分类的同时，应注意做好现场登记和统计工作，采用专门的登记本记录，边分类边登记。最好采用一式两联且顺序编号的伤情识别卡，在卡片上填写好有关内容。将一联系在伤病员身上，根据伤情的轻重给予救治与后送，另一联现场留底方便随后统计。这样做的目的是可以准确计算伤亡人数，了解伤情程度（轻、重伤病员数），准确掌握伤病员后送去向与分流人数，及时向上级部门汇报伤情，有效组织调度救援资源。

（二）场所设置

当救援队到达灾区后，遵照“三靠一避”的原则（靠近水源、公路、现场，避开危险品），选定合适位置，确认安全后立即展开医疗救援工作。可根据灾害现场情况及物资条件，在灾害现场周围划分出几个相对独立的区域：检伤分类区、治疗区、车辆调度区及隐蔽区（尸体处理）等。选择空旷和安全的场所作为检伤分类区，且检伤分类区须具有良好的照明条件，可一眼检视所有伤病员。检伤分类区位置选择应考虑以下几个因素：①靠近灾害现场；②远离危险源和污染源的上风向安全场所；③不受气候条件影响的地方；④伤员容易看到的地方；⑤有便于陆地和空中疏散的通道。在较大的地震灾害现场，房屋、地面往往被损毁，现场检伤分类场所应注意选在相对开阔的区域，避免靠近危房、山崖、塌陷的路面，注意保证救援人员的安全，以免因为余震发生造成更多人员的伤亡和物资的损失。

（三）现场管理

较大的灾害现场很容易出现拥挤混乱的情况，所以一定要在不同区域设置专人负责维护秩序，避免人员随意流动，以免影响检伤分类及救治工作的开展。针对不同类型的伤病员应采取不同的管理措施。首先，对于较轻的伤病员，由于其活动能力强、流动性大，要划分较宽广的活动区域集中救治，防止在其他救治区域活动，干扰重伤病员的抢救。其次，尽量保证伤病员单向流动，避免造成混乱，有利于将伤病员迅速后送至救治地点，如后方医院、创伤中心等医疗机构。伤病员的家属由于缺乏专业知识，常常会干扰伤病员的救治和后送的优先顺序。如果没有合理的救治流程，很容易出现已经完成检伤分类的伤病员随意流动，以致影响检伤和救治效率。最后，由于灾害发生具体情况无法预知，救援现场要因地制宜，不必完全苛求客观条件，即使只有一两名医务人员也应进行检伤分类，有时甚至需要在后送过程中进行检伤分类。

四、现场检伤分类的类型

检伤分类可分为初次检伤分类和二次检伤分类。

（一）初次检伤分类

初次检伤分类目标应是初步决定大量伤病员的优先救治与转运秩序，应在救援人员首次发现伤病员且确认环境安全的情况下进行。当环境不安全而伤病员可以被移动时应先将伤病员移出危险环境后再进行检伤分类，当环境不安全而伤病员无法被移动时须首先考虑救援人员的安全再决定是否进行。

（二）二次检伤分类

二次检伤分类目标应是初次检伤分类后，根据伤病员的病情变化，再次给予相应的检伤分类标签。可分两种情况：灾害现场的二次检伤分类和医院内的二次检伤分类。灾害现场的二次检伤分类宜针对初次检伤分类后非立即处理的伤病员在观察期间进行，应由现场医护人员操作，可采用创伤评分方式；医院内的二次检伤分类应在伤病员转运到医院时立即进行，应由经过检伤分类培训的医护人员操作，可采用创伤评分或根据到达医院的情况再次给予相应的检伤分类标签。

五、现场检伤分类的等级划分与救治顺序

目前常用的现场检伤优先等级划分标准是根据伤情轻重缓急，按照临床经验及专家意见，并参考国际公认标准制定的，常分为以下四类。

（一）第一优先

红色标志，需紧急处置的重伤病员。伤病员有危及生命的创伤，能够用简单的方法、较短的时间和较少的资源进行救治，且经过救治能够有较好的预后。包括开放性创伤或挫伤引起胸

腹盆腔出血、气道梗阻、休克、各种类型的气胸导致的呼吸困难、远端脉搏消失的骨折及超过50%Ⅱ～Ⅲ度皮肤烧伤等。

（二）第二优先

黄色标志，可延缓处置的中度伤病员。伤病员有较重的损伤但伤情相对稳定，允许在一定时间内延缓处理和后送，延缓处置不致危及生命或导致肢体残缺。包括可疑体内大出血、头部创伤但清醒、椎骨受伤（颈椎除外）以及多发骨折等。

（三）第三优先

绿色标志，可常规处置的轻度伤病员。伤病员可自行走动及没有严重创伤，伤势比较稳定，不需复苏，延迟手术也不会影响生命及转归者。这类伤病员可以等待重伤病员处理结束后再进行治疗，或在救援人员指导下自己救护。包括无休克的软组织损伤，烧伤程度轻于Ⅱ度且烧伤面积小于20%者，烧伤部位不涉及面、手、眼、会阴及臀部，关节扭伤，感染性疾病以及轻微出血等。

（四）第四优先

黑色标志，已经死亡或濒死状态，包括明显无生存希望及无呼吸脉搏者，超出目前救治能力或即使全力抢救，存活可能也非常小者。例如，重型颅脑损伤、95%体表面积的Ⅲ度烧伤。这类伤病员可给予姑息性治疗，当救援力量足够时也可给予积极治疗。对于确定死亡的伤者，不要企图进行复苏，应尽快将其移至远离检伤分类现场的尸体处理场所。

现场检伤分类是一个动态过程，应根据灾害发生时当地的具体情况进行调整。尽管重伤员属于第一优先的救治对象，但也不是绝对的。在救援资源十分紧缺的情况下，就不得不放弃救治部分重伤员，而是应把有限的救援力量投放在大多数有希望存活的中度伤病员身上，以便取得最大的救援效果。另外中度伤病员也可能从第二优先转为第一优先。一方面伤病员的伤情会发生变化，如内脏损伤随时间延续而出血增多，甚至导致休克；另一方面，救援资源也会变化。如果有更多的救援人员和救援物资到达，医疗资源逐渐增多，原来分入延缓治疗的伤病员可能经过重新检伤分类而得到立即治疗。

六、现场检伤分类标签的设置

现场检伤分类标签是检伤分类专业人员给予每个检伤分类后送伤病员的预制标识，主要功能包括识别伤病员、记录评估结果、确定其医疗和运输的紧急情况的优先顺序、通过分流过程跟踪患者的进展、识别其他危害如污染。

常用的分类标签包括伤标、分类牌和伤票，伤标和分类牌多为医疗机构内部使用，国际通用的多为伤票。所有分类标志均应配置在伤病员身体醒目位置，各医疗机构可根据伤病员情况的变化，进行分类标志的更换或补充。

承载伤票信息的载体可以是多样化的，以往用纸张、纸质卡片、塑料片等作为伤票载体。伤票是救治机构记录和传递伤员伤情、救治过程的一种格式化的纸质表格或卡片式信息载体，为医疗后送文件中的一种。通常包括：姓名、性别、年龄等基本信息，以及伤部、伤类、救治措施和伤员后送机构等内容，目的是为了使接收救治机构迅速了解伤员情况和已完成的救治内容，记录方式多以手工书写或打钩填写为主。伤票的主要作用：作为救治伤病员的依据，保持救治的连续性和继承性，用于总结经验、教训和医学研究。

目前国际通用的伤票分为红、黄、绿、黑四种颜色，分别对应前述的四种优先分级。其中红色标签应使用于需要立即处理的危重伤病员（第一优先），黄色标签应使用于可以延缓处理的伤病员（第二优先），绿色标签应使用于可常规处置的伤病员（第三优先），黑色标签应使用于表示死亡或濒临死亡的伤病员（第四优先）。现场检伤分类的人员应注意黑色伤病员并不等于死者，在有更多医疗资源补充时黑色的极危重伤病员可转为红色标签，而死者仅须确定死亡，无须再次检伤分类。

目前国际通行的伤票也称为伤情识别卡。伤情识别卡可用不同材料制作，必须采用国际公认的四色系统颜色加以显著区别。卡片上必须记录伤员的重要资料，格式化打钩选择伤情和注明检伤评分分值。卡片一式两联、预先编好号码（两联同号），一联挂在每一位伤员身体的醒目部位，另一联现场留底方便统计。标签一定要配置在伤病员身体明显部位，以清楚明白地告知现场的救护人员，避免因现场忙乱，伤病员较多，以及抢救人员及装备不足等情况下，遗漏了危重的“第一优先”的积极抢救，或者将有限的医疗资源抢救力量用在并非急迫需要抢救的伤病员身上，而真正急需者得不到优先治疗。

近年来，随着计算机技术的发展，出现了一种新型标签——电子伤票。电子伤票是指由手工填写形式转为用计算机辅助记录，将伤票信息存储在某种电子载体中，伤票以一种电子化形式而存在。电子伤票的应用，不仅可加快战伤救治过程中所产生的各类信息的交换与信息的统计，同时也可以带动各类资源的合理利用，缩短伤病员救治和后送等待时间，使治愈率提高、死亡率降低。纸质和电子两种伤票载体形式，类似于临床的纸质病历和电子病历，其相互间的关系应是相互配合、相互转化、互为补充。

七、常用检伤分类技术

在救援早期，由于大量伤病员同时出现，所以要求现场检伤分类时间短、效率高。为缩短检伤分类时间，提高检伤分类效率，宜选用简单易行的徒手检伤分类方法。本节介绍三种实用的方法。

（一）SALT检伤分类法

S代表sort（分类），A代表assess（评估），L代表life-saving interventions（拯救生命的干预措施），T代表treatment/transport（治疗/转运）。SALT分类采用的是IDMED5级分类法，将群体伤患者分为亟须抢救者（immediate，红色标识）、可延迟处理者（delayed，黄色标识）、轻微伤者（minimal，绿色标识）、姑息治疗者（expectant，灰色标识）和死亡者（dead，黑色标识）。通过整体分类和个体评估进行检伤，当医疗资源有限时，以红色>黄色>绿色>灰色>黑色的分配方式，达到救治最多幸存者的目的。SALT检伤分类法具有简单易行、易于掌握、准确可靠的优点，其方案见图13.1，因非医务人员判断姑息治疗者时需评估医疗资源和具体伤情，在此暂不标注出。

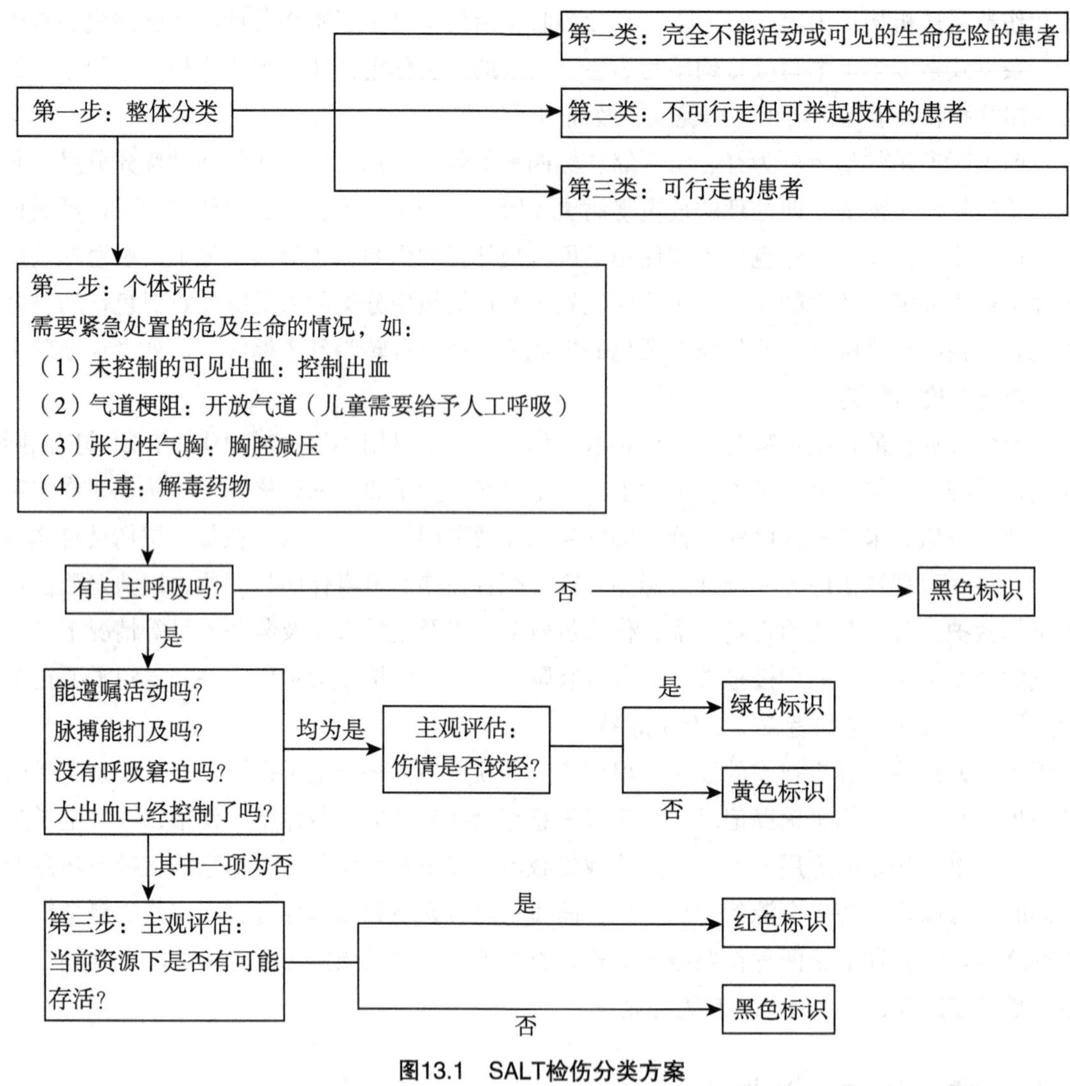

图13.1　SALT检伤分类方案

（二）START检伤分类法

简单分类快速处置法（simple triage and rapid treatment，START）是美国于1983年建立的用于较大灾害时医疗救援的快速检伤分类系统，是目前国际通用的一种快速、简单的检伤分类方法，在灾害救援中得到应用。START特点是简单便捷准确，通过评估伤员的行走能力、呼吸、循环和意识四方面进行检伤分类，适用于大规模伤亡事件现场短时间内大批伤员的初步检伤，只需1～2名经过训练的急救人员即可完成，对每名伤员的分拣需时不超过1分钟。

S代表simple（简单），T代表triage（检伤分类），A代表and（和），R代表rapid（快速），T代表treatment（治疗）。检伤分类等级如下。

第一优先/立即处理（immediate，红色标识）：表示紧急，包括呼吸＞30次/分；桡动脉搏动不能触及，或毛细血管充盈时间＞2秒；不能遵从指令。

第二优先/延迟处理（delayed，黄色标识）：表示延缓，包括不能行走的伤员，且不符合第一和第四优先。

第三优先/轻伤（minor，绿色标识）：表示轻伤，可自行行走至指定的安全地点进一步评估治疗。

第四优先/死亡（deceased，黑色表示）：表示没有救治希望，即使开放气道也无自主呼吸。成人常用START方案见图13.2，儿童常用jump-START方案见图13.3。

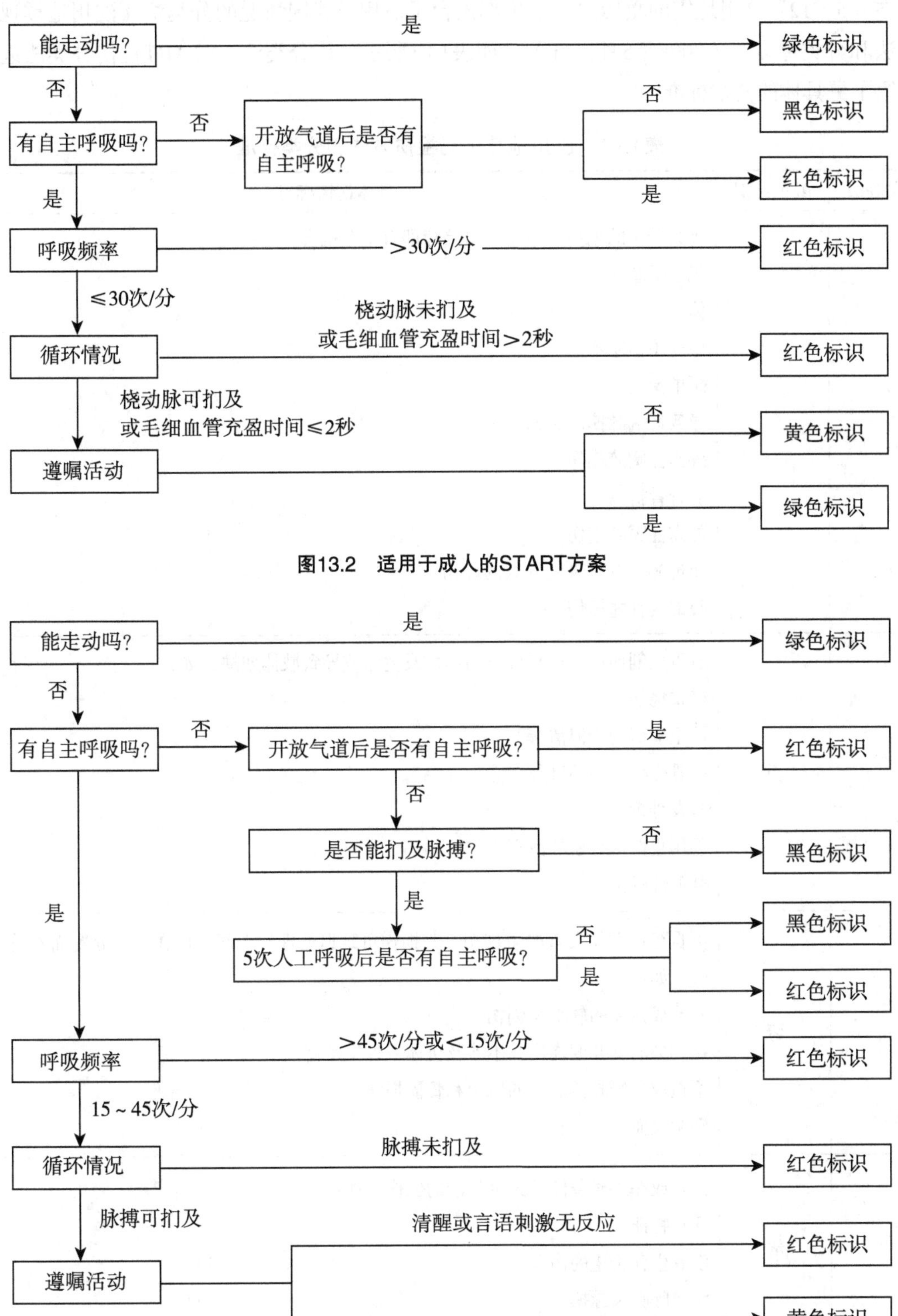

图13.2　适用于成人的START方案

图13.3　适用于儿童的jump-START方案

（三）汶川地震现场检伤方法和分类标准

在“5·12”汶川地震的救援中，卫生部出台了适用于我国情况的分类法《汶川地震现场检伤方法和分类标准》（2008年5月15日），如表13.1所示。该分类法与START检伤分类法近似，但介绍了更具体的伤情标准。

表13.1 汶川地震现场检伤方法和分类标准

优先等级	颜色标识	具体伤情标准
一	红	极其严重的创伤，但若及时治疗即有生存机会，如： 气道阻塞 休克 昏迷（神志不清） 颈椎受伤 导致远端脉搏消失的骨折 外露性胸腔创伤 股骨骨折 外露性腹腔创伤 超过50% Ⅱ～Ⅲ度皮肤的烧伤 腹部或骨盆压伤
二	黄	有重大创伤但可短暂等候而不危及生命或导致肢体残缺，如： 严重烧伤 严重头部创伤但清醒 椎骨受伤（除颈椎外） 多发骨折 须用止血带止血的血管损伤 开放性骨折
三	绿	可自行走动及没有严重创伤，其损伤可延迟处理，大部分可在现场处置而不需送医院，如： 不造成休克的软组织创伤 ＜20%的＜Ⅱ度烧伤并不涉及机体或外生殖器 不造成远侧脉搏消失的肌肉和骨骼损伤 轻微流血
四	黑	死亡或在当时条件下无可救治的创伤，如： 死亡特征 没有生存希望的伤者 没有呼吸及脉搏

第十四章　快速伤情评估方法

无论是战伤、交通伤还是自然灾害导致的创伤，早期伤情评估对有限资源的利用、及时正确的救治及转运、提高救治水平、降低伤残率及死亡率起着重要的作用。创伤评分方法众多，各有特点（表14.1）。在地震灾害现场早期通过自救互救，大部分伤员可以尽早地脱离危险的废墟环境。救援队搜索废墟，进而发现废墟下伤员后，在生命通道建立前后应能采取合适的伤情评估方法对单个伤员进行快速判断，对创伤严重程度的判断应在极短的时间（1～2分钟）内完成。也就是说，在刚开始接触伤员时，可能无法完成全面的医疗评估，此时，应尝试某一种方法（询问或直接检查）来确定伤员的身体状况（受困的类型及位置、体位、存在致命性创伤或出血、评估容量状态以及症状的严重程度）。本章所介绍的方法快速、简洁，便于现场实施，同时也可应用于不同地震灾害救援场景下对伤员伤情的反复评估。

表14.1　创伤伤员伤情评估方法

评估方法	内容	特点
初级评估	ABCD优先级	识别致命性伤情
二次评估	CRASHPLAN检查顺序	检查系统而全面
定量评估	包括几十种创伤评分方法 按适用范围可分为院前、院内、预后评估 按指标设定，可分为生理指标创伤评分、解剖指标创伤评分和综合参数创伤指标	设定参数 量化指标

第一节　意识状态评估

意识是个体对自身状态和周围环境的感知能力，通过语言、躯体运动及行为表达出来，意识的维持依赖于大脑皮质的兴奋以及脑干网状结构上行激活系统的完整，当这一套系统受到损伤之后就会表现出意识障碍。意识障碍指对外界刺激的反应减低甚至无反应的状态，通常伴有运动与感觉功能缺失，仅保留自主神经功能，可表现为意识水平下降和意识内容变化两方面。意识水平下降表现为嗜睡、昏睡、昏迷，往往是由于脑干网状结构上行激活系统被破坏所导致（表14.2）。意识内容包括定向力、感知力、注意力、记忆力、思维、情感和行为等，当意识内容出现障碍时，往往是由于大脑皮质的高级神经活动的完整性被破坏。

表14.2 意识水平分级

分级		对疼痛反应	唤醒反应	无意识自发动作	光反射	生命体征
嗜睡		明显	呼唤可醒	+	+	稳定
昏睡		迟钝	大声唤醒	+	+	稳定
昏迷	a.浅昏迷	+	–	可有	+	无变化
	b.中昏迷	重刺激可有	–	很少	迟钝	轻度变化
	c.深昏迷	–	–	–	–	显著变化

一、伤员总体印象

救援人员根据群众线索、搜索方式发现被压埋伤员时，营救通道还未建立，不论是搜救人员还是医疗人员识别到伤员，都有责任积极与伤员沟通，进行伤情判断，并将初步判断汇报给现场救援队指挥员及医疗队长。根据医疗贯穿于救援行动全过程的原则，伤情的初步判断对制定营救方案、选择营救通道都有一定的参考。对被困伤员的初级评估应当在与其建立联系后立即开始。口头交流可能是最初的唯一评估方式。

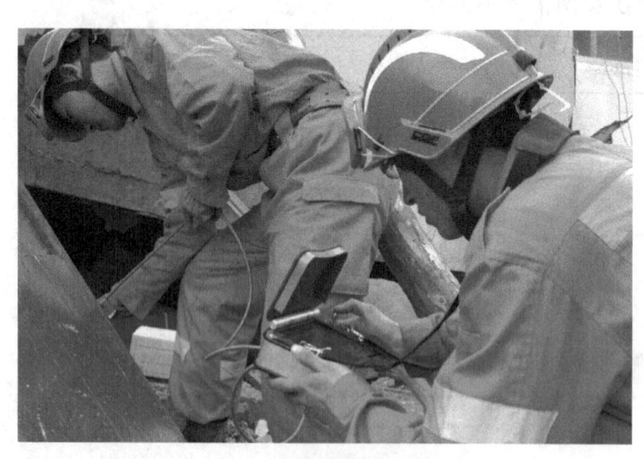

图14.1 通过蛇眼等视频方式观察伤员

在无法直接看到或接触伤员，只能通过言语交流时，救援人员依然可以形成伤情的总体印象，或者通过蛇眼等视频方式观察到伤员（图14.1）。在建立营救通道过程中，视野逐渐开阔，可以直接观察伤员并询问。观察内容包括：伤员是否清醒、伤员是否能明确表达、伤员是否尝试自救、伤员是否有活动（有目的的还是无目的的）、伤员身上或在地上是否有大量可见出血等。需要注意的是，埋在废墟下的伤员在一些方面区别于其他致伤因素产生的伤员：

（1）可能存在多种致伤因素造成的气道和呼吸问题。

（2）地震废墟下受困伤员常合并脱水、饥饿表现。

（3）在移除伤员身上重物时，可能因严重肢体挤压伤进展为挤压综合征，从而出现威胁生命的恶性心律失常，以及后期的败血症和肾衰竭；值得重视的是，挤压伤早期的液体复苏和对断肢的适当治疗，可以减轻后期致死、致残率。

（4）肢体的麻木感和刺痛感提示脊髓损伤，应尽早对废墟下伤员进行颈椎保护和脊柱制动。

二、AVPU评估

AVPU是判断伤员反应和意识状态的最简单方法，是4个英文单词alert、verbal、pain、unresponsive的首字母组合，翻译过来对应的是“警觉”“语言”“疼痛”“没反应”。接近并询问伤员以了解目前状态和受伤部位，伤员的反应便提供了气道和意识水平的即刻信息。如果伤员对询问有适当的反应，可以认为伤员气道开放、意识正常。采用AVPU评估法对意识进行初步评估时，任何低于"A"水平的伤员都应尽早进行受伤原因的系统性检查。

（1）A（alert）。伤员可以很机敏地沟通、交流，对外部刺激反应正常。

（2）V（verbal）。伤员意识状态一般，昏昏欲睡，但对呼喊、言语有反应。

（3）P（pain）。伤员意识状态较差，叫不醒，需要疼痛刺激才能有反应。

（4）U（unresponsive）。伤员意识丧失，处于昏迷状态，拍打伤员的双肩并呼叫无反应，甚至给予疼痛刺激也无反应。

这种方法简单、快捷，尽管有研究表明其与格拉斯哥（Glasgow）昏迷评分具有显著相关性，但却没有明确指出伤员是如何对声音刺激和疼痛刺激做出反应的，因而缺乏一定的准确性。

三、格拉斯哥昏迷评分

1974年由英国格拉斯哥大学的两位神经外科教授格雷厄姆·提伯尔德（Graham Teasdale）与布莱恩·詹尼特（Bryan Jennett）制定的格拉斯哥昏迷量表（Glasgow Coma Scale，GCS），不仅在临床上广泛应用，同时也适用于灾害救援现场伤员评估。GCS评分包括睁眼、反应、语言反应和肢体运动三方面，三方面的分数加总即为昏迷指数（表14.3）。

表14.3　格拉斯哥昏迷评分

睁眼反应	分值	语言	分值	肢体运动	分值
正常	4	正常	5	遵嘱动作	6
呼唤睁眼	3	答非所问	4	疼痛刺激定位	5
刺痛睁眼	2	可说出单字	3	疼痛刺激躲避	4
无	1	可发声	2	疼痛刺激屈曲	3
		无反应	1	疼痛刺激过伸	2
				无反应	1

注：最高分为15分。分值越高，则意识状态越好。15分表示意识清楚；12～14分表示轻度意识障碍；9～11分表示中度意识障碍；8分以下表示昏迷；分数越低则表示意识障碍越重。

第二节　创伤快速评估

地震伤多为多发伤，多发伤是机体在单一机械致伤因素作用下，同时或相继遭受2个或2个以上解剖部位的损伤，其中至少有1处损伤可危及生命或肢体。多发伤具有病因复杂、病情重、并发症多、易漏诊误诊等特点。多发伤诊断应反映致伤原因、损伤部位、损伤类型和程度等，同时须进行快速判断、动态观察和评估，对伤员进行及时有效的救治。

一、ABCD优先级评估

初级评估主要是通过快速的判断，筛选出伤员是否存在致命性伤情，这种创伤初步评估与处置程序，主要构架在院前模糊定性法优先级判断及紧急救治的基础上。ABCD法来源于伤情判断依据中的四项重要生命体征指标，即神志（C）、脉搏（P）、呼吸（R）、血压（BP）。A、B、C、D代表着创伤的各种危重症情况，检查步骤如下。

（1）A（asphyxia）。窒息与呼吸困难的识别与紧急处置。

（2）B（bleeding）。出血与失血性休克的识别与紧急处置。方法为一看神志、面色；二摸脉搏、肢端；三测毛细血管充盈度、血压；四量估计出血量。

（3）C（coma）。昏迷与颅脑外伤、脑疝形成等急症的识别与紧急处置。

（4）D（dying）。代表可能死亡或呼吸心搏骤停的伤因识别及紧急处置。

ABCD法属于模糊定性法，只要一看见伤员出现A、B、C、D其中一项以上明显异常，即可快速判断为重伤，异常的项目越多说明伤情越严重；相反，如果A、B、C、D四项全部正常，则归类为轻伤；介于两者之间，即A、B、C三项（D除外）中只有一项异常但不明显者，则判定为中度伤。该法只需5～10秒就可完成对一个伤员的检伤分类，适合灾害施救现场的医疗评估。

二、MARCH创伤快速检查法

MARCH创伤快速检查法来源于战场救治，主要适用于第一响应人对伤员全身进行快速检查，重点排查危及生命的几种情况。检查的同时，一旦发现存在威胁伤员生命的状况，如大出血、气道梗阻等，需要做出紧急处理（表14.4）。方法步骤如下。

表14.4　埋在废墟下的伤员的治疗和评估

初筛	需要考虑的问题	干预措施
气道	考虑到气道可能被破坏	保持气道通畅，保护颈椎
呼吸	考虑到可能因为吸入灰尘或有毒气体和/或直接创伤导致通气障碍；空间狭小可能影响插管成功率；氧气供应可能受限	提供防尘口罩保护伤员不吸入灰尘 镇痛药物可辅助肋骨骨折伤员的呼吸
循环	需评估脱水情况 充分预判到挤压伤的存在 如果伤者已经被困长时间并且仍然存活，基本可排除严重的活动性出血	控制外出血 评估容量状态，尽可能给予液体复苏
残疾	考虑到不能进行全面的神经系统检查，可能造成相关伤情未被识别	安装或维持脊柱保护
暴露	考虑到低体温的可能性 仅在进行紧急检查或急救时，才暴露部分身体	及时给予保温措施，避免低体温

（一）M（massive hemorrhage）：是否存在致命性大出血

通过查找伤口部位、快速判断出血速度、查看衣物血迹等进行评估。如果存在威胁生命的四肢大出血情况，应尽早使用止血带。在腹部和胸部等部位的开放性出血，无法使用止血带，建议使用止血纱布覆盖和包扎伤口，也可换用干净的毛巾等手边物品。

（二）A（airway）：是否存在气道梗阻

如果伤员不能说话或无意识，应该对气道进行进一步的评估。采用看、听和感觉的方法判断伤员气道是否通畅。应用手法开放并清理气道，尽量避免伸展颈部，因为这可能会加重颈椎损伤。如果伤员存在气道梗阻（窒息、鼾声、哮鸣音），请使用适当的方法立即开放气道（调整位置、清理口腔、吸引），或根据需要采用腹部或胸部冲击法解除阻塞。如果单纯地调整位置和吸引不能开放气道，则需要立即使用高级气道技术。

（三）R（respiration）：是否存在张力性气胸、开放性气胸等

伤员出现呼吸急促、脉搏快而弱，已排除外气道梗阻，有明确的胸部外伤史、胸部创口，此时应考虑发生气胸。张力性气胸一般在颈部查体可见气管移位、颈静脉怒张，伴随着低血压、心动过速、血压下降、患侧呼吸音消失。如果有上述症状，需要封闭胸部伤口，快速用敷料包扎；医疗条件允许的情况下，应行紧急穿刺减压术。

如果伤员意识不清，施救者将耳朵放在伤员口鼻部来判断通气的频率和深度，观察胸廓（或腹部）运动，听呼吸声音，用脸颊感知气流、用手感受胸廓起伏。注意伤员是否使用辅助呼吸肌进行呼吸。如果通气频率太慢或者太快，呼吸太弱或太浅，在现场环境安全前提下，使用适当通气设备，如球囊面罩，并提供高流量的氧气（当可用时）。当给伤员进行辅助通气时，确保通气频率和潮气量。所有呼吸过快的伤员都应该给予高流量的氧气。一般来说，多系统创伤或严重损伤的伤员都应该给氧，即使伤员呼吸正常。

（四）C（circulation）：检查循环情况，观察有无失血性休克等

出血是最常见的可预防的死因。最有效、快速的方法是观察以下两个指标：一是伤员的神志和意识，二是伤员桡动脉的搏动。在没有头颅外伤的情况下，伤员出现神志意识异常和（或）桡动脉搏动次数明显增加至120次/分以上，搏动变弱或消失，可判断伤员处于休克状态，尽快进行抗休克治疗。亦可观察皮肤颜色、温度和状态（毛细血管再充盈情况）。皮肤苍白、湿冷、桡动脉细弱，意识水平减弱都是灌注减少（休克）最好的早期评估线索。

（五）H（hypothermia）：是否存在低体温

受伤后，随着压埋时间的延长，以及缺少食物无法供应能量，伤员常常伴有体温下降，触摸体表温度低，肢端皮肤苍白，需要采用保温毯等进行保温或复温，并及时提供食物和水，或者及时医疗干预。

三、CRASHPLAN评估

在抢救现场，尽早发现并解除危及生命的损伤如气道梗阻、大出血等情况之后，可按照CRASHPLAN方案详细检查，评估伤者创伤情况。该检查方法属于二次评估，是在初级评估完成并采取了复苏措施、伤者生命体征相对稳定后的再次评估。

（1）C（cardiac，心脏）。明确有无心脏破裂、心脏贯通伤、心脏大血管损伤、心脏挫裂伤、心脏填塞等。

（2）R（respiration，呼吸）。评估有无张力性气胸、开放性气胸、连枷胸、肺挫裂伤，必要时现场紧急治疗及呼吸支持。

（3）A（abdomen，腹部）。评估有无实质腹腔脏器出血、空腔脏器破裂穿孔等，对不明原因休克需提高警惕，现场给予损伤控制性复苏稳定生命体征，转运后送途中如有条件可进行远程超声检查，帮助判断伤情。

（4）S（spine，脊柱、脊髓）。加强对疑有脊髓损伤伤员搬运过程中的保护，评估伤员感觉及运动平面，判断脊髓损伤部位及严重程度，现场最重要的措施即早期正确的固定及搬运。一般情况下，在移动意识不清伤员前，常规应用颈托固定、脊柱板搬运，防止造成脊髓的二次损伤。

（5）H（head，头颅）。询问头部受伤史，检查头部创面，评估伤员意识状态、瞳孔、病理生理反射等，综合评判颅内损伤部位及严重度，确定后送优先级别。

（6）P（pelvis，骨盆）。判断骨盆骨折、盆腔脏器损伤情况，给予可疑骨折伤者骨盆固定带固定，严密监测血压等生命体征变化。

（7）L（limb，四肢）。评估四肢骨折及软组织损伤情况，除累及血管引起大出血的损伤需紧急处理，余可择期手术治疗。需警惕肢体压埋后形成挤压伤及挤压综合征的可能，尽早进行液体治疗。

（8）A（arteries，动脉）。评估动脉损伤及出血情况，给予适当压迫或止血带止血。

（9）N（nerves，神经）。评估外周神经受损情况，判断致伤病因，进行防范，避免二次损伤。

第三节　烧伤伤情评估

地震中由于暴露于高温、化学、电流、热辐射源、危险品爆炸等环境，可能会引起烧伤损害。皮肤常常只是身体烧伤的一部分，皮下组织也可能被烧伤，甚至没有皮肤烧伤时，也可能有内部器官烧伤；在建筑物火灾中，吸入烟或热空气，可能造成肺部烧伤。烧伤的组织可能坏死；组织烧伤时，血管内的液体渗出引起组织水肿。大面积烧伤时，血管渗透性异常，丢失大量液体，可能引起休克。烧伤的伤情往往与预后有关，其伤情判断包括以下三方面。

一、烧伤面积的计算

烧伤面积是指皮肤烧伤区域占全身体表面积的百分数，一般不包括I度烧伤的面积。目前我国主要使用九分法和手掌法估算烧伤面积。

（一）中国新九分法

将人体全身体表面积分为11个9%，如头颈部为9%，双上肢为2×9%，躯干前后包括会阴部为3×9%，双下肢包括臀部为5×9%+1%。对儿童因头部较大而下肢较小应稍加修改，其头颈部为［9×5+1-（12-年龄）］%（表14.5，图14.2）。

表14.5　烧伤面积的计算

部位		占成人体表面积百分比/%		占儿童体表面积百分比/%
头颈	发部	3	9×1	9+（12-年龄）
	面部	3		
	颈部	3		
双上肢	双手	5	9×2	9×2
	又前臂	6		
	双上臂	7		
躯干	躯干前	13	9×3	9×3
	躯干后	13		
	会阴	1		
双下肢	双足	7	9×5+1	9×5+1-（12-年龄）
	双小腿	13		
	双大腿	21		
	又臀	5		

（二）手掌法

将伤者本人的一个手掌手指并拢，单掌面积约为其体表面积的1%。以此估算。

二、烧伤深度的估计

烧伤深度（表14.6）的估计有“四度五分法”，与“三度四分法”的不同之处在于将“三度四分法”的Ⅲ度烧伤中深及肌肉、骨骼、内脏器官等层面的烧伤，称为Ⅳ度烧伤。临床上Ⅳ度烧伤往往被未脱落的皮肤覆盖，早期不易鉴别。烧伤原因不同，则临床表现也不完全相同，如电烧伤、酸碱烧伤等临床表现与热力烧伤不完全一样。电烧伤往往面积小，但深度较深；酸烧伤表面蛋白凝固变性，容易估计偏深；碱烧伤有继续加深的过程，容易估计偏浅。

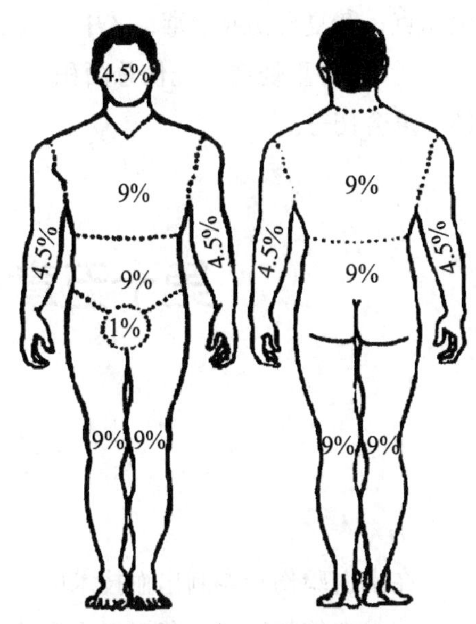

图14.2　烧伤面积评估（中国新九分法）

表14.6 烧伤深度鉴别

深度	损伤深度	外观及体征	感觉	拔毛	温度	转归
Ⅰ度	伤及表皮，生发层健存	红斑，无水疱，轻度肿胀	痛感明显但可控	痛	增高	3～5天痊愈；脱屑，无瘢痕
浅Ⅱ度	伤及真皮乳头层，部分生发层健存	水疱、基底红润，深处多，水肿重	痛	剧痛	增高	1～2周痊愈，色素沉着，数月可退，不留瘢痕
深Ⅱ度	伤及真皮层	水疱、基底粉白，创面微潮，水肿较重，时有小出血点，干燥后可见毛细血管网	微痛	微痛	略低	3～4周愈合，瘢痕较重
Ⅲ度	伤及皮肤全层	创面苍白、焦黄或碳化，干燥，硬如皮革，表面肿胀不明显，粗大血管网	痛觉丧失	不痛，易拔除	发凉	周围上皮向中心生长或植皮方愈
Ⅳ度	伤及皮肤皮下脂肪层甚至肌肉、骨骼及内脏	创面苍白、焦黄或碳化，干燥，硬如皮革，表面肿胀不明显，伴深部组织功能障碍	痛觉丧失	不痛，易拔除	发凉	植皮或皮瓣等方法手术修复创面，同时处理损伤的深部器官

注：拔毛试验即将烧伤部位的毛发拔出1～2根，一般用于鉴别深Ⅱ度与Ⅲ度烧伤。

三、我国烧伤严重程度的分类

（1）轻度烧伤。Ⅱ度面积10%以下。

（2）中度烧伤。Ⅱ度烧伤面积11%～30%，或Ⅲ度烧伤面积不足10%。

（3）重度烧伤。Ⅱ度烧伤总面积31%～50%，或Ⅲ度烧伤面积11%～20%，或Ⅱ度、Ⅲ度烧伤面积虽不达上述百分比，但有下列情况之一者，仍属重度烧伤范围：①全身症状较重或已发生休克；②复合伤或中毒；③中、重度吸入性损伤；④婴儿头部烧伤超过5%。

（4）特重烧伤。烧伤总面积50%以上，或Ⅲ度烧伤面积20%以上，或发生严重的吸入性损伤、复合伤等。

第十五章　创伤基本救治技术

第一节　止　　血

在出血验伤和控制出血技术中，常把出血方式分为可压迫性出血和不可压迫性出血，基础止血技术中的加压包扎和钳夹止血技术可用于前者。不可压迫性出血按照部位大体分为交界部位出血和不可压迫性躯干出血。

一、基本概念

（一）基础止血技术

1. 手指压迫止血法

手指压迫止血是把手指放在伤口上方（近心端）的动脉压迫点上，用力将动脉血管压在骨骼上，中断血液流通达到止血目的。手指压迫止血法是较迅速有效的一种临时止血方法，止住出血后，需立即换用其他止血方法。

2. 加压包扎止血法

加压包扎止血法为非手术止血方法，适用于各种伤口，最常用且较可靠。加压包扎止血法采用无菌纱布覆盖压迫伤口，再用三角巾或绷带用力包扎，包扎范围应比伤口稍大。其中也包含填塞止血法概念，适用于颈部以及臀部等较大且深的伤口。

3. 屈肢加垫止血法

屈肢加垫止血法是将衬垫置于四肢屈曲部位并固定，利用衬垫压迫动脉以止血的方法。此法适用于无骨折的四肢出血和单纯加压包扎止血无效的出血。此法会给伤员带来较大痛苦，不宜首选。

4. 填塞止血法

填塞止血法是用无菌敷料填塞深部伤口，再加压包扎以止血的方法，仅限于深部伤口，以及腋窝、肩部、腹股沟和臀部等用加压包扎法难以止血的部位。对于深部伤口如肌肉、骨端的出血，一定要用大块敷料填塞伤口；填塞物要尽量无菌；不要将破碎组织、异物带入伤口深部；后续处理时避免将填塞物遗留在伤口内。该法缺点是止血不甚彻底且容易增加感染机会。

5. 止血带止血法

止血带是创伤致四肢大出血时的紧急救命器材，可以有效控制出血。常用的止血带有旋压式止血带（图15.1）、卡扣式止血带（图15.2）、橡皮止血带、加压充气止血带等。止血带止血法是将出血的肢体扎住，以阻断血流达到止血的方法。因止血带易造成肢体残疾，故使用时要特别小心。如果没有止血带时亦可用宽绷带、三角巾或其他布条等代替以备急需。

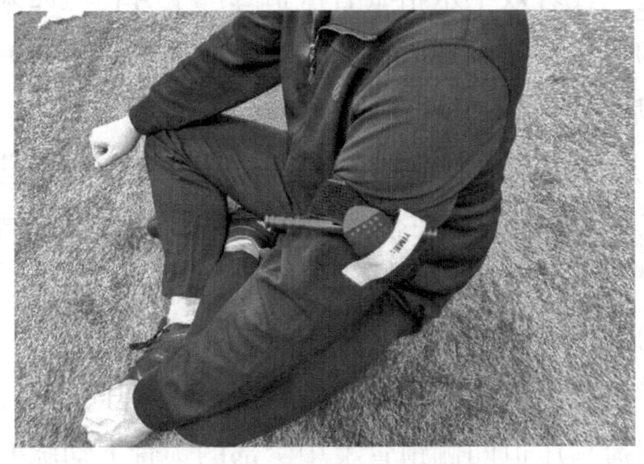

图15.1　旋压式止血带止血

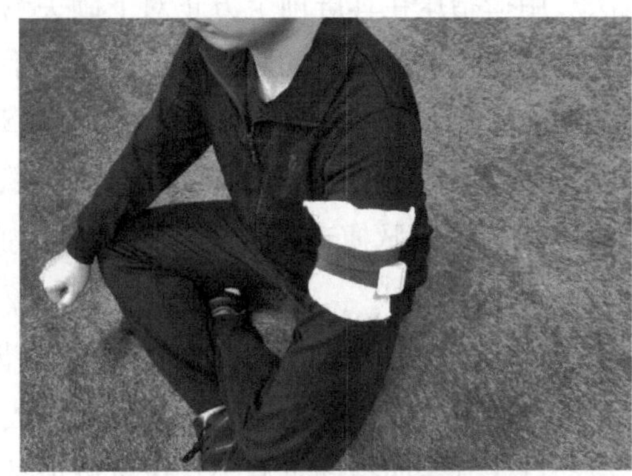

图15.2　卡扣式止血带止血

6. 钳夹结扎止血法

由于指压止血不能持久且效果较差，而止血带止血会导致患肢胀痛难以忍受，所以当实施了指压止血或止血带止血后，在检查创面时若发现有裸露的破裂血管，应改为直接用止血钳钳夹结扎止血法。

7. 止血敷料止血法

止血敷料止血法是使用止血敷料帮助控制止血的方法。止血敷料通常由纱布、止血海绵或止血粉等医用材料组成，可以吸收血液并帮助止血。

（二）高级止血技术

1. 交界部位止血

交界部位出血是指颈根部、腋窝、腹股沟区、会阴部和骶尾部等部位的出血。目前主要采用填塞止血+加压包扎技术救治。对于相对多见的颈根部、腋窝和腹股沟区出血，止血操作流程基本一致：暴露伤口、止血敷料填塞，保持压迫至少3分钟，然后进行加压包扎、妥善固定，并做好伤票记录。但针对交界部位的压迫、固定往往存在不确切、不到位等问题，一直被认为是止血的难点。用于交界部位出血的止血带称为交界部位止血带。

2. 复苏性主动脉内球囊闭塞

也称为急救血管内球囊阻断，用于不可压迫性躯干出血，在伤者主动脉内植入阻断球囊，控制主动脉所供血的三个功能区，从而为救援人员提供一个救命和确切控制出血的机会窗口。

二、操作要点

（一）基础止血技术

1. 手指压迫止血操作要点

（1）头部止血法。①颌外动脉指压法。拇指或示指压在下颌角前大约3厘米处（颌外动脉搏动点），或者一手固定伤者头部，用另一手拇指在下颌前上方约1.5厘米处即咀嚼肌下缘与下颌骨交接处颌外动脉搏动点，向下颌骨方向垂直压迫，其余四指托住下颌固定头部。②浅动脉指压法。用拇指压在耳屏前上方正对下颌关节处，或者双手示指垂直压迫耳屏上方1～2厘米处颞浅动脉搏动点。③枕后动脉指压法。一只手四指压迫伤侧耳后与枕骨粗隆间的凹陷处，另一只手固定于伤者头部。或者用双手大拇指压迫耳后乳突后下方枕动脉搏动点。

（2）颈动脉止血法。即颈总动脉指压法，用拇指在甲状软骨、环状软骨外侧与胸锁乳突肌前缘之间的颈动脉搏动处，向颈椎方向压迫，其四指固定在伤者的颈后部。严禁双侧同时压迫。

（3）锁骨下动脉止血法。即锁骨下动脉指压法，用拇指在同侧锁骨上窝搏动处向内下方用力压至第一肋骨骨面，其余四指固定肩部；或者说是用拇指在锁骨上窝处向下垂直压迫锁骨下动脉搏动点，其余四指固定肩部；也可以说是用拇指压迫同侧锁骨上中窝部的锁骨下动脉搏动点，用力向下、向后压迫（图15.3）。

（4）上肢止血法。①指动脉指压法。用拇指及示指压迫指根两侧指动脉搏动点。②尺桡动脉指压法。双手拇指分别垂直压迫腕横纹上方两侧尺桡动脉搏动点。③肱动脉指压法。一手握住伤员伤肢的腕部，将上肢外展外旋，另一只手向肱骨方向垂直压迫腋下肱二头肌内侧肱动脉搏动点（图15.4）。

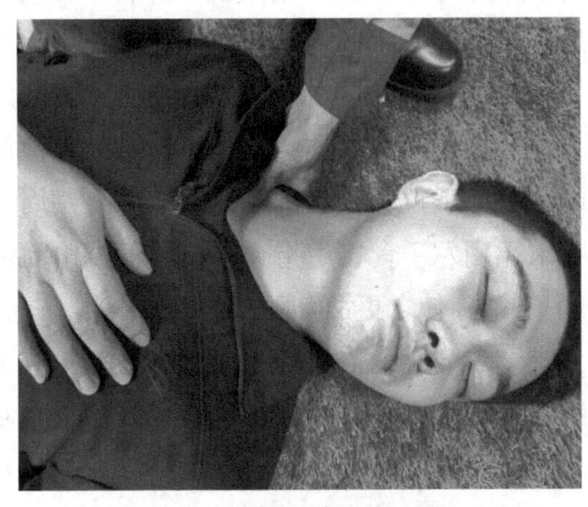

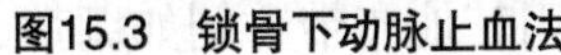

图15.3　锁骨下动脉止血法

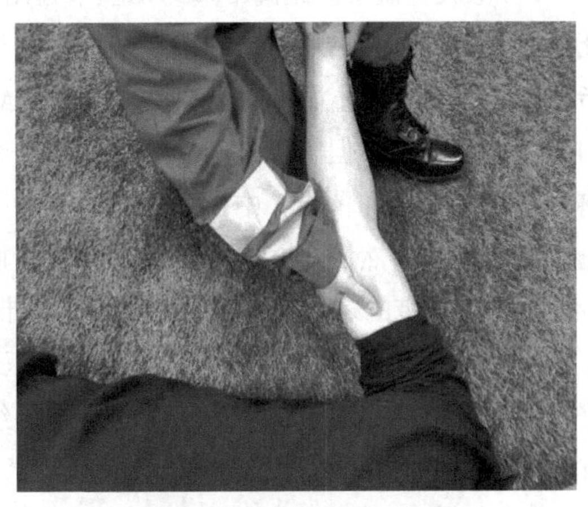

图15.4　肱动脉上肢止血法

（5）下肢止血法。①股动脉指压法。用两手拇指重叠放在腹股沟韧带中点稍下方、大腿根部股动脉搏动处用力垂直向下压迫。②腘动脉指压法。用两手拇指在腘窝横纹中点腘动脉搏动点处向下垂直压迫。③胫前和胫后动脉指压法。用两手拇指分别压迫足部中部（胫前动脉）和足跟内侧与内踝之间（胫后动脉）止血。

注意事项：①动脉被压闭后，远端供血中断，有可能出现肢体损伤甚至坏死。②很多动脉与神经相邻，压迫时应注意神经损伤的问题。③很多地方有多支动脉侧支供血，故指压动脉止血法不能达到完全止血效果，还应配合其他方法使用。④这种方法仅是一种临时的急救方法，不宜持久使用。止住血后，应根据具体情况换用其他有效的止血方法，如加压包扎止血法、止血带止血法等。

2. 加压包扎止血操作要点

（1）常用加压包扎法。伤口覆盖无菌敷料后，再用厚纱布、棉垫置于无菌敷料上面，然后再用绷带、三角巾等紧包扎，以停止出血为度。伤口应尽量清洁，包扎要牢固，包扎范围应比伤口稍大。

（2）填塞止血后加压包扎法。用无菌的棉垫、纱布等，紧紧填塞在伤口内，纱布数量因情况而定，再用绷带或者三角巾等进行加压包扎，松紧刚好达到止血目的为宜。伤口有碎骨存在时，禁用此法。

（3）加垫屈肢止血后加压包扎法。①前臂或小腿出血，可在肘窝或腘窝放纱布垫、棉花团、毛巾或衣服等物，屈曲关节，用三角巾或绷带将屈曲的肢体紧紧缠绑起来。②上臂出血，在腋窝加垫，使前臂屈曲于胸前，用三角巾或绷带把上臂紧紧固定在胸前。③大腿出血，在大腿根部加垫，屈曲髋关节和膝关节，用三角巾或长带子将腿紧紧固定在躯干上。

注意事项：①伤口覆盖无菌敷料后，用厚纱布、棉垫置于无菌敷料上面，然后用绷带、三角巾等紧紧包扎，以停止出血为度。②伤口应尽量清洁，包扎要牢固。③有骨折和怀疑骨折或关节损伤的肢体不能用加垫屈肢止血，以免引起骨折端错位和剧痛。④使用时要经常注意肢体远端的血液循环，如血液循环完全被阻断，要每隔1小时左右慢慢松开一次，观察3～5分钟，防止肢体坏死。

3. 止血带止血操作要点

（1）橡胶止血带。距离带端约10厘米处用左手拇指、示指以及中指紧握，并将手背向下放在扎止血带的部位；右手持带中段绕伤肢一圈半后将带塞入左手的示指与中指之间，然后左手示指与中指紧夹一段止血带向下牵拉成一个“A”字形活结（图15.5）。橡胶止血带的弹性好，使用易使血管闭塞，但管径过细易造成局部组织损伤。操作时，在准备结扎止血带的部位加好衬垫，以左手拇指和食指、中指拿好止血带的一端，另一手拉紧止血带围绕肢体缠绕一周，压住止血带的一端，然后再缠绕第二周，并将止血带末端用左手食、中指夹紧，向下拉出固定即可。还可将止血带的末端插入结中，拉紧止血带的另一端，使之更加牢固。

（2）气压止血带。操作简单，常使用血压计袖带，将袖带绕在扎止血带的部位，打气至伤口停止出血即可。其压迫面积大，对受压迫的组织损伤较小，并容易控制压力，放松也方便，为首选止血法。

（3）布制止血带。将三角巾折成带状（图15.6）或使用其他布带（例如绷带、橡皮条、宽布条、领带等均可，禁用铁丝、电线、绳索），在需止血部位加好衬垫后，用止血带缠绕，然后打一活结；用一质硬短棒的一端插入活结一侧的止带下，并旋转拉紧至停止出血为度，再将短棒、筷子或铅笔的另一端插入活结套内，将活结拉紧即可。

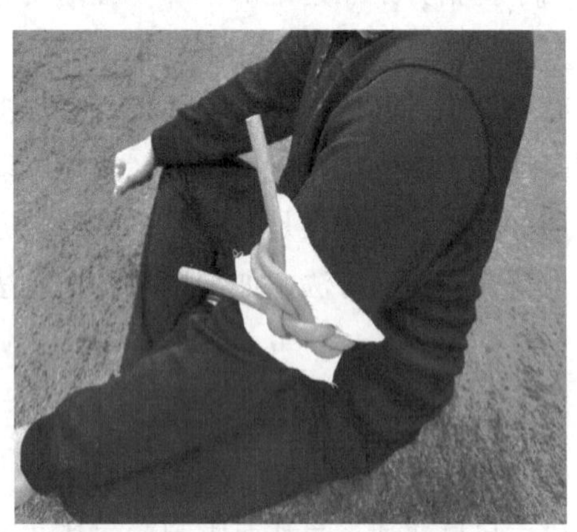

图15.5　橡胶止血带止血

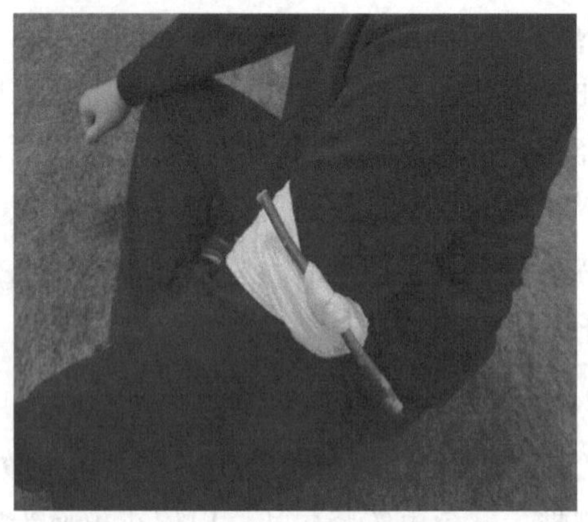

图15.6　三角巾止血

注意事项：①部位。上臂外伤为上臂上1/3处，前臂或手为上臂下1/3处，下肢外伤为股骨中下1/3交界处。为避免损伤皮肤，使用衬垫或将衣服当衬垫，再扎止血带。②松紧度。松紧度合适，出血停止、远端脉搏触摸不到为宜。③时间。不超过5小时，每40～50分钟放松1次，每次3～5分钟。扎止血带者应有明显标记并注明时间及部位。④解除止血带。应在采取其他有效的止血方法后方可进行。如组织已发生明显广泛坏死时，在截肢前不宜松解止血带。

（二）交界部位止血装置

1. 骨盆固定操作步骤

（1）去除伤员口袋及骨盆区域物体，将骨盆带塞入臀部下方，不要压住目标区域压迫装置（TCD）。

（2）插入卡扣。

（3）向两侧拉紧牵引带，直到听到卡扣入位声音。将一侧多余的带子拉紧后粘在尼龙魔术贴上，此时会听到“咔”的声音。为防止过长时间使用，需注意观察伤员皮肤情况。

（4）去除交界部位止血带时，只需解开卡扣。

2. 腹股沟区止血操作步骤

（1）将骨盆带置于伤员臀部下方，使TCD能够覆盖目标压迫区域。如果目标压迫区域有伤口，可先使用消毒纱布或止血辅料。如果需要两侧止血，添加另一个TCD。

（2）将TCD置于目标区域，并连接卡扣。

（3）向两侧拉牵引带，直到听到卡扣入位的声音。将一侧多余的带子拉紧后粘在尼龙魔术贴上，此时会听到“咔”的声音。

（4）利用气囊向TCD中打气，直到出血停止。

转运过程中，要观察出血控制情况，必要时调整交接部位止血带。去除交界部位止血带，同前。

3. 腋窝区域止血操作步骤

（1）将交接部位止血带放置于双臂下，越高越好。将止血带上的D形环放置到患处一侧，并和同侧颈部边缘成一线。连接卡扣，向两侧拉紧牵引带，直到听到卡扣入位的声音。

（2）安装TCD扩展装置，并放在附加带的尼龙魔术贴处。胸前，将附加带的卡扣挂在D形环上。背后，将附加带的卡扣挂在伤员正中线位置的骨盆带线绳上。

（3）利用牵引带拉紧附加带。利用气囊向TCD中打气，直到出血停止。

转运过程中，要观察出血控制情况，必要时调整交接部位止血带。去除交界部位止血带，同前。

三、配套条件

除压迫止血部位存在伤口时需止血辅料，无特殊配套条件需求。全套交界部位止血带包括骨盆带、充气气囊、附加带、TCD扩展装置以及2个TCD。复苏性主动脉球囊阻断术装置可在操作时多备几套。

四、效果评估

（1）止血效果评估标准为出血部位出血停止。

（2）如因搬动等原因造成已止血部位再次出血，则需及时调整止血装置或止血方式。

（3）注意止血装置的使用时效。如交接部位止血带可使用长达4小时。

（4）在抵达可进一步处置伤情的医疗机构前，不要轻易移除止血装置。

（5）有气囊的止血装置可能因海拔、温度变化而出现变化，如TCD的膨胀情况等。

第二节 包　扎

一、基本概念

包扎是常用的急救方法之一，伤口包扎具有加压止血、保护伤口、减轻疼痛和防止感染等作用。包扎伤口应将伤口全部覆盖，包扎稳妥，松紧适度，并应尽可能注意无菌操作原则，以便为后续处置创造良好的条件。常用包扎器材有三角巾急救包和急救创伤绷带等。在紧急情况下也可就地取材，比如干净的毛巾、布料等。本节重点讲述三角巾和急救创伤绷带两项现场救治技术。

二、操作方法

（一）三角巾包扎技术

三角巾应用范围广泛，包扎面积大，包扎方法多样，使用方便、灵活，三角巾急救包体积小、能防水，内含三角巾和大小两块敷料，由橡皮布压缩包装。使用时橡皮布可用于防水包扎和开放性气胸的处理。三角巾展开时为等腰三角形，顶角和一个底角各有一个系带，可根据受伤部位的不同，折叠成带式、燕尾式用于各部位伤口包扎，可用于身体不同部位的包扎。

1. 三角巾风帽式包扎法

适用于颅顶部、枕后部的创伤。将无菌敷料覆盖于伤口处，再将三角巾顶角打结，置于前额正中，然后将底边的中点打结，置于枕部，两手分别拉住两底角包住下颌，并在交叉后绕至颈后，在枕部打结。过程中注意避开气管，以免影响伤员呼吸。

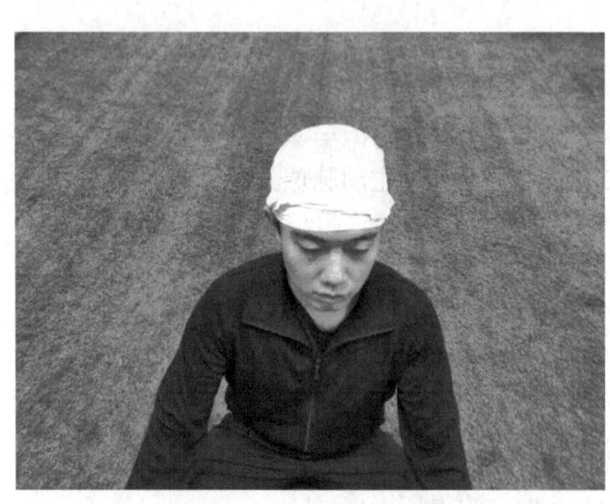

图15.7　三角巾帽式包扎法

2. 三角巾帽式包扎法

适用于颅顶部的创伤。将无菌敷料覆盖于伤口处，再将三角巾底边内折2横指。底边中点置于眉弓上缘前额正中，顶角位于枕后，然后拉紧底边，经双侧耳上拉至枕后。两底边角在枕后交叉压住顶角。拉紧顶角与底边一并拉至前额打结固定（图15.7）。

3. 三角巾单眼部保护性包扎法

适用于单眼部创伤。将无菌敷料覆盖于伤眼，再将三角巾折成约4横指宽条带，斜放于伤眼，下端条带从伤侧耳下绕至对侧耳上，在前额正中压住上端条带，然后上端条带反折经健侧耳上至枕后，两端相遇打结。

4. 三角巾双眼部保护性包扎法

适用于单眼部创伤。将无菌敷料覆盖于伤眼，再将三角巾折成约4横指宽条带，斜放于伤眼，下端条带从伤侧耳下绕至对侧耳上，在前额正中压住上端条带，然后将上端条带反折覆盖另一眼，经健侧耳下至枕后，两端相遇打结。

5. 三角巾单耳部带式包扎法

适用于单侧耳部创伤。将无菌敷料覆盖于伤耳，再将三角巾折成约4横指宽条带，斜放于伤耳，下端条带经枕后隆突沿健侧耳上至前额正中压住上端条带，然后将上端条带反折，经健侧耳上至枕后，两端相遇打结。

6. 三角巾双耳部带式包扎法

适用于双侧耳部创伤。将无菌敷料覆盖于伤耳，再将三角巾折成约4横指宽条带，条带中部置于枕后，包裹双侧伤耳，绕至前额交叉分别拉向伤耳侧压住敷料上缘边相遇打结。

7. 下颌部三角巾带式包扎法

适用于下颌部创伤。将无菌敷料覆盖于下颌部，再将三角巾折成约4横指宽条带，两手拖住条带1/3处置于下颌敷料上，拉紧条带至两耳前，一手将长端通过头顶至另一侧耳上，两条带相遇后十字交叉，一端绕至枕后，另一端绕至前额，至另一耳上相遇打结。

8. 三角巾单肩燕尾式包扎法

适用于单肩部创伤。无菌敷料覆于伤处，再将三角巾折成燕尾式，后角压前角，后角大于前角，燕尾夹角朝向颈部盖住敷料，然后将两燕尾角在对侧（健侧）腋下打结，拉住两燕尾底边包绕伤侧上臂上1/3打结（图15.8）。

9. 三角巾胸（背）部包扎法

适用于胸背部创伤。将无菌敷料覆于伤处，再将三角巾底边内折2横指，覆盖敷料，顶脚朝上，对准伤锁骨中线，然后拉紧两底角，绕至背部打结，顶角系带越过伤侧肩部与底边一并打结。

10. 三角巾腹（腰）部燕尾式包扎法

适用于腹腰部创伤。将无菌敷料覆于伤处，再将三角巾折成燕尾式，平铺于敷料上方，前角压后角，前角大于后角，将折好的燕尾夹角朝下横放于敷料上，且拉紧燕尾底边，前后角相遇打结，然后调整两燕尾角，分别拉紧到大腿根部包裹大腿打结（图15.9）。

11. 三角巾腹股沟燕尾式包扎法

适用于腹股沟部创伤。将无菌敷料覆盖于伤处，再将三角巾折成燕尾式，平铺于敷料上方，前角压后角，前角大于后角，然后将折好的燕尾夹角朝上横放于敷料上，且拉紧燕尾底边前后角包裹大腿上1/3处打结，调整两燕尾角，分别拉紧到健侧腰部上打结。

12. 三角巾臀（骶）部燕尾式包扎法

适用于臀（骶）部创伤。将无菌敷料覆盖于伤处，再将三角巾折成燕尾式，平铺于敷料上方，前角压后角，前角大于后角，然后将折好的燕尾夹角朝上横放于敷料上，且拉紧燕尾底边前后角包裹大腿上1/3处打结，调整两燕尾角，分别拉紧到健侧腰部上打结。

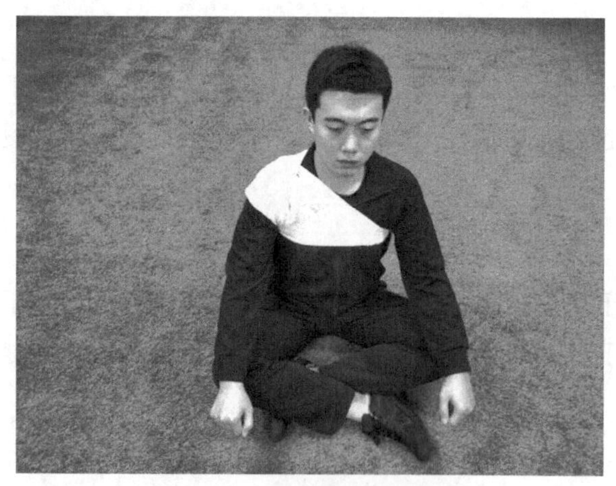

图15.8　三角巾肩部包扎法

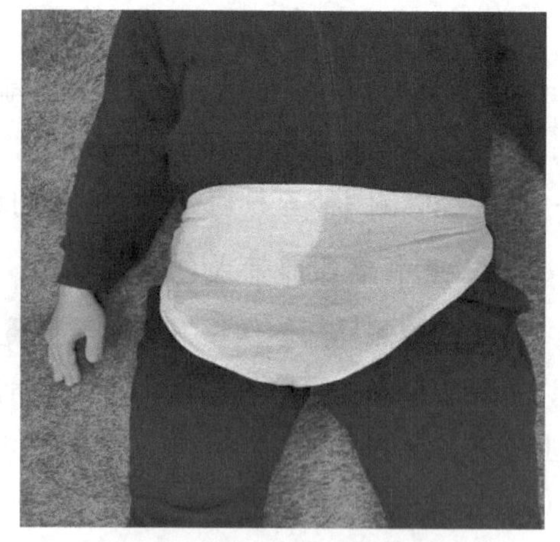

图15.9　三角巾腹部包扎法

13. 三角巾四肢部包扎法

适用于四肢部创伤。将无菌敷料覆于伤处，再将三角巾折成比敷料略宽的条带，然后将三角巾条带绕肢体两周，分别压住条带的上下缘，两端相遇，避开伤口打结。

14. 三角巾手（足）部一般式包扎法

适用于手足部创伤。将无菌敷料覆于伤处，再将三角巾底边折1横指后底边中点置于腕关节（踝关节）处，一手提起顶角包裹手指（足趾）至腕关节（踝关节）处，然后再提起两底角包裹手（足）部至腕关节（踝关节）交叉盖住顶角，包绕腕关节（踝关节）一圈后，一并拉上顶角，再绕腕关节（踝关节）一圈两底角相遇打结固定。

15. 三角巾气胸封闭式包扎法

（1）适用于开放性气胸。将三角巾急救包包装皮内面贴紧伤口，封闭伤口，将开放性气胸变为闭合性气胸，然后敷料覆盖包装皮，三角巾底边双层压住敷料，拉紧两底角相遇打结。顶角越过伤侧肩部，拉紧系带，于底边一并打结。

（2）对于张力性气胸，行胸腔穿刺时，可自制气胸紧急减压装置，即在胸腔穿刺针的尾部扎上一个尖端剪一小洞的橡皮指套，这样穿刺针刺入胸腔后，吸气时手指套萎陷，空气不能进入胸膜腔，呼气时，则空气从指套的小洞口处排出，起到减压的作用。

16. 三角巾肠脱出保护性包扎法

适用于腹部外伤有内脏脱出时。三角巾顶角朝下，将无菌敷料直接（或三角巾上分离的大敷料）置于腹部肠脱出内容物上，操作时严格无菌观念，然后提起三角巾，将军用碗（或取下内腰带做成的圈）套于敷料上，顶角向下越过会阴系带用膝关节压住，再将两底角拉向腰间，负伤人员侧身，两角相连打结，顶角或系带穿过两底角余结相连打结，且摆放下肢双膝屈曲体位。

（二）急救创伤绷带包扎技术

急救创伤绷带，又称为多功能急救包扎包，其组成包括：头端套环、加压环、固定钩、敷料垫、弹力绷带等。适用于头、躯干、四肢等部位伤口包扎。具有操作简洁、适体性好等优点，自救和互救均可，自救单手即可完成（图15.10）。

1. 急救创伤绷带头部包扎法

适用于颅顶部及颌面部创伤。将敷料覆于伤口处，绷带经下颌绕头部一周，绷带卡入加压环后反向拉紧，然后继续绕头部一周，经眉上横向缠绕数周，用固定钩固定（图15.11）。

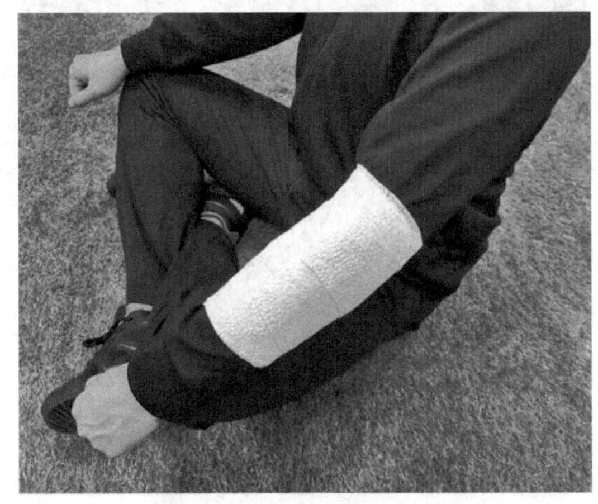

图15.10　弹力绷带包扎法

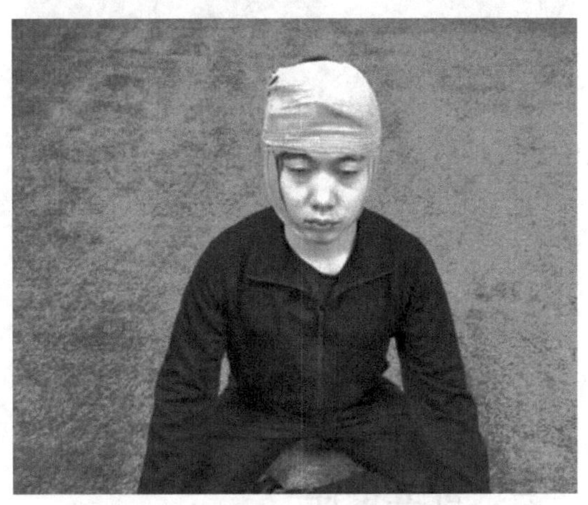

图15.11　急救创伤绷带头部包扎法

2. 急救创伤绷带环形包扎法

适用于胸部、腹部和四肢创伤，分为自救和互救两种。

（1）自救。主要适用于四肢伤自救。将伤肢套入绷带头端环内，拉紧绷带使敷料覆盖伤口，环形缠绕肢体数周，然后用固定钩固定（图15.12）。

（2）互救。主要适用于胸部、腹部和四肢创伤。将敷料覆盖于伤处，绷带缠绕肢体一周后卡入加压环，然后反向拉紧，继续缠绕肢体。用固定钩固定（图15.13）。

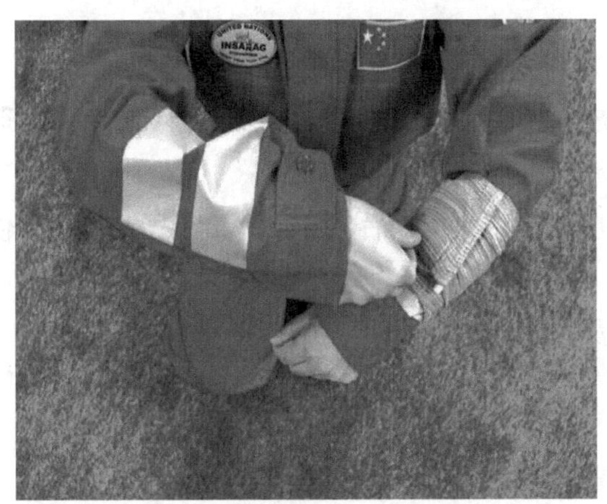

图15.12　急救创伤绷带单手包扎法

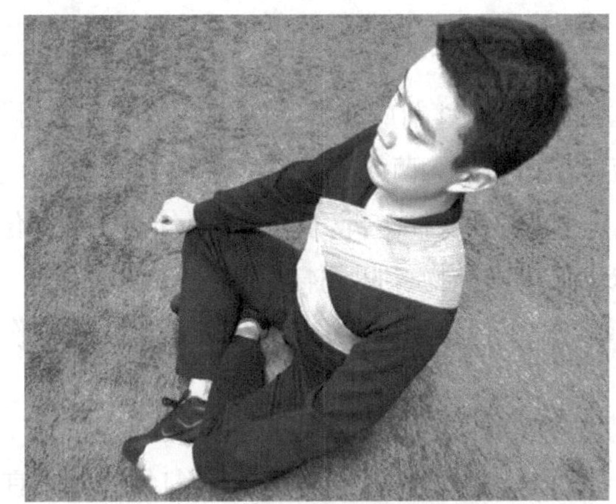

图15.13　急救创伤绷带胸部包扎法

3. 急救创伤绷带“8”字包扎法

适用于肩、臀和腹股沟部创伤。将敷料覆于伤口处，再将绷带经腋下缠绕肩部一周，绷带卡入加压环，反向拉紧，继续缠绕肩部一周，绷带经后背拉至对侧腋下，然后再经胸前拉至伤肩处做“8”字缠绕，用固定钩固定（图15.14）。

4. 急救创伤绷带肢体残端包扎法

适用于肢体离断创伤。将敷料覆盖于伤口处，绷带经残端上方缠绕一周后，然后经残端面开始行“8”字交叉包扎法，直至残端面被绷带包扎完整，用固定钩固定（图15.15）。

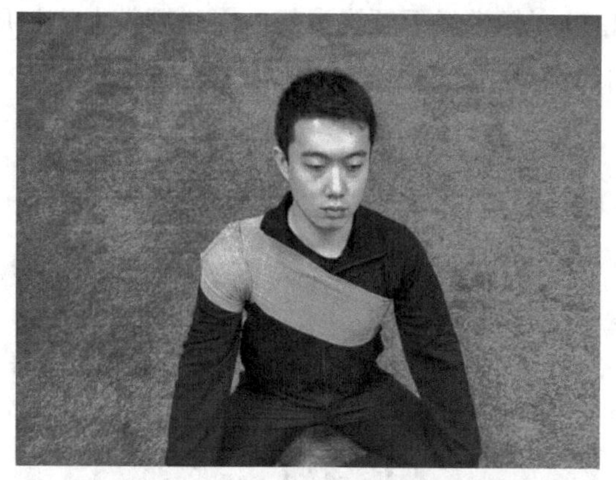

图15.14　急救创伤绷带肩部包扎法

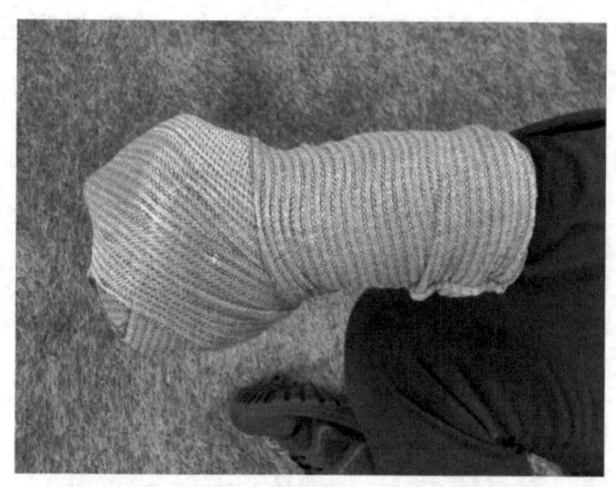

图15.15　急救创伤绷带断肢残端包扎法

三、配套条件

（1）单个部位的三角巾包扎技术，一般需要准备三角巾，无特殊配套条件需求。

（2）单个部位的急救创伤绷带包扎技术，无特殊配套条件需求。

（3）眼外伤、肠脱出或身体内插入异物，要使用眼罩、碗状容器进行固定、保护，或根据现有条件就便取材，使用军用腰带制作简易环形装置起到固定、保护的作用。

四、注意事项

（一）一般注意事项

（1）包扎前应充分暴露伤口，不用手触摸伤口，不用水清洗伤口，伤口处不随便涂抹药液，伤口使用无菌敷料覆盖，避免伤口污染，选择合适的方法包扎。

（2）开放性骨折，骨外露部分不随便复位，应原位敷料覆盖后包扎，并给予固定；不随便取出伤口内异物；脱出体内脏器不送回体腔。

（3）包扎固定打结应在肢体外侧，避开伤口及骨隆突处。

（二）特殊注意事项

（1）三角巾帽式包扎在额前打结位置不宜过高，过高易致敷料脱落。

（2）眼部包扎禁止揉搓伤眼，或对伤眼施加压力。眼球伤及眼部贯通伤应使用眼罩，或使用杯状容器保护；当有异物插入眼球时严禁将异物从眼球拔出，应用杯状容器固定异物；再用敷料进行包扎。如配备有眼罩，救治效果更佳。

（3）腹部包扎时，伤员取屈膝仰卧位，此体位可减轻腹部张力。面对腹部外伤有内脏脱出时，不要还纳，应采用浸湿了等渗盐水的大块无菌敷料覆盖，再扣以无菌换药碗或无菌的盛物盆等，以阻止肠管等内脏的进一步脱出，然后再进行包扎固定。

（4）急救创伤绷带固定钩固定时应避开伤口、关节、骨隆突及易受压部位。

（5）急救创伤绷带在头部包扎缠绕时，应避免压迫气管，遮盖伤员的口唇和双眼。

（6）颅脑伤有脑组织膨出时，不要随意还纳，应采用浸湿了等渗盐水的大块无菌敷料覆盖，再扣以无菌换药碗，以阻止脑组织进一步脱出，然后再进行包扎固定。同时将伤员取侧卧位，并清除其口腔内的分泌物、黏液或血块，保持其呼吸道通畅。

（7）刺入体内的刀或其他异物不能立即拔除，以免引起大出血。应先用大块敷料支撑异物，然后用绷带固定敷料以控制出血。在转运途中需小心保护，并避免移动。

五、效果评估

（1）包扎松紧适宜，过松敷料容易脱落，过紧会影响局部血液循环。

（2）出血性质判断正确，伤口处理正确，且无遗漏伤口。

（3）伤口敷料未被污染，包扎完好，无外露。

（4）贯通伤、骨折端、内容物外露处理正确。

第三节　固　　定

地震现场骨折临时固定技术是对骨折、关节损伤、肢体挤压伤和大面积软组织伤用夹板、三角巾、就便材料进行固定，起到制动、止痛、防止伤情加重、促进愈合速度、提高愈合质量、减轻伤员痛苦，便于后送进一步治疗。

一、骨折分类

（一）依据骨折是否和外界相通

1. 开放性骨折

开放性骨折即骨折附近的皮肤和黏膜破裂，骨折处与外界相通。此类骨折易受外界细菌感染，后果比较严重。

2. 闭合性骨折

闭合性骨折即骨折处皮肤或黏膜完整，不与外界相通。此类骨折没有污染。

（二）依据骨折的程度

1. 完全性骨折

完全性骨折即骨的完整性或连续性全部中断，管状骨骨折后形成远近2个或多个骨折段，如粉碎性骨折。

2. 不完全性骨折

不完全性骨折即骨的完整性或连续性仅有部分中断，如儿童的青枝骨折。

（三）依据骨折的形态

分为横形或斜形或螺旋形骨折、粉碎性骨折、压缩性骨折、凹陷骨折、裂纹骨折、青枝骨折等。

（四）依据骨折后的时间

1. 新鲜骨折

新鲜骨折即新发生的骨折和尚未充分地纤维链接，2～3周内的骨折。

2. 陈旧性骨折

陈旧性骨折即伤后3周以上的骨折。

二、常见骨折固定

（一）四肢骨折固定

1. 上肢骨折

保持屈肘90°位，夹板塑形后置于伤臂两侧，两端略超过伤臂上下关节，上下关节骨突出部位加垫衬，用三角巾或条带分别固定骨折上下两端，并将前臂悬吊于胸前（图15.16）。如现场无制式固定器材，可利用衣物、树枝等就便器材固定（图15.17）。在条件有限的情况下，可将上臂（图15.18）或前臂（图15.19）固定于躯干。

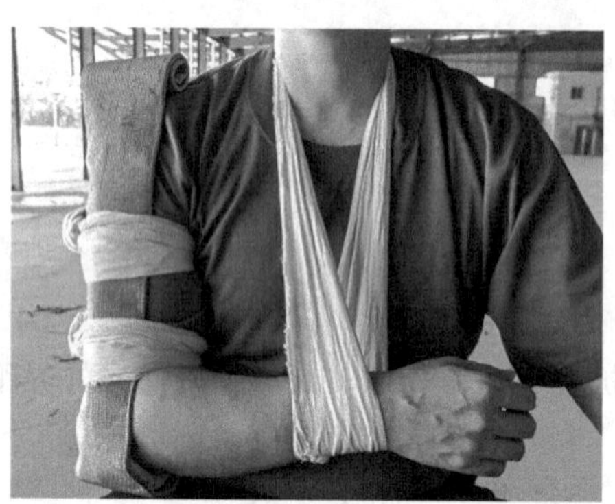

图15.16　上臂骨折卷式夹板固定

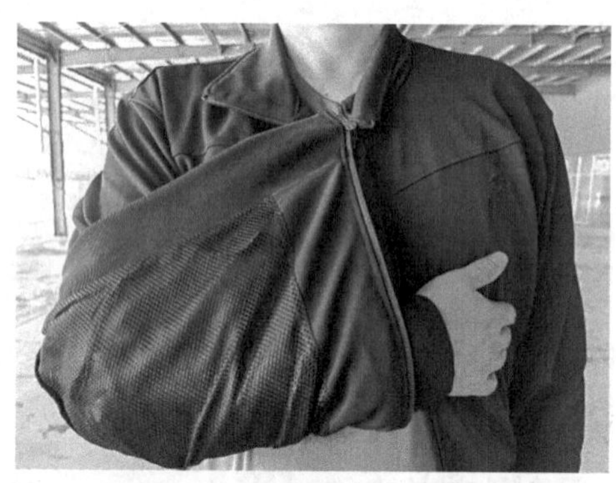

图15.17　前臂骨折衣襟固定

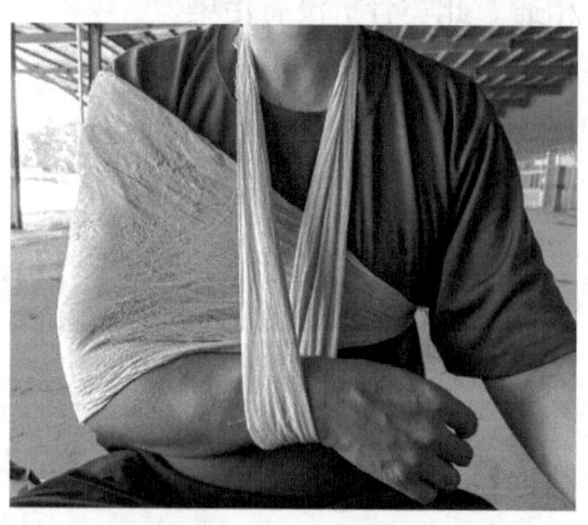

图15.18　上臂骨折躯干固定

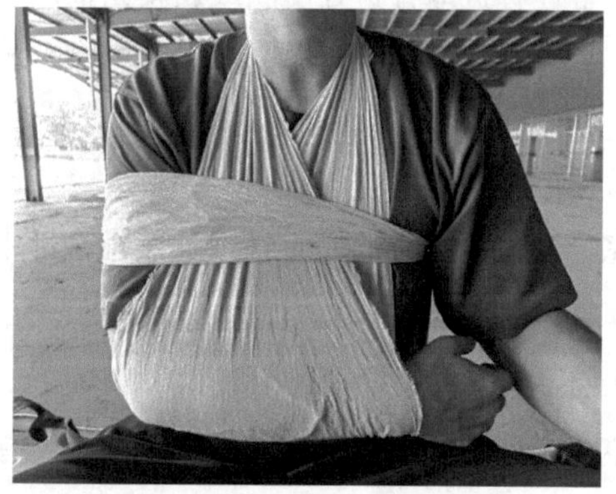

图15.19　前臂骨折躯干固定

2. 下肢骨折

保持下肢解剖位，夹板（图15.20）塑形后置于伤肢内外侧，两端略超过伤处上下关节，上下关节骨突出部位加垫衬，用三角巾或条带分别固定骨折上下两端、膝关节和（或）髋关节，“8”字形固定踝关节。在条件有限的情况下，可将伤肢固定于对侧健肢（图15.21）。

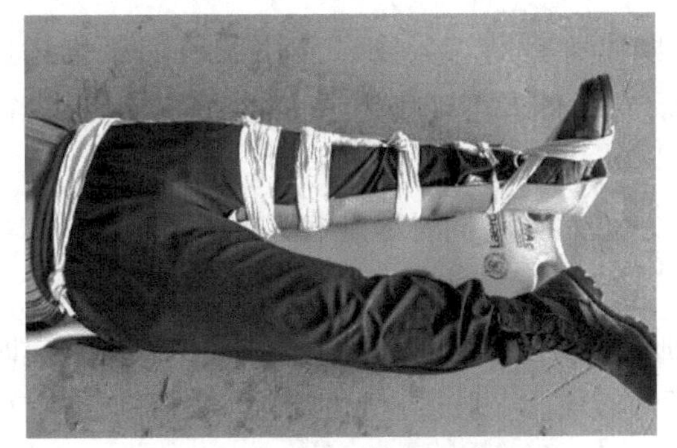

图15.20　大腿骨折卷式夹板固定

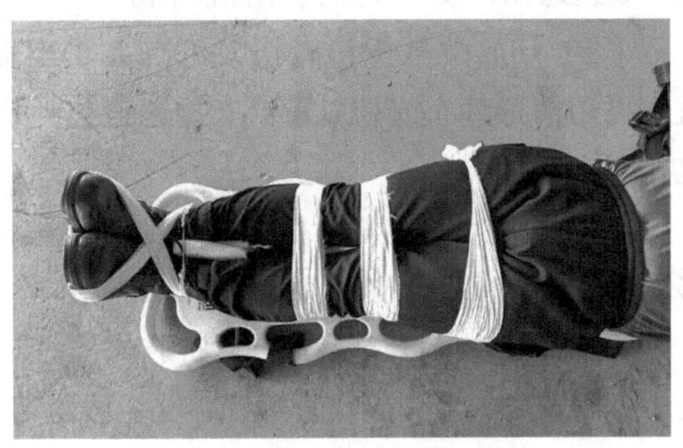

图15.21　下肢骨折健肢固定

（二）脊椎骨折固定

保持伤者身体长轴一致，由三人在伤者同侧，分别托扶伤者肩胛部、臀腰部和下肢（如遇颈椎骨折伤者，应由专人双手牵引伤者头部恢复颈椎轴线位，上颈托或其他简易固定颈套），三人同时将伤者平移放置在脊柱固定板或简易木板上。颈后、腰部及脚踝处垫实，其余部位用三角巾或条带固定在板上，避免搬运途中颠簸。

（三）肋骨骨折固定

保持伤者坐位，取长于伤者胸廓周长一半的宽胶布数条，先于骨折处下一肋骨后背脊柱后正中线处将胶布为起点贴牢，嘱伤者深吸气后屏气，迅速将胶布沿着侧胸拉向前胸并越过前正中线。依次自下而上固定，上下两块可重叠1/2或1/3，固定范围以骨折肋骨上下两根为宜。

（四）骨盆骨折固定

骨盆受到强大的外力碰撞、挤压会发生骨折。骨盆骨折固定法是：让伤员采用仰卧位，在其两膝下放置软垫，使其膝部屈曲以减轻骨盆骨折的疼痛。用两条三角巾或宽布带分别环绕骨盆于小腹正中和腰骶部正中处打结固定；在两腿间或一侧打结固定，两膝之间加放衬垫，用宽绷带捆扎固定；两踝加放衬垫，用宽绷带“8”字形捆扎固定。

三、配套条件

1. 专业材料

主要有小夹板、石膏绷带、热塑夹板、高分子绷带、泡沫式夹板和充气夹板等。

2. 非专业材料

主要有树枝、木板、衣裤、对侧健肢等。

四、注意事项

（1）判断伤者整体伤情，如有休克或呼吸、心搏骤停者应立即进行抢救，昏迷伤者应保持其呼吸道通畅，及时清除其口咽部异物。

（2）开放性骨折伤者伤口可有大量出血，取出骨折断端异物，先用敷料加压包扎止血，再用消毒纱布或相对清洁衣物遮盖包扎伤口。有条件者可现场用消毒液冲洗伤口后再行包扎固定。

（3）脊柱、骨盆等骨折应就近就便、整体、水平位固定，同时尽量缩短搬运时间。不随意移动伤者，不盲目复位，以免造成二次损伤。

（4）固定材料长宽高应与骨折肢体相称，特别是长度应超过骨折处上下两个关节为宜。四肢骨折固定时，应先固定骨折近心段，后固定骨折远心段。上肢适宜屈肘状固定，下肢适宜直腿状固定。

（5）固定材料不应直接接触骨折处皮肤，特别是开放性骨折。固定时可用三角巾、纱布、衣物等软材料隔开，局部关节或骨折突起部位可适当加垫，避免搬运过程中皮肤磨损或局部软组织压迫坏死。

（6）固定时松紧要适度，在达到固定和止血目的同时，避免过紧影响血运，导致肢体坏死。要将四肢末端露出，以便随时观察末梢血液循环，并根据情况及时调整固定松紧度。

第四节　搬　　运

搬运贯穿于三级救治整个过程，包括脱离现场搬运、至初级救治点搬运及后方医院各个救治环节之间的搬运等。狭义的搬运指脱离现场至初级救治点的搬运。搬运的原则是：减少伤员受伤部位负重、受压，身体不扭曲，不会造成二次损伤。搬运者动作应轻快，避免震动，减少伤员痛苦，保证自身和伤员安全。

一、常用搬运方法

根据搬运时有无器械，可将搬运技术分为徒手搬运和器械搬运。

（一）徒手搬运

徒手搬运指在搬运过程中不借助任何工具，仅凭借人力和技巧的一种搬运方法。根据参与搬运的人数多少，分为单人徒手搬运、双人徒手搬运、三人徒手搬运和多人徒手搬运。根据搬运的方法，分为搀扶、背驮、肩掮、搭椅式、搭轿式和拉车式等。适用于狭窄的空间和通道等地方，无法获得搬运工具时，较短距离和时间，创伤轻微的伤员的搬运。

1. 单人徒手搬运

适用于创伤较轻、生命体征平稳的伤员。可以采用单人搀扶、背驮、肩掮（图15.22）。实施单人徒手搬运的原则是：在确保救援人员和伤员安全的情况下，迅速脱离事故现场，尽可能避免加重伤员病情。

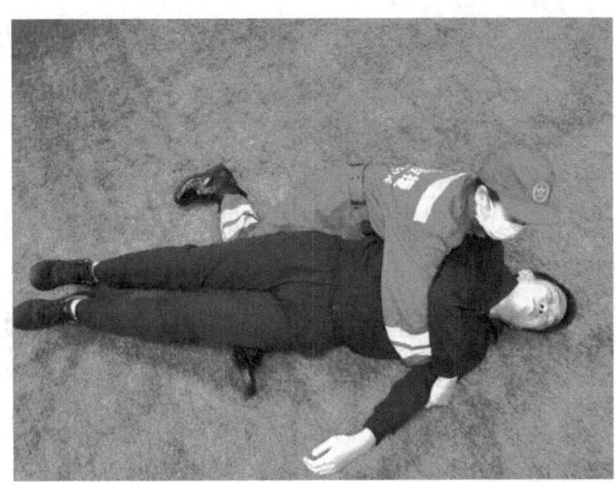

图15.22 单人徒手搬运

2. 双人徒手搬运

在不影响伤病的情况下，可以实施双人搭椅、搭轿和拉车。此法操作要点是两人的手必须紧握，动作必须协调一致，确保伤员固定牢固，避免堕落。

3. 三人徒手搬运

适用于胸腰段脊柱骨折，已固定的颈段脊柱骨折、骨盆骨折或多发性骨折等伤员移至担架上，不适用于较长距离搬运。采用三人徒手搬运时，三人位于伤员同侧，一人托住颈胸部，一人托住腰部和臀部，一人托住小腿，同时用力抱起伤员，切记受伤部位不能屈曲或扭转，动作轻柔，三人步调一致。

（二）器械搬运

器械搬运指在搬运过程中借助担架、轮椅、移动床等搬运器械或因地制宜用床单、门板等作为搬运器械的一种方法。根据搬运器械，大致分为专业器械搬运和自制器械搬运。担架是地震等自然灾害时搬运伤员最主要的器械。担架的种类繁多，用于地震救援中的担架主要有简易担架、军用担架、通用担架和特种担架。

1. 简易担架

一般就地取材，将现有的结实布料、纺织品与木材、长杆组合，操作方便，救援工作快速。适用于灾害现场无担架，且伤员病情较重需要紧急转运的情况。

2. 军用担架

军用担架具有体积较小、携带便利、可潜入各种复杂环境、便于转运单个伤员等优点，是目前公认的最主要的伤员搬运工具。我国军用担架主要有WGD2000系列通用及其改良担架、野战快速固定后送担架、担架背囊、全身式担架、半身式担架、专用担架和单兵多功能便携式担架等。

3. 通用担架

通用担架主要是用统一数据规格的制作担架，能在各种环境下循环互换使用，造型普通，不复杂，以简单实用为主。目前用于救援的通用担架主要有帆布担架、走轮担架、软式手提担架等，能够满足日常生活环境下的伤员转运。

4. 特种担架

特种担架是针对特殊气候、地形、伤员伤情特点等条件下，不适合使用通用担架进行转送而设计的。用于救援的特种担架主要有篮式担架、卷式担架、卷筒式担架、负压真空担架、铲式担架和脊柱板。篮式担架适用于海上舰船之间高架索传运伤员及甲板上吊运伤员等情况。卷式担架可以卷缩在滚筒或背包中，易于携带。卷筒式担架适用于狭窄地形的救援使用。负压真空担架、铲式担架和脊柱板是搬运多发性骨折及脊柱骨折伤员的最佳工具。

二、配套条件

（1）在没有可利用工具时，确保救援人员和伤员安全的情况下，实施徒手搬运，无须其他配套条件。

（2）在专业救援人员未到达时，现场救援人员可根据现有条件制作简易担架，将伤员迅速转运至安全地带。

（3）根据受灾初步评估结果，专业救援队应配备不同比例及数量的担架和便携设备，以适应救援。

（4）担架转运要求较高，应在专业救援人员的指导下合理使用，否则易对伤员造成二次损伤。

（5）危重伤员配备便携式监护仪、简易呼吸器、便携式呼吸机等，以便监护病情变化，维护伤员生命体征平稳。

三、注意事项

1. 脊柱和脊髓损伤

（1）脊柱和脊髓损伤者容易出现呼吸循环衰竭，在搬运过程中必须给予必要的液体管理、呼吸支持等，必要时进行紧急抢救处理。

（2）选用操作方便的急救器材，如硬质颈托、制式固定担架或真空脊柱固定板进行固定。当无专门器材时，应选择硬质担架或门板、床板等能保持胸腰部稳定的材料将脊柱临时固定。一种有效的颈椎固定方法是使用沙袋或毛巾卷进行颈部双侧固定，并将伤员的前额用胶带固定到脊柱硬板上，同时使用硬质的颈托以防颈椎过伸。

（3）固定时，整个承重的脊柱应该被作为一个整体固定以取得合适的制动。仰卧位是最稳定的体位，不仅能保证在处理、搬运伤员时的后续支持，也为进一步的检查和必要时复苏、处理提供了最好的条件。

（4）搬运脊柱和脊髓损伤伤员必须避免脊柱各个节段之间有活动或扭转，尽量避免伤员离开硬板担架，如必须搬动，应多人使用平移法移动伤员。可使用无弹性硬板担架，避免脊柱过伸过屈。

（5）搬运中应取掉伤员身上的装具和口袋里的硬物，以防褥疮。

2. 骨盆骨折及胸部伤

（1）骨盆骨折和胸部伤多有并发症或多发伤，单纯的骨盆骨折或胸部伤不多见。

（2）该类伤员应建立有效的静脉通道，保证液体入路的通畅后再进行搬运。

（3）搬运过程中，严密检测生命体征。如出现血压下降、心率增快应及时进行处理。

3. 挤压综合征

（1）挤压综合征是地震自然灾害中常见的损伤类型，是四肢或躯干肌肉丰富部位，遭受重物长时间压迫，在解除压迫后出现肢体肿胀、肌红蛋白尿、少尿甚至无尿、高血钾为特征的一系列病理改变。

（2）搬运前，及时清除伤员口鼻异物，保持呼吸道通畅，并迅速制动。

（3）尽早碱化尿液，用8克碳酸氢钠溶于1000～2000毫升水中，加入适量盐和糖进行口服；或者静脉输注5%碳酸氢钠溶液150毫升，根据情况可适当输注生理盐水等晶体液。

（4）搬运过程中，伤员采取平卧位，妥善固定受伤肢体，减少肢体运动，将受伤肢体暴露在凉爽处或采取冰水降温（注意防治冻伤）。

四、效果评估

（1）搬运队伍是否完整。在地震灾害现场，专业救援人员和医护人员较为紧缺的情况下，每个搬运队伍至少配备1名具有医护经验的救援人员。

（2）搬运前后，伤员伤情评估一致性。搬运前，对患者心率、呼吸、血压、疼痛等生命体征及伤情进行评估，搬运后测量生命体征及判断伤情情况。搬运前后伤情评估一致性越好，搬运质量越高。

（3）救援人员对伤员基本信息及伤情了解情况。

（4）搬运工具是否合适。搬动、运送脊柱和脊髓损伤伤员必须应用硬板担架搬运后送，后送过程中尽量避免伤员离开硬板担架，如必须搬动，应多人使用平移法移动伤员。可使用无弹性硬板担架，避免脊柱过伸过屈。

（5）搬运体位是否正确。

第十六章　现场心肺复苏技术

第一节　创伤性心搏骤停的特点

心搏骤停是指各种原因引起的、在未能预计的情况和时间内心脏突然停止搏动，从而导致有效心泵功能和有效循环突然中止，引起全身组织细胞严重缺血、缺氧和代谢障碍，如不及时抢救即可立刻失去生命。由于严重创伤导致的心搏骤停被称为创伤性心搏骤停（traumatic cardiac arrest，TCA），发生原因可能为交通事故、高处坠落、爆炸、故意伤害（包括战争），以及地震、洪水、台风等自然灾害。

一、地震心搏骤停的流行病学特点

（一）地震死亡率

地震中心搏骤停发生率与死亡率直接相关。半个世纪以来，关于地震死亡率的系统研究逐渐增加。有学者对1980—2000年全世界破坏性地震死亡率与相关因素进行多变量相关性统计，但因地震特点及地震发生地经济、人口、建筑等条件不同而无法得到确定的关联公式。

每次地震的死亡率差别很大，如1988年亚美尼亚地震时为2.5%，1992年埃及地震为0.46%，1999年台湾地震为1.34%。死亡人数最高时可以达到当地人口的10%。85%的死亡人员集中在地震发生后的24小时内，其中多数发生在受伤即刻或受伤后几分钟内。受伤率可以是死亡率的2～150倍，如2001年印度地震该比率为3：1，2009年意大利地震时受伤率是死亡率的4.87倍。

（二）死亡原因及峰值

直接创伤和窒息是地震中建筑物倒塌所致遇难者的主要死亡原因。一项对1999年雅典地震111名遇难者的研究发现，压在废墟下的99名遇难者被救援人员解救出来的平均时间为2.1天（0.1～7.8天）；通过尸检确定，105例伤者中38例（36.2%）死于直接创伤，36例（34.3%）死于非直接创伤，31例（29.5%）死于窒息，另有6例为心源性死亡。研究者认为如得到早期科学救援，其中13例创伤相关死亡和31例窒息死亡有可能得到挽救。直接创伤和窒息同样也是2003年伊朗巴姆地震的主要死亡原因。在这一时期死亡有两个高峰，第一个高峰是受伤后的数秒至数分钟，死亡原因主要包括窒息、严重颅脑损伤或高位脊髓损伤导致的呼吸停止，以及创伤导致的心脏或大血管破裂等；第二个死亡高峰是受伤后的数分钟至数小时，死亡原因包括硬膜外血肿、硬膜下血肿、血气胸、脾破裂、肝破裂或长骨骨折导致的严重出血或休克。

地震后伤者还存在延迟性死亡，即第三个死亡高峰，出现在受伤后的数天至数周内。2010年海地地震后送至某一医院的地震伤员死亡率为7.5%。延迟性死亡与地震所致早期死亡原因不同。1991年美国哥斯达黎加地震中，一医疗队救护的54例遇难者中有9例（17%）为发现时存活、救援现场或转运途中死亡，其中2例如得到早期急救可能幸免于难，通过这9例早期幸存、救出后死亡者的尸检报告证实，挤压伤是主要的致死原因。2009年意大利6.3级地震的308名死者中267例（86.8%）为钝性创伤、挤压伤、窒息导致的即刻和早期死亡；18例（5.8%）不明原因死亡；6例心源性猝死（1.9%），其中4例伴有创伤；17例（5.5%）延迟性死亡中，1例为院前死亡，16例为院内死亡，入院时间从几小时到12小时不等，院内死亡原因除1例肺炎，其余为挤压综合征、感染性休克等。2008年“5·12”汶川地震，华西医院的一项病例对照研究发现，导致院内死亡的伤情依次为重度颅脑损伤、继发于创伤的感染、多器官功能障碍。可见，地震早期死亡原因为创伤、窒息，地震延迟性死亡原因为重度颅脑损伤、挤压综合征、感染性休克、多器官功能障碍等。

除地震所致创伤外，伴随地震的其他灾害也会影响死亡原因，日本1995年7.3级地震致死原因为创伤和挤压伤，而日本2011年9.0级地震并发海啸，淹溺成为主要的死亡原因。另外，心源性死亡也不可忽略。地震事件对心血管系统的影响同样有即时效应和延迟效应，即时效应为心源性死亡增加，尤其是被埋压人员因创伤和心理恐慌，伴随神经内分泌应激反应，促使心搏骤停发生率增高；而延迟效应为冠脉风险因素增加，如甘油三酯、心率的增高，而伤者的原发病也会促使心源性猝死的概率增加。

二、心搏骤停的判断及危险判定

1. 心搏骤停的判定

（1）意识突然丧失，格拉斯哥昏迷量表总评分在3分以下。

（2）大动脉搏动消失。

（3）呼吸停止或抽搐样呼吸。

（4）心电图表现为心室颤动、心室停搏或心电-机械分离等。

（5）瞳孔固定及发绀。受其他因素影响，瞳孔不一定散大。

主要依据前两项。

2. 心搏骤停危险判定

及时判断伤者伤情变化，识别可能出现心搏骤停的危险因素尤为重要。界定心搏骤停高危伤者可依据大批量伤者分类救治的检伤分类原则，将第一优先（红色伤票）伤者作为心搏骤停高危人群，应对这类伤者在进行地震伤现场快速启动呼吸循环支持急救措施。

三、创伤性心搏骤停危险因素的识别和干预

创伤既是早期死亡又是延迟性死亡的重要伤情之一，对原发伤情急救的同时应重视与创伤伴行的疼痛、感染、应激反应。目前地震现场急救技能已经从创伤四大技术——止血、包扎、固定、搬运扩展到包含专业创伤医疗人员的现场急救措施，但对威胁伤者生命的创伤、疼痛、感染、急性应激损伤未予以足够重视。而根据流行病学调查结果，需要对重度颅脑损伤、感染、创伤性休克、多器官功能衰竭及时现场干预。

针对引起地震死亡第二、第三高峰的原因，应重视重度颅脑损伤的早期颅压减压，及早纠正休克。创伤发生后颅内压急剧升高，伴有严重的体内离子紊乱及应激反应，继发全身炎症反应综合征，释放大量的炎性介质，影响心肌细胞的正常代谢，抑制呼吸中枢，引发以呼吸骤停为首要表现，进而出现心跳停搏的非心源性心搏骤停。在有效心肺复苏的同时应积极纠正内环境紊乱，迅速降低颅内压，才能提高复苏成功率。重视原发伤情急救的同时，将止痛、抗感染列入现场救护措施。严格按照药物的使用原则，选择对肾功能影响小、过敏反应少的药物，酌情减量。

（一）控制出血

创伤后的大量失血极易出现休克，重者导致TCA，约有48%的TCA是由未控制的出血所导致的。因此，快速评估出血程度，及时有效地控制出血极为重要。

遵循“保命”原则，“止血”是关键。直接压迫止血是现场急救时最常用的方法，基于创伤失血性休克的早期诊断标准，当严重创伤伤者出现以下三项中的两项：意识状态改变（如烦躁不安、淡漠或昏迷等）、脉搏细数（脉搏次数＞100次/分或不能触及）、皮肤湿冷（指压后再充盈时间＞2秒，皮肤出现花斑、黏膜苍白或发绀）；或以下三项中的一项：收缩压＜80毫米汞柱、脉压差＜20毫米汞柱、原有高血压者收缩压较前下降30%以上，即考虑为失血性休克。尽量

查找出血原因，及时给予止血操作的同时，需进行损伤控制性复苏。

（二）预防低体温

创伤发生后，由于失血过多、衣物潮湿、低温环境暴露，以及大量输液、昏迷或剧烈疼痛、反复查体等均可导致伤者体温下降，这也是创伤后极易被忽略的并发症。低体温可抑制启动凝血酶的产生和纤维蛋白原的合成，与凝血障碍和代谢性酸中毒互为因果，被称为严重创伤“死亡三联征”。低体温持续4小时以上创伤伤者的病死率会大幅度提高，体温降至32℃以下，病死率几乎百分之百。大量研究证实，低体温是导致严重创伤伤者死亡率增加的独立危险因素，是预后不良的重要标志之一。

在现场急救时，可以通过除去湿冷衣物、减少体腔暴露、避免应用冷复苏液体等措施以减少热量的丢失；条件允许时，应尽早进行复温，可采用复温毯、输入加温液体、提高环境温度等措施。复温过程中要避免体表直接加温、摩擦或按摩，不能饮用含酒精饮品。需强调的是，合并重度颅脑损伤的伤者，在出血控制后可采取亚低温（33 ~ 35℃）疗法以减轻脑损害。

第二节　现场心肺复苏技术

心肺复苏（cardiopulmonary resuscitation，CPR）是对呼吸、心跳停止所采用的抢救措施。内容包括以人工呼吸代替伤者的自主呼吸，以心脏按压形成暂时的人工循环并诱发心脏的自主搏动。

一、地震现场心肺复苏原则

地震时建筑物倒塌造成胸部、颈椎、颅脑等创伤的同时，大量粉尘、泥土、岩砾堵塞呼吸道，以及呕吐误吸都可能引起呼吸困难。因地震伤情的特殊性，除考虑为窒息、严重颅脑损伤或高位脊髓损伤等导致的呼吸停止伤者的心肺复苏推荐以复苏流程“A—B—C”，即开放气道、人工呼吸和胸外按压步骤进行心肺复苏，对其他心搏骤停伤者的心肺复苏步骤及实施方法均按2020年国际心肺复苏指南操作，即“C—A—B”。复苏时长以30分钟为基准，可个体化超长时间复苏。

关于按压部位的疑虑一直存在，救援人员一方面担心伤者胸部创伤存在胸外按压禁忌，另一方面担心伤者胸部创伤影响按压效率。毁损性地震中胸部创伤的概率有多少？对胸外按压造成多大干扰？2001年印度地震创伤回顾性调查认为创伤部位以肢体尤其是下肢为主，而严重的颅脑、胸、腹部创伤所占比率很小。同样，2008年某一医院收治的533名“5·12”汶川地震伤员中，按骨折部位伤员比例分别为：四肢（58.9%）、胸部（21.4%）、腹部和骨盆（15.2%）、头颈部7.9%、面部（1.3%），其中26.3%合并有三处以上骨折。而一项对2011年日本9.0级地震后一周内转送至石卷市红十字会医院3938名伤者的回顾性分析指出，除77名伤者抵达医院后死亡，其他3861名伤者中，经体检与胸部X检查、CT检查证实，42名（1.1%）

伤者有胸部损伤，其中37例为浅表性损伤，5例伤者因肋骨骨折导致胸腔内损伤伴有气胸或血胸，这项研究发现，胸部损伤伤者的数量很少，多数伤者不需要住院治疗。该结果与本次地震特点、当地建筑抗震度、民众防灾自救意识有关。因此，地震现场的心肺复苏支持胸外按压为主导方法，两乳头连线中点为按压的首选部位。具体实施时，急救人员应根据伤者体位、所处空间特点、救援需求调整心肺复苏操作方法，如急救人员站于伤者头位的胸外按压方法。

二、心肺复苏方法

（一）标准心肺复苏技术

胸外按压心肺复苏技术不受装备和条件限制，能够快速实施，仍然是当今CPR的首选复苏策略，又称为标准心肺复苏技术，主要包括胸外按压和口对口人工通气。

1. 判断及开放气道（assessment and airway，A）

伤者无意识、大动脉搏动消失，即启动心肺复苏。在呼唤他人救助的同时，将伤者放成合适的仰卧位。清除伤者口鼻内的污泥、土块、痰、呕吐物等异物，手法开放气道，以保证人工呼吸提供的氧气进入伤者肺内。

2. 人工呼吸（breathing，B）

连续吹气两次。用按于前额的拇指、食指捏紧伤者鼻孔，深吸气后，将伤者的口（已垫纱布）完全包在操作者的口中，用力将气吹入；一次吹气完毕后，松手、离口，面向胸部，可见其胸廓回复。紧接着做第二次吹气。每次吹气时间大于1秒。口对鼻人工呼吸与口对口人工呼吸类似，一般用于婴幼儿和口腔外伤者。

3. 人工循环（circulation，C）

其基本技术是胸外按压。

确保伤员仰卧于平地上或用胸外按压板垫于其肩背下，急救者可采用跪式或踏脚凳等不同体位，将一只手的掌根放在伤员两乳头连线中点处，将另一只手的掌根置于第一只手上。手指不接触胸壁。按压时双肘须伸直，垂直向下用力按压，成人按压频率为至少100次/分钟，下压深度至少5厘米，每次按压之后应让胸廓完全回弹。按压时间与放松时间各占50%左右，放松时掌根部不能离开胸壁，以免按压点移位。

4. 电除颤（defibrillation，D）

对于没有目击者的心搏骤停，应由现场人员先行5组约2分钟CPR，CPR一直进行到除颤仪到位由急救人员对伤者行电除颤。除颤能量的选择为单相波除颤仪采用360焦，双相波除颤仪200焦。除颤后立即予以5个循环30：2的心肺复苏，然后再对心脏节律进行评估。

5. 心肺复苏质量判断

（1）胸外按压及人工呼吸比例为30：2，两个队员配合完成。

（2）复苏2分钟时（5个复苏循环）再次评估受困人员的呼吸与循环。

（3）为保证复苏效率，每2分钟更换按压者，并在5秒钟内完成转换。

6. 心肺复苏有效的指标

（1）主要指标。

自主循环恢复即恢复自主心律，可听到心音，心电图示窦性、房性或交界性心律。

（2）次要指标。

收缩压达60毫米汞柱左右；持续时间≥10分钟。面色、口唇、指甲转为红润；恢复自主呼吸等。

（二）个体化心肺复苏方法

然而，心脏停搏发生时间无法预测，发病起点和情况也千差万别，采用标准胸外按压CPR有时难以应对特殊的条件和环境。随着技术的发展和研究的深入，衍生出多种适用于不同场景、不同时机的个体化心肺复苏方法，主要包括单纯胸外按压CPR、腹部提压CPR、开胸直接心脏按压CPR、膈下抬挤CPR、体外膜肺CPR（ECPR）和机械复苏装置CPR等。

1. 单纯胸外按压CPR

指只进行胸外按压而不进行人工通气的复苏方法，适用于非专业医务人员无能力或不愿意进行人工呼吸时对CA伤员实施的CPR。与标准心肺复苏相比，该方法也可以使CA伤员获益，并能提高院外环境下第一反应者进行CPR的比例。

2. 腹部提压CPR

腹部提压的原理是通过使膈肌上下移动改变胸腹内压力，建立循环和呼吸支持。鉴于原发性胸部创伤及胸外按压CPR时并发的胸肋骨骨折，胸廓弹力缺失影响到胸外按压深度及胸廓回弹幅度，不能保证高质量的CPR。腹部提压CPR弥补了胸外按压CPR可能导致并发症的影响，尤其在创伤、灾害及窒息等特殊条件下的CA抢救中已逐步显现出特别的优势。

（1）腹部提压心肺复苏法的适应证。包括：①开放性胸外伤、胸部挤压伤伴心搏骤停且无开胸手术条件；②胸部重度烧伤及严重剥脱性皮炎伴心搏骤停；③大面积胸壁不稳定（连枷胸）、胸壁肿瘤、胸廓畸形伴心搏骤停；④大量胸腔积液及严重胸膜病变伴心搏骤停；⑤张力性及开放性气胸、严重肺大泡和重度肺实变伴心搏骤停；⑥复杂先天性心脏病、严重心包积液、心包填塞以及某些人工瓣膜置换术者（胸外按压加压于置换瓣环可导致心脏创伤）；⑦主动脉缩窄、主动脉夹层、主动脉瘤破裂继发心搏骤停；⑧纵隔感染或纵隔肿瘤伴心搏骤停；⑨食管破裂、气管破裂伴心搏骤停；⑩胸椎、胸廓畸形，颈椎、胸椎损伤伴心搏骤停；STD-CPR过程中出现胸肋骨骨折。

（2）腹部提压心肺复苏法禁忌证。包括腹部外伤、腹主动脉瘤、膈肌破裂、腹腔器官出血、腹腔巨大肿物。该方法所使用的腹部提压心肺复苏仪针对成年伤者设计，不适用于婴幼儿、儿童以及体重<40千克或>150千克的伤者等。

（3）腹部提压心肺复苏方法操作。具体操作如图16.1所示。①施救者跪在伤者一侧（身体中线垂直于伤者肚脐与剑突中点连线），双手抓紧腹部提压心肺复苏仪（CPR-LW1000）手柄；②启动仪器，将仪器置于伤者的中上腹部自动吸附；③吸附完毕后，根据指示以100次/分钟的速率进行腹部提压；④上提力度10～30千克，下压力度40～50千克；⑤提压过程中肘关节不可弯曲；⑥提压时，面板要与伤者平行，使用过程中避免前后左右晃动，应垂直进行提压；⑦操作完毕后，施救者双手指按压吸附处皮肤，移除仪器操作完毕。

3. 开胸心脏按压

此法是一种特殊的CPR方法，可能会为脑和心脏提供接近正常的血流灌注。该方法多在胸部外伤、心包填塞、心胸外科手术等特殊条件下才使用。开胸心脏按压是有创的，可能会导致部分伤员死亡，因此进行这一操作需要有经验的抢救团队，并能进行连续的外科重症监护治疗。

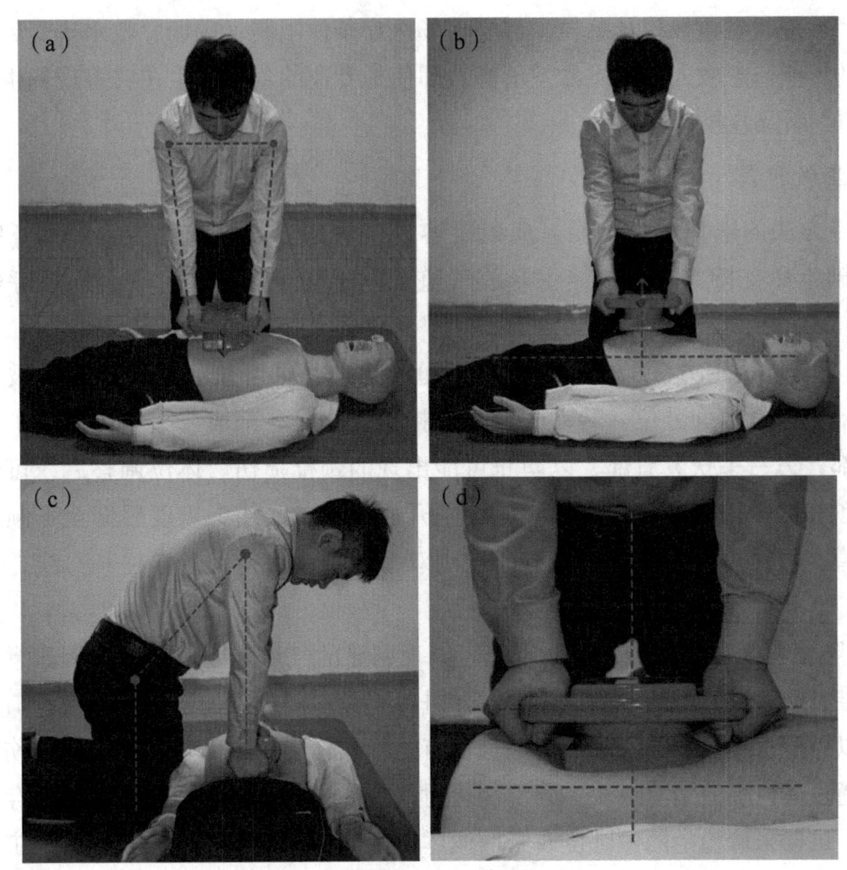

图16.1　腹部提压心肺复苏操作

三、现场医疗支持

创伤后当伤者出现气道不通畅而无法呼吸时，预示情况十分紧急，稍有不慎伤者可能于数分钟内死亡，由此导致的TCA高达13%。发现伤者、将其从废墟下营救出并送至后方医院的每个环节都可能出现心搏骤停，而每个受困者的被困时长和营救时长差别很大。2008年“5·12”汶川地震中国国际救援队从废墟下救出的49名伤者，营救时长从0.50小时至38.67小时不等，所以在整个营救过程中给予受困者现场医疗支持至关重要。

创伤伤者发生气道阻塞的主要原因包括：①异物堵塞，例如呼吸道异物、血凝块、软组织块、呕吐物等；②肿胀堵塞，例如创伤导致的组织移位、呼吸道血肿以及吸入性损伤导致的呼吸道充血和或水肿；③重力阻塞，即深昏迷伤者的下颌及舌根在重力的作用下后坠进而压迫气道。需要注意的是，气道阻塞可能于创伤后立即发生，也可能延迟。

（一）呼吸支持

1. 注意事项

应对窒息这一地震早期死亡的主要原因，现场对压埋在地震废墟下的伤者进行呼吸支持是首要的急救原则。

2. 存在的问题

虽然现代救援日益重视现场急救，但受现场医疗条件限制，现场急救水平受到在场救援人员急救能力的影响。急救人员资质参差不齐，即使是专业的急救医生在灾害现场也会受到干扰影响伤者病情判断及急救措施选择。

3. 现场急救推荐

呼吸支持方法的选择尤为重要。应以最容易实施的方式给予气道管理和呼吸辅助，即优先采用基础生命支持方法，如徒手开放气道优先于气管插管，可联合简易呼吸器经面罩通气。

（1）徒手开放气道方法的选择。正确的抢救体位是仰卧位，如伤者最初被发现时为俯卧位，应转动其体位为仰卧位。转动时要求保持伤者全身各部成一个整体，保护头颈部的手法为一手颈部，另一手扶着肩部，以防止可能出现的颈椎损伤。体位调整后，可选择仰头举颏、仰头抬颈和双手抬颌这三种方法实施徒手开放气道术，使头极度后仰至下颌角与耳垂连线和地面垂直。但对可疑颈椎骨折伤者，使用双手托颌法保持头颈脊柱一直线，并使头适度后仰张口。

（2）清除伤者气道异物的方法。当伤者出现明显的气道阻塞迹象时，例如意识状态的改变、呼吸困难、喘鸣或呼吸暂停等，需要立即进行干预。对于颌面部损伤导致的口腔内气道阻塞伤者，可以用手指掏出异物；对于清醒且没有颈椎损伤迹象的面部或颈部创伤伤者，可以采取前倾坐位通过体位引流消除血块、分泌物等对气道的影响；对于意识不清，且存在咽部组织下坠的伤者，可以采取稳定的侧卧位或者前倾体位解除气道压迫。开放气道后人工通气有阻力或胸廓无起伏，考虑昏迷者气道异物或分泌物阻塞，此时应采取腹部冲击手法，对于不便于变换体位的伤者，可以采取基本的辅助通气手法，例如仰头提颏法；对于颈部外伤怀疑合并颈椎损伤的伤者，则可以选择双手抬颌法。

（3）人工通气方法的选择。气道畅通后，可使用过滤膜进行口对口（鼻）人工通气，但在实际应用中因为伦理学、民族信仰等方面的因素，常常用口对人工装置来替代口对口（鼻）人工通气。目前常用的有经口咽管通气和球囊—瓣膜—面罩通气装置。

（4）高级气道管理。通过清理异物、体位引流、徒手开放气道仍不能解除气道梗阻者，须由院前或院内急救人员完成专业开放气道，可选用喉罩、口咽通气道、环甲膜穿刺、气管插管、气管切开术等方法来保证气道通畅。为保护颈椎，首选经口气管插管，尽量避免采用经鼻气管插管，如果经口气管插管有困难或失败，应采用紧急气管切开开放气道。

（5）机械通气的使用。如果救援队根据自身任务配备了转运型呼吸机或调用现场救护车的资源，则可在伤者被解救出废墟时立即给予机械通气。但氧源是灾害现场的一个难题，携带氧气瓶，需考虑氧气补充的挑战。

另外，为排除气道内痰液、异物阻塞时需要用到不需电、气驱动的负压吸引装置，小型的蓄电池供能的呼吸功能检测仪器如脉氧饱和度、呼气末二氧化碳浓度检测仪的配置能为客观评估受困者呼吸功能提供极大的帮助。

（二）药物及液体复苏

1. 注意事项

压埋时间长的伤者因挤压伤的发展导致心搏骤停风险增加，因此对于该类伤员应重视早期液体复苏，降低其延迟性死亡率。

2. 存在的问题

因伤者体位限制或四肢可能存在广泛的软组织挤压伤、挫伤，选择外周静脉或中心静脉来建立静脉通路需要因伤情而定，以减轻感染程度。另外，因伤者在长时间压埋状态下可出现心脏交感神经系统损害，导致左心室功能障碍，所以现场液体复苏的量和速度需要考虑地震导致的伤情、压埋时长等多因素，而目前主要依据救援现场急救医生的判断，同时还存在治疗记录不全、转运交接时资料丢失等情况。

3. 现场救护推荐

压埋的伤者因受困缺食少水，同时肢体受压致挤压综合征高发，最终导致心搏骤停风险增加，因此快速的通路建立、适当的液体复苏不只是整个营救过程的安全保障，又能减少伤者后续并发症、降低死亡率。液体复苏降低心搏骤停概率、提高伤者生存率从以下几方面考虑。

（1）液体通路的选择。上腔静脉系统的静脉通路具有药物起效快的特点，其中外周静脉是首选途径，推荐建立两条液体通路，以防止在营救及搬运过程中其中一条通路脱出。操作时只要环境及医疗条件允许，都应采取无菌操作。伤者如因脱水导致静脉塌陷，可选择中心静脉置管，但要充分考虑到在压埋空间内操作伴随的风险，如置管失败出现出血、气胸以及后期感染概率增加。在上述方法均不能或不适合进行的前提下，根据具体情况也可采取替代方法，如经口或鼻胃管、直肠补液，甚至腹膜内补液法。突然发生心搏骤停，静脉通道不能建立而气管插管已成功时，可将复苏药物用等渗盐水稀释至10毫升左右，经气管插管注入气管支气管树，也能通过肺内丰富的毛细血管吸收达到与静脉给药一样的效果。须注意经环甲膜穿刺给药时药物不能够快速到达肺部。心内注射给药因该操作可刺破胸膜引起气胸，损伤心肌及冠脉，而且操作时中断胸外按压，故并不主张使用。如因静脉置管失败，或受到压埋及暴露部位的限制，骨髓腔穿刺、静脉切开为备选方案。

（2）液体种类与扩容速度的控制。液体治疗时应充分考虑到液体输注的速度和量、质。幸存者在被救援人员发现前已被困在废墟下有一段时间，1999年土耳其地震中救援队营救的43名伤者受困至成功救出的时长范围为12～146小时，2008年“5·12”汶川地震中国国际救援队从废墟下营救出的49名伤员，压埋时间15.48～164.23小时不等[26]，因此补液量要包括其缺失量、日常需要量和维持量，补液速度可根据脱水程度调整。关于补液种类，对于疑似挤压伤、挤压综合征伤者推荐使用低钾、不含钾的乳酸盐溶液，等渗液最佳，在液体维持方面宜不同的溶液交替，如生理盐水、右旋糖酐等。对于液体复苏水平的检测主要是通过观察液体出入量，相对于入量计算，出量的观察最客观的指标是尿量的监测，鼓励伤者排尿，观察并记录排尿时间、尿量和颜色，特殊情况下如昏迷、考虑截瘫的伤者应导尿留置尿管进行监测。

（3）循环支持设备的使用。伤者所处空间高度会限制输液操作，为保持一定的输液速度应采用压力输注装置，同时，因为空间内搬运的需求，在如何防止输液器内气体进入人体、如何防止液体通路脱出等方面进行改进。同时还应配备必要的便携监测设备，如尿肌红蛋白、血钾等快速测定仪，以监控伤者伤情变化。

（4）复苏药物的使用。2020年心肺复苏指南推荐：室颤和无脉性室速时，肾上腺素经静脉和骨髓腔内给药的剂量为1毫克/次，气管内给药2～2.5毫克，1次3～5分钟；血管升压素经静脉和骨髓腔内单次给40当量，与肾上腺素作用相同，可替代第一剂（或之后）肾上腺素。对CPR、除颤、肾上腺素、血管升压素无反应的室颤或无脉性室速都可以使用胺碘酮，首剂300毫克，如无效可加用150毫克。心脏停搏和无脉性电活动性心搏骤停时，使用阿托品首剂量1毫克，1次3～5分钟，总剂量最大为3毫克。碳酸氢钠不能经气管支气管树或心内注射给药，不主张CPR早期使用碳酸氢钠，其使用条件为：在有效通气及闭胸心脏按压10分钟后pH仍低于7.2；心搏骤停前已有代谢性酸中毒；伴有严重的高钾血症。因此对于地震现场考虑因重度挤压综合征导致心搏骤停者，则应早期使用碳酸氢钠。

第十七章　气道保护及支持技术

随着各种灾害事件的频繁发生，灾害医疗救援受到越来越多的重视，在灾害救援中经常会遇到突发的呼吸不良事件，同时在灾害现场受到环境条件、空间条件、设备条件及救援人员条件的限制，对受困者的救治和人工气道的建立也受到很大的制约，如何快速建立通畅的呼吸道，给予受困者有效的呼吸支持，是关系到抢救受困者成功率的重要环节。本章着重介绍可以在灾害现场实施的呼吸支持方法，救援人员可根据灾害现场的具体情况，选择合适的方法施救，为受困者的后期救治争取宝贵的时间。

第一节　有自主呼吸的呼吸支持

一、口咽通气道

口咽通气道，又称口咽通气管，是一种无创性通气管道，通常由橡胶或塑料制成，常用的口咽通气道为一外观呈“S”形的空心管，包括翼缘、牙垫和咽弯曲三部分（图17.1）。置入口咽通气道能防止舌后坠，迅速开放气道，给予受困者呼吸支持。根据受困者年龄、体重、解剖的变化，有多种型号可以选择（图17.2）。

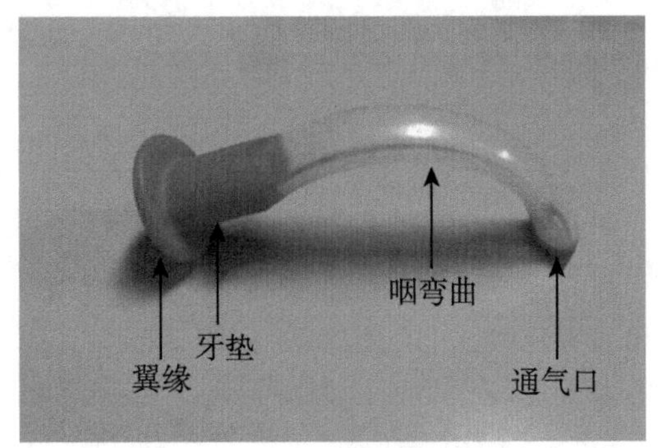

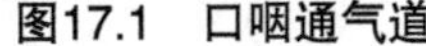
图17.1　口咽通气道

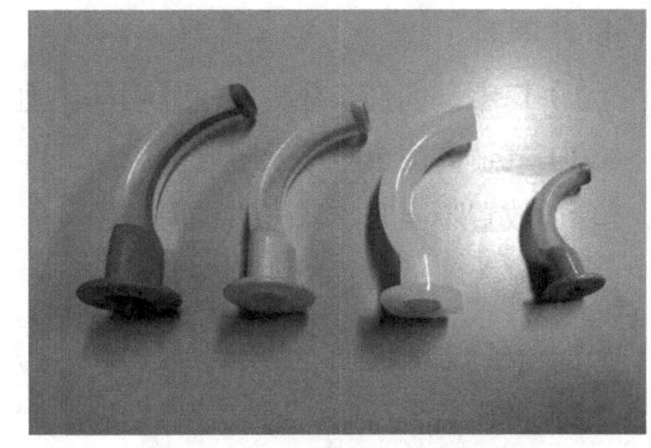
图17.2　多种型号的口咽通气道

1. 适应证

（1）有完全性或部分上呼吸道梗阻，且有自主呼吸能力的受困者。

（2）意识不清且有自主呼吸能力的受困者。

2. 禁忌证

（1）并发口腔内及上下颌骨创伤的受困者。

（2）咽部气道占位性病变、咽部异物梗阻的受困者。

（3）牙齿松动的受困者（相对禁忌证）。

3. 操作方法

（1）条件允许的情况下可口咽部喷雾或涂抹局麻药。

（2）选择合适的口咽通气道，其长度相当于从门齿至耳垂或下颌角的长度，如果所备口咽通气道中没有合适的型号，则选择比实际测量稍大的型号。

（3）清除口腔内异物及分泌物。

（4）打开受困者口腔，将咽弯曲部分向颚部（头顶方向）置入口咽通气道，当内口接近口咽后壁时（通过悬雍垂后）旋转180°，并顺势向下推进，使咽弯曲部分下面压住舌根、上面抵住咽后壁（图17.3）。

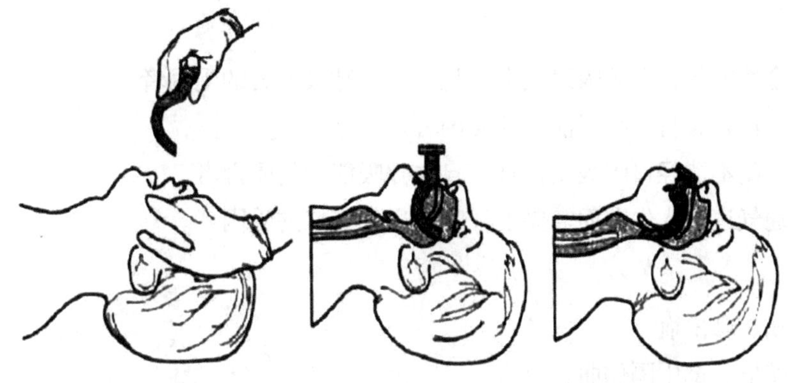
图17.3　口咽通气道操作方法

（5）检查通气效果（手掌放于口咽通气道外侧，感觉呼气时的气流）。

（6）检查口腔有无脱落牙齿，并防止舌或唇夹置于牙齿和口咽通气道之间。

（7）用胶布将口咽通气道翼缘固定于面部。

4. 并发症

（1）口咽部创伤、牙齿脱落、咽部出血。

（2）气道高敏至呛咳及呕吐。

（3）放置不当时加重气道梗阻。

5. 优点

（1）安置方法简便、易于掌握。

（2）可避免舌后坠，通气效果良好。

（3）有利于吸痰及清理口腔。

（4）对受困者损伤小。

二、鼻咽导气管

鼻咽导气管（鼻咽通气道）是近端带有翼缘的短鼻气管导管（图17.4），其鼻端有一翼缘以防止其意外进入鼻腔内，常由塑料或硅胶制成，现场急救时甚至可以选用手边合适的质地较硬的胶皮管自制而成，可用于解除从鼻至下咽段的呼吸道梗阻。根据受困者年龄、身高、局部解剖的变化，有多种型号可以选择（图17.5）。

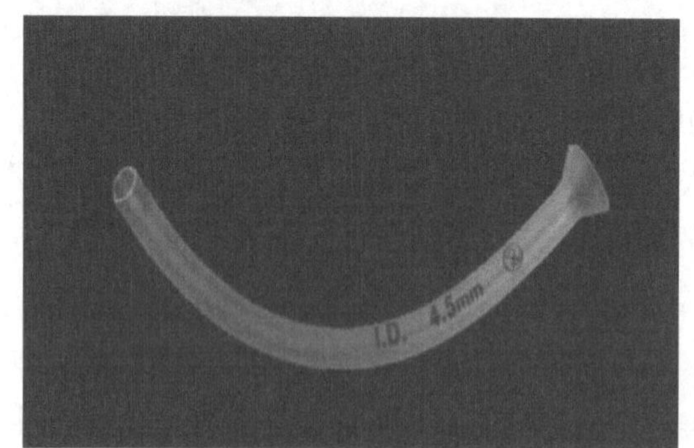

图17.4 鼻咽导气管

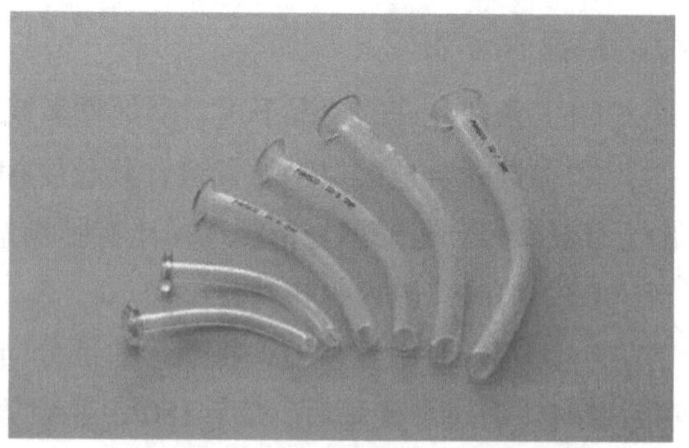

图17.5 多种型号的鼻咽导气管

1. 适应证

（1）有完全性或部分上呼吸道梗阻，且有自主呼吸能力的受困者。

（2）意识不清且有自主呼吸能力的受困者。

（3）牙关紧闭不能经口呼吸支持且有自主呼吸能力的受困者。

（4）口咽通气道置入失败而需要上呼吸道通气支持的受困者。

2. 禁忌证

（1）鼻外伤、鼻出血。

（2）鼻腔畸形、鼻中隔偏曲。

（3）颅底骨折、脑脊液鼻漏。

3. 操作方法

（1）选择合适长度的鼻咽导气管，其长度相当于从鼻翼至耳垂或下颌角的长度，若无合适的型号配备，则选择稍大型号的鼻咽导气管。

（2）选择通气通畅的一侧鼻腔，用棉签清洁鼻腔，有条件时可用麻黄素滴鼻以减少鼻腔出血可能。

（3）石蜡油或达克罗宁胶浆润滑鼻腔及鼻咽导气管外壁。

（4）将鼻咽导气管弯度向下、内缘口朝下、垂直鼻面部缓缓插入鼻孔直至导气管外缘。

（5）检查通气情况（手掌放于鼻咽导气管外侧，感觉呼气时气流），必要时调整方向或者换另一侧鼻孔重新置入。

（6）用胶布将鼻咽导气管外缘固定于面部。

4. 并发症

（1）鼻腔内组织损伤、出血。

（2）长时间放置导致鼻黏膜压迫、缺血。

（3）导管前端对咽部的刺激导致恶心、呕吐。

5. 优点

（1）质地柔软、操作简单。

（2）对口咽部无刺激、伤者容易耐受，可较长时间留置。

（3）导管在鼻腔内容易固定，不易变换位置。

（4）便于口腔护理。

三、环甲膜穿刺

环甲膜穿刺是对于有呼吸道梗阻、严重呼吸困难的受困者实施的急救技术之一，它可为气管切开及后续的救治赢得时间，是现场急救的重要组成部分。现在成熟的环甲膜穿刺套装（图17.6）使现场环甲膜穿刺术更加简单、快捷，稍微接受过急救培训的救援人员即可有效掌握。

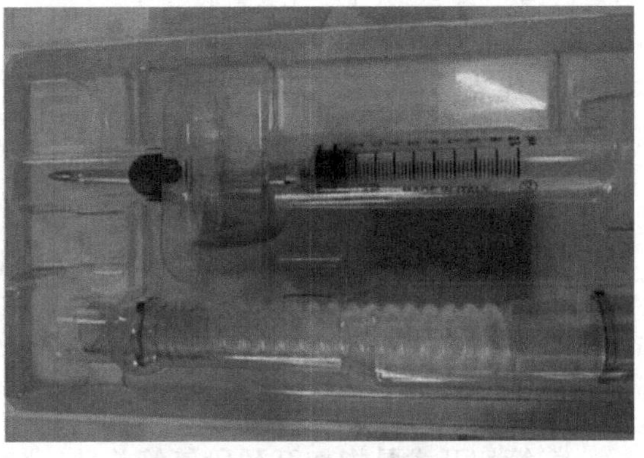

图17.6　环甲膜穿刺套装

1. 适应证

（1）急性上呼吸道梗阻的受困者。

（2）喉源性呼吸困难的受困者。

（3）头面部严重外伤致呼吸困难的受困者。

（4）无气管插管条件且病情紧急需快速开放气道的受困者。

（5）心肺复苏成功后等待后续救治的呼吸不良的受困者。

2. 禁忌证

（1）肥胖、颈部畸形而无法判断穿刺部位者。

（2）已明确梗阻部位在环甲膜以下气道者。

3. 操作方法

（1）受困者仰卧位，头后仰，穿刺部位局部消毒（颈中线甲状软骨下缘与环状软骨弓上缘之间即为环甲膜穿刺点）（图17.7）。

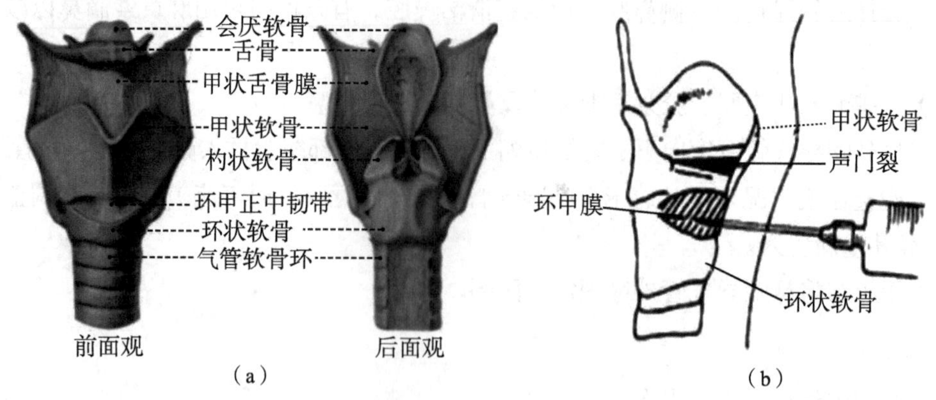

图17.7 环甲膜穿刺点

（2）有条件的情况下可用1%利多卡因注射液进行穿刺部位的局麻，以减轻受困者疼痛。

（3）操作者用食指中指固定环状软骨两侧，将穿刺针垂直刺入环甲膜。

（4）刺透环甲膜后有落空感，回抽有空气，提示穿刺成功。

（5）拔出注射器及引导芯，固定穿刺外套管，必要时可通过连接管连接呼吸气囊辅助受困者呼吸。

4. 并发症

（1）穿刺部位出血。

（2）假道形成。

（3）穿破食管。

（4）皮下血肿、纵隔气肿、气胸。

5. 优点

（1）环甲膜仅为一层薄膜，且周围无重要组织，安全性高。

（2）操作简便，耗时短。

（3）一次性环甲膜穿刺套装体积小、重量轻，便于携带。

四、气管切开

气管切开术是指切开颈段气管前壁、放入气管套管的手术，是解除喉源性呼吸困难、呼吸功能失常或下呼吸道分泌物潴留所致呼吸困难的常见手术。气管切开后受困者可直接经套管呼吸。

1. 适应证

（1）各种原因引起的喉梗阻或颈部气管阻塞的受困者。

（2）下呼吸道分泌物阻塞、昏迷、咳嗽无力、不能排出呼吸道分泌物的受困者。

（3）颌面部外伤合并呼吸困难的受困者。

2. 禁忌证

（1）出血性休克合并严重凝血功能障碍者。

（2）气管切开部位以下气道外伤及大咯血者。

（3）发生张力性气胸者（胸腔闭式引流即可）。

3. 操作方法

（1）备好气管切开包、气管套管、负压吸引装置、氧气等物品。

（2）受困者仰卧、垫肩、头后仰。

（3）消毒铺巾，术者戴无菌手套，1%～2%利多卡因局部浸润麻醉，昏迷者可不予麻醉。

（4）切口选择。①纵切口：自环状软骨下缘至胸骨上切迹上2厘米处，沿颈中线作纵行切口，切开皮肤、皮下至颈前筋膜；②横切口：在环状软骨下约3厘米处，作颈前横切口，切开皮肤、皮下至颈前筋膜。

（5）分离气管前筋膜及肌肉。用止血钳沿正中线做钝性分离，用拉钩将胸骨舌骨肌、胸骨甲状肌以相等力量牵向两侧，务必保持中线位置是本手术的要领，方法是边分离牵拉边以食指触诊气管环，确定气管环保持在正中位置。

（6）暴露气管。分离覆盖于2～4气管环前的甲状腺峡部组织，向上牵拉以暴露2～4气管环，若峡部较宽可将其切断、缝扎。

（7）切开气管。用月牙尖刀在第3～4气管环处切开气管。

（8）插入气管套管。用气管扩张器适当撑开切口，插入带有管芯的气管套管，迅速拔出管芯，受困者呛咳，立即以负压吸引吸除分泌物，给氧。

（9）缝合切口、固定套管。缝合套管上方创口，下方创口一般不予缝合，以免发生皮下气肿；将套管两侧系带绕颈而缚，松紧适度。

4. 并发症

（1）术区出血。

（2）皮下气肿。

（3）气胸及纵隔气肿。

（4）套管脱出至窒息。

（5）临近组织器官损伤（食管、喉返神经）。

（6）延迟并发症如感染、气管软化、瘢痕形成、气管食管瘘等。

气管切开术虽然可以及时有效地解除伤者呼吸困难，但其所需物品多、需要空间大、技术操作复杂、需要有一定的专业知识、对助手要求高，这些都导致气管切开术不适宜在解救灾害现场，尤其是狭小空间内的受困者时应用，现在这一操作技术已逐渐被操作更简单且同样有效的环甲膜穿刺术所取代。

五、胸腔闭式引流术

胸腔闭式引流术又称胸廓造口术、胸腔管手术，是将引流管一端放入胸腔内，而另一端接入比其位置更低的水封瓶，以便排出气体或收集胸腔内的液体，重建胸腔内的负压，使肺组织重新张开而恢复呼吸功能，用于治疗因血胸、气胸、脓胸而导致呼吸困难的受困者。

1. 适应证

（1）气胸，尤其是张力性气胸的受困者。

（2）外伤性血胸的受困者。

（3）胸腔积液、脓胸的受困者。

2. 禁忌证

无绝对禁忌证。

3. 操作方法

（1）依据现场情况，伤者取半卧位、平卧位或斜坡位。

（2）切口位置选择。胸腔积液（或积血）引流选择腋中线第6～7肋间进针，气胸引流选择锁骨中线第2～3肋间。

（3）术者皮肤消毒，铺无菌手术巾，术者戴无菌手套；1%～2%利多卡因局部浸润麻醉，昏迷者可不予麻醉。

（4）在确定手术部位做一个1～1.5厘米大小切口，依次切开皮肤及皮下组织。

（5）两把弯止血钳交替钝性分离胸壁肌层直达肋骨上缘，于肋间穿破壁层胸膜，进入胸膜腔，此时可有明显突破感，且手术切口可能有气体或液体溢出。

（6）将引流管顺止血钳伸入胸膜腔10～12厘米。

（7）以丝线缝合胸壁皮肤切口，并结扎固定引流管，敷盖无菌纱布。

（8）引流管末端连接至水封瓶，检查各个接口，保证密闭性。

（9）引流瓶位置低于胸壁置管处60～100厘米，首次引流液体应低于1000毫升。

4. 并发症

（1）手术部位出血（误伤肋间血管或肺组织）。

（2）漏气（引流管误入肺组织、引流管周围缝合不紧密、引流装置未密闭）。

（3）引流管误入腹腔导致操作失败。

（4）皮下气肿。

（5）延迟并发症如胸腔感染、肺不张等。

第二节　无自主呼吸的呼吸支持

一、面罩+气囊（简易呼吸器）

简易呼吸器又称人工呼吸器或加压给氧气囊，由面罩、球体气囊、储氧袋、输氧管等部件组成，可通过挤压气囊，将储氧袋和气囊中的氧气（或空气）经面罩输送给受困者，是一种便于携带的施行人工呼吸的简易装置（图17.8），不同型号的面罩均可连接球体气囊（图17.9）。适用于受困者病情危急来不及气管插管以及现场急救等情况。

1. 适应证

（1）因长期受困而呼吸无力、呼吸抑制的受困者。

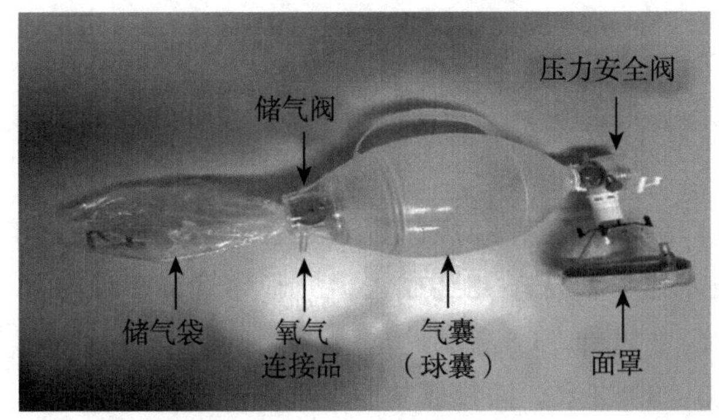

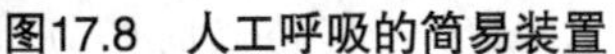

图17.8　人工呼吸的简易装置

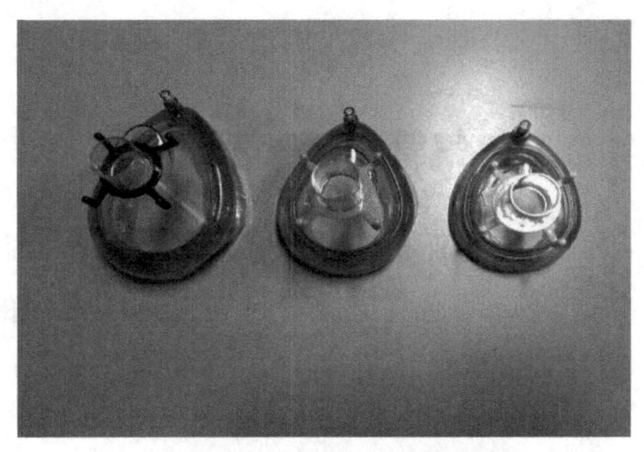

图17.9　不同型号的面罩

（2）救援者接近或转运时突然发生心跳呼吸骤停需心肺复苏的受困者。

2. 禁忌证

（1）未经胸腔闭式引流的张力性气胸的受困者。

（2）呼吸道损伤致咯血的受困者。

3. 操作方法

（1）受困者取仰卧位，操作者跪于患者头顶后方，选择合适的面罩。

（2）检查受困者呼吸道，清除口腔中的杂物和假牙，解开衣扣及腰带。

（3）使受困者头后仰，拖起下颌，必要时首先置入口腔通气道。

（4）将面罩扣住受困者口鼻，左手拇指和食指紧紧按住面罩，其余三指向上托起伤者下颌（C–E法，图17.10），保持面罩通气的密闭性。

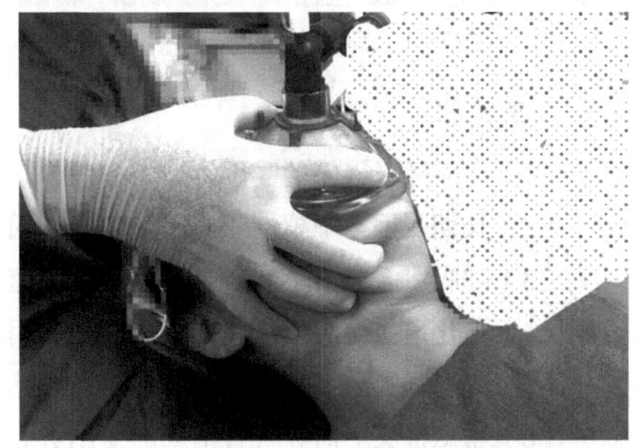

图17.10　C–E法

（5）若受困者仍有自主呼吸，则在吸气时挤压气囊以辅助呼吸，直至受困者自主呼吸恢复良好；若受困者无自主呼吸，则右手有规律地挤压球体气囊以控制呼吸（成人为10～15次/分钟，儿童14～20次/分钟）；若受困者发生心跳呼吸骤停，则以心外按压：人工呼吸为30：2的比例施救。

（6）每次挤压气囊时观察伤者胸廓，以确认受困者呼吸道是否通畅、人工呼吸是否有效。

4. 并发症

（1）面罩密闭性不良、通气效果不佳导致受困者持续缺氧。

（2）操作者手法不合理或受困者气道通畅度不良使氧气（空气）过多进入消化道，导致胃胀气、胃内容物反流、误吸、吸入性肺炎等。

5. 优点

（1）与口对口人工呼吸相比，供氧量高。

（2）操作简单，更易长时间维持有效呼吸。

（3）避免伤者与施救者交叉感染。

二、气管插管+气囊

气管插管是将一特制的气管内导管通过口腔或鼻腔，经声门置入气管或支气管内的方法，经口咽通气道插管是灾害现场常用的技术之一。从小儿到成人，气管导管有多种内径型号可以选择（图17.11），婴幼儿：2.5毫米、3毫米、3.5毫米；儿童：（年龄÷4）+4.0毫米；成年男性：7.5～8.5毫米；成年女性：7.0～8.0毫米。插管成功后即可连接球体气囊（图17.12），提供更好的通气供氧、呼吸道通畅和呼吸道吸引条件，是抢救呼吸功能障碍受困者的重要措施之一。

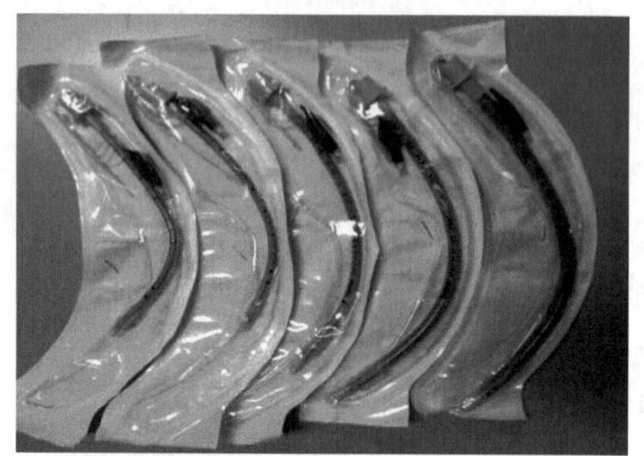

图17.11 多种型号的气管导管

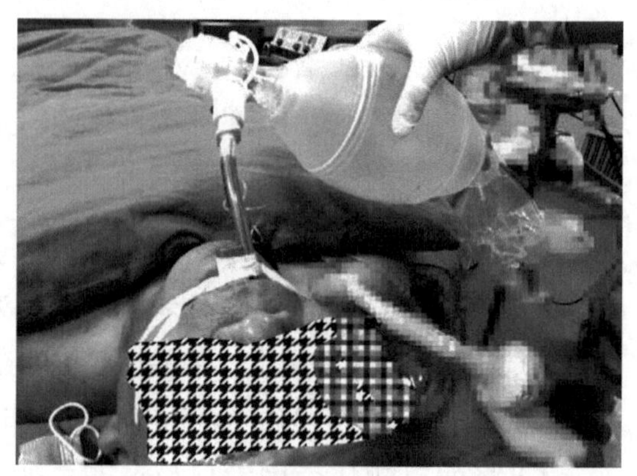

图17.12 气管插管成功后连接球体气囊

1. 适应证

（1）心跳呼吸骤停的受困者。

（2）长期受困至中枢性或周围性呼吸衰竭的受困者。

（3）呼吸肌无力，不能自主清除上呼吸道分泌物的受困者。

（4）消化道出血有反流、误吸风险的受困者。

（5）有上呼吸道损伤、狭窄、梗阻而影响正常通气的受困者。

（6）紧急情况下需经气管给药的受困者。

2. 禁忌证

（1）口咽腔外伤致出血、开口度不佳者。

（2）咽喉部肿瘤或存有无法清除的异物者。

（3）怀疑有颈椎骨折、脱位者。

（4）怀疑有下呼吸道分泌物潴留难以从气管导管清除者，为相对禁忌证，条件允许可直接行气管切开术。

3. 操作方法

（1）选择合适的喉镜、气管导管及牙垫，检查物品的良好可用性，条件允许者可导管前段涂抹达克罗宁胶浆以减轻插管反应、增加受困者导管耐受性。

（2）受困者取仰卧位，头后仰，使口、咽、喉及气管处于同一纵轴方向。

（3）操作者左手持喉镜，沿舌背弯度徐徐插入，至舌根部轻轻挑起会厌软骨，显露声门。

可视喉镜的诞生为声门显露及气管插管提供了更方便、更直观、更准确的条件（图17.13）。

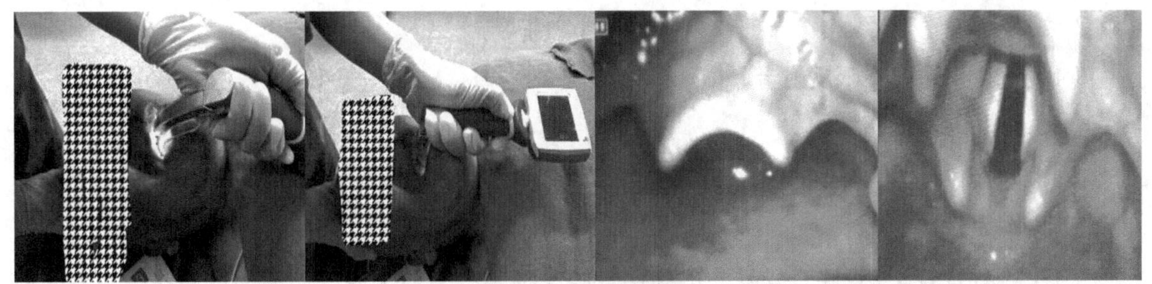

图17.13　气管插管操作

（4）右手持气管导管迅速插入气管内（已无自主呼吸者直接插入，存留自主呼吸者待仍吸气声门开放时插入），拔出管芯，放置牙垫，退出喉镜。

（5）调整导管置入深度，新生儿：10～11厘米；2岁以上小儿：年龄÷2+12（厘米）或身高（厘米）÷10+5（厘米）；成年男性：22～24厘米；成年女性：21～23厘米。

（6）管导管前端气囊注入适量空气，以封闭导管和气管壁之间的空隙。

（7）存留自主呼吸者检查呼气时导管口有无气体排出，已无自主呼吸者听诊双肺呼吸音以判断导管是否插入气管及导管置入深度是否合适。

（8）确认插管无误后，将导管与牙垫一起固定于颌面部，连接球体气囊控制或辅助呼吸。

4. 并发症

（1）插管时动作粗暴致唇、舌、咽损伤出血，甚至牙齿脱落。

（2）操作不当致下颌关节脱位。

（3）气管导管误入食管致通气失败、缺氧加重、反流、误吸。

（4）选择气管导管过细致通气效果不佳、过粗致气道损伤。

（5）气管导管插入过深致入单侧支气管、过浅致意外脱出。

（6）气管导管固定不良致导管脱落。

5. 优点

（1）导管直接插入气管，通气效果确切。

（2）经鼻插管容易固定，搬动伤者时不易脱落。

（3）与经鼻插管相比较，经口插管操作相对简单。

（4）可视喉镜辅助下插管大大提高成功率。

三、食管–气管联合导管+气囊

食管–气管联合导管包括食管腔和气管腔两部分，是具有食管阻塞式导气管和常规气管插管联合功能的双腔、双囊导管（图17.14、图17.15），可盲探插入，能快速有效地开放气道，并有效防止胃内容物反流、误吸，在灾害现场的紧急气道支持中有很大的应用价值。

1. 适应证

（1）救治呼吸心搏骤停的受困者。

（2）无意识、无咽反射的昏迷受困者。

（3）气管插管或喉罩置入失败的受困者。

2. 禁忌证

（1）有意识、存在咽反射者。

（2）怀疑颈椎损伤者。

（3）仍存在自主呼吸者。

3. 操作方法

（1）检查食管-气管联合导管，以确保管腔无损害、套囊无漏气，表面可涂抹达克罗宁胶浆润滑和减轻伤者插管反应。

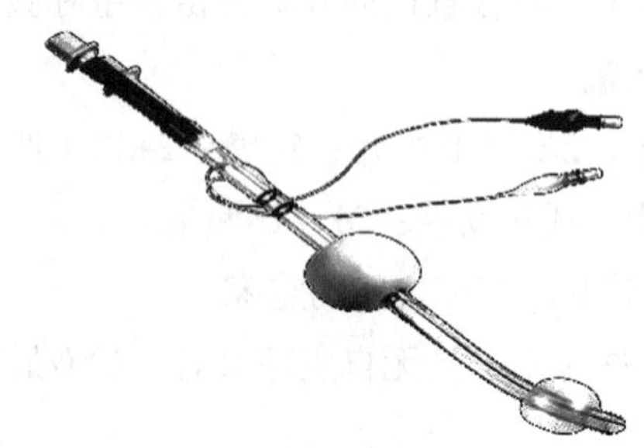

图17.14　食管-气管联合导管

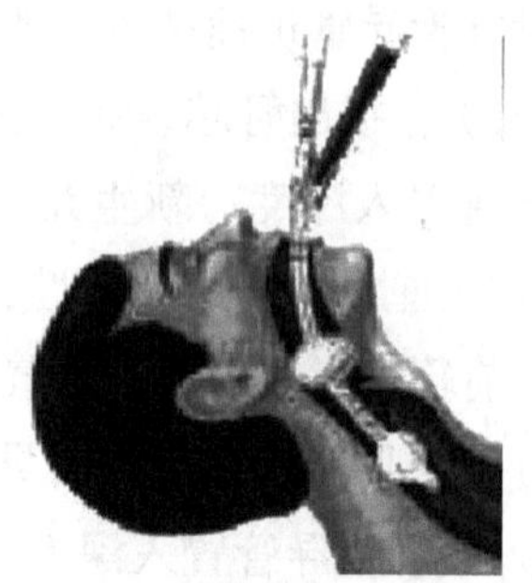

图17.15　食管-气管联合导管的使用

（2）受困者平卧位，可取自然体位。

（3）操作者左手拇指和食指提下颌，右手执笔式、导管弯曲朝上插入口腔，至适当深度。

（4）囊充气，听诊判断通气管，固定导管。

（5）连接球形气囊控制通气。

4. 并发症

（1）出血。

（2）食道破裂。

（3）咽损伤、声带损伤。

（4）窒息、死亡。

5. 优点

（1）联合导管可迅速插入。

（2）可有效抑制反流、误吸。

（3）可盲探插入。

（4）经过简单培训即可掌握相关操作。

（5）对伤者体位要求不高。

四、喉罩+气囊

喉罩（喉罩通气道）是现代临床在急救复苏以及全身麻醉等过程中经常使用的一种新型人工通气道，由通气管和围绕喉部的环形封闭罩两部分构成（图17.16），主要用来保持气道通畅，保证患者的通气和氧合，有不同型号的喉罩可以选择（图17.17）。喉罩的通气方式介于面罩与气管导管之间，比面罩通气效果更可靠，比气管内插管操作更简单、损伤更小、并发症更少。新一代的喉罩在材料和技术上更加进步，同时有通气腔和引流腔，并且有双囊设计，密闭性更好，也更容易固定，在灾害现场救援中有非常大的优势，在临床中应用也非常广泛。

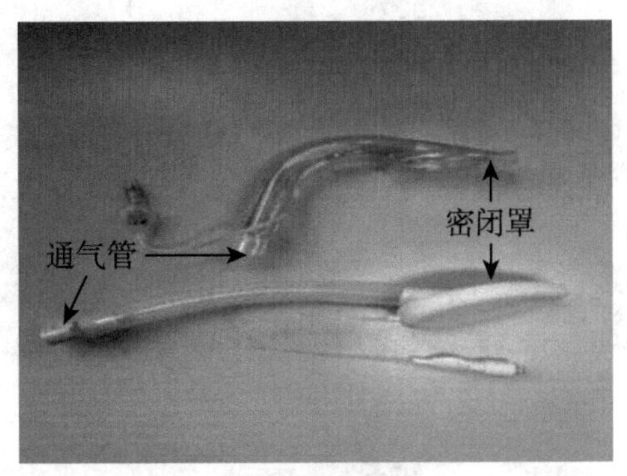

图17.16　喉罩

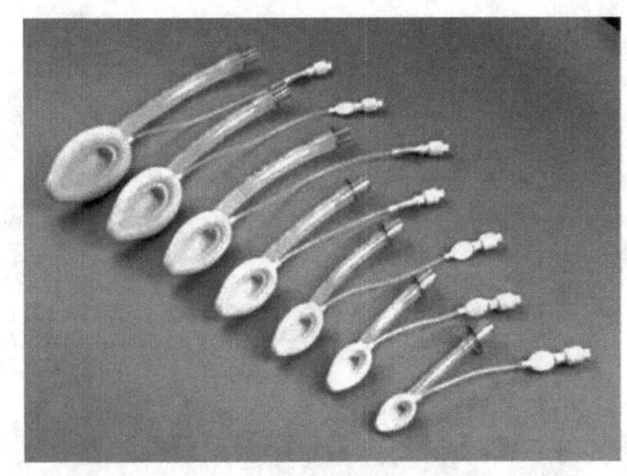

图17.17　不同型号的喉罩

1. 适应证

（1）无呕吐、反流、误吸风险的受困者。

（2）颈椎不稳定而不适宜气管插管的受困者。

（3）气管插管失败的受困者。

（4）需紧急建立人工气道辅助或控制呼吸的受困者。

2. 禁忌证

（1）口腔颌面部畸形、外伤致无法操作者。

（2）严重肥胖者。

（3）咽部出血、血肿、外伤者。

（4）气管受压或气管软化者，可能发生呼吸道梗阻者。

3. 操作方法

喉罩操作方法如图17.18所示。

（1）根据情况选择合适型号的喉罩，表面涂抹达克罗宁胶浆或清水润滑。

（2）受困者头轻度后仰，操作者左手轻轻打开口腔，右手持喉罩，罩口朝向下颌，沿舌正中线贴咽后壁向下置入，直至不能再推进为止。

（3）也可采用逆转法置入喉罩。先将喉罩口朝向硬腭置入口腔至咽喉底部后，轻巧旋转180°后，再继续往下推置喉罩，直至不能再推进为止。

（4）判断喉罩位置及通气效果。存留自主呼吸的受困者可在通气口感觉到气流；无自主呼吸的受困者可通过球形气囊控制通气，同时判断通气阻力及听诊双肺呼吸音；阻力过大提示有气道梗阻，喉罩漏气音提示通气效果不佳，均须调整喉罩位置或者重新操作。

（5）用胶布将喉罩固定于颌面部。

4. 并发症

（1）插入失败致气道阻塞、窒息。

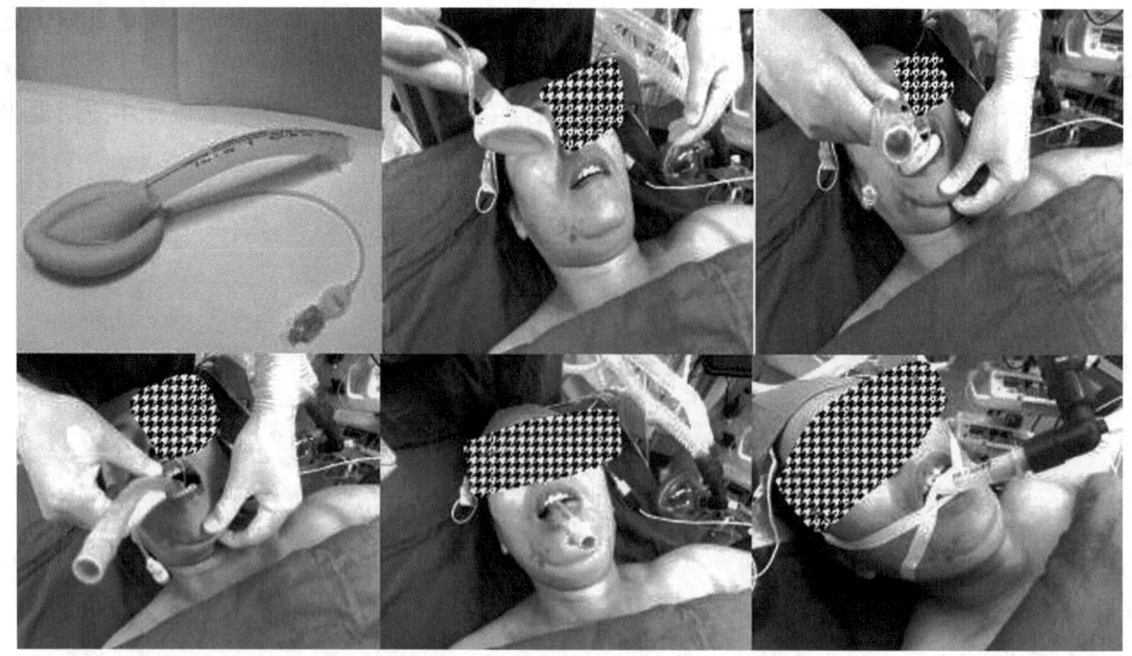

图17.18　喉罩操作方法

（2）喉罩位置不当致漏气或胃胀气。

（3）反流、误吸。

（4）咽喉部不适、疼痛。

（5）气道损伤。

5. 优点

（1）使用简单，可迅速建立人工气道。

（2）操作成功率高，稍微培训即可有效掌握。

（3）通气可靠。

（4）可避免咽喉及气管黏膜损伤。

（5）局部刺激小，心血管反应轻。

第三节　灾害救援中呼吸支持的原则

尽管呼吸支持的方法有许多种，但是在灾害现场受到诸多条件的限制，一些支持方法得不到及时有效的实施，也有一些支持方法看似更好，但并不利于受困者的现场急救。在灾害现场，既要随时观察周围情况，避免二次灾害的发生，又要利用有限的设备和人员条件，对受困者进行有效的呼吸支持。灾害现场并不是救治受困者的最终场所，将受困者安全快速地转移至安全区域进行进一步的救治才是关键。这就需要在现场救治中，施救者在接触到受困者的第一时间，迅速判断其是否需要呼吸支持，是否需要建立人工气道，在判断确实需要呼吸支持技术操作时，遵循就快、就简、就轻、就熟、联合的原则给予呼吸支持。

一、就快原则

灾害现场随时可能发生二次灾害及附带伤害，将受困者尽快成功地转移至安全区域是重中之重，所以现场救治一定要有效且快速。如判断上呼吸道梗阻，一般情况下口咽通气道的操作会比鼻咽导气管更节省时间；如判断下呼吸道梗阻，气管插管术一般快于环甲膜穿刺术，而环甲膜穿刺术一定快于气管切开术。

二、就简原则

受到救援人员现场携带救援设备的限制，灾害现场的呼吸支持应在有效的基础上尽量简单。要以最容易的操作达到满意的呼吸支持效果。能不操作的就不操作，能用手法支持的就不用器械支持，能用简单方法的就不用复杂方法。如判断呼吸道有梗阻，能用手法扣除堵塞物的就不用口咽通气道，能用口咽通气道维持的就不用气管插管，能用环甲膜穿刺的就不用气管切开。

三、就轻原则

灾害现场发现的受困者多数已经被困很久、体质虚弱，对其呼吸支持应采用损伤轻且有效的方法，待转移至安全区域后再考虑进一步的治疗措施，以避免操作时的刺激对其造成不良影响，甚至延误救治时机。能用无创方法支持的就不用微创方法支持，能用微创方法解决的就不用有创方法。能手法开放气道的就不用面罩供氧，能面罩辅助的就不用气管插管，能气管插管的就不用气管切开。

四、就熟原则

灾害现场配备的救援人员中，多数仅仅接受过简单的救援培训，有的甚至没有培训经验，每一组中仅配备1～2名专业的医疗队员，这就需要在灾害现场的呼吸支持中，施救人员必须考虑到自己所掌握的救治水平，采用自己最熟练的方法操作，在有效呼吸支持的基础上，尽快将受困者转移至安全区域，由专业的医疗队员进行下一步处理。即使是专业的医疗队员在灾害现场施救，也应该采取自己最熟练、最有经验且有效的方法进行呼吸支持。如在狭小空间的灾害现场，只能有一名施救人员接触到受困者，但一个人很难进行复杂的操作，即使是一名经验丰富的耳鼻喉科医生，也不建议独立进行气管切开术，而应该采用同样有效且快速的环甲膜穿刺术，给予受困者有效的呼吸支持。

五、联合原则

之前介绍了多种呼吸支持的方法，在灾害现场的救援中，有时一种方法并不能完全达到呼吸支持的要求，需要根据具体情况，随时更换支持方法，或者对不同的方法进行组合。如辅助受困者呼吸时，可采用口咽通气道（或鼻咽导气管）+面罩+气囊，在气管切开前可首先气管插管以保证通气，发现口咽通气道（或鼻咽导气管）通气效果不佳可改用喉罩通气，等等。总之在灾害现场急救中，只要对受困者的呼吸支持有利，任何方法的组合都是可行的。

需要注意的是，本章节中所有技术的适应证、禁忌证、并发症都是针对灾害现场的特殊情况提出来的，而非所有临床相似情况。

第十八章　废墟现场输液技术

第一节　输液技术基本理念及辅助装置

一、输液技术

（一）基本概念

静脉输液是利用大气压和液体静压原理将大量无菌液体、电解质、药物由静脉输入体内的方法。根据注射部位与所输液体的不同，可分为外周静脉输液、中心静脉输液、高营养输液（TPN）与输血等。

（二）穿刺准备

1. 评估伤员伤情

正确对伤员评估是提高穿刺成功率关键的第一步。当发现伤员需要静脉输液治疗时，应对伤员进行快速初步评估。评估内容主要包括：①伤情，伤员的受伤部位及其严重程度；②合作程度，伤员的意识状态，是否配合或需要第三者对其输液部位进行制动；③伤员的血管情况，如部位、大小、长度、弹性、滑动度等；④现场环境，光线是否充足、有无其他人员干扰、有无其他风险等。

2. 护士的心理准备

地震救灾现场救援任务重、伤者情况复杂、秩序乱、时间紧迫都会给护士造成莫大的心理压力，容易导致护士反应迟缓、紧张、焦虑等。护士的心理状态直接影响静脉通道的建立。护士应稳定情绪，排除外因的干扰，保持轻松的心情，相信自己的技术。

3. 物品准备

用于静脉输液的器械、物品、药品必须提前准备就绪。需要备好的常用药物液体包括：5%的葡萄糖盐水、平衡液、等渗盐水、低分子右旋糖酐，均选用500毫升以减少更换液体的频次。使用快速皮肤消毒剂，如安尔碘等，以及精密输液器（可调节输液器）、静脉留置针、透明贴膜、无菌棉签、止血带、输液接头、加压输液袋、弹力绷带、夹板等。

4. 配置液体

护士应在相对洁净的环境下完成液体的配置，检查药液质量、有效期等，并将所输液体的药名、配置时间、浓度等标注在液体袋上；如果具备条件还要详细标识被困者的姓名、被救地点等，避免多次转运患者交接漏项。施救者应充分评估现场的安全性，沉着冷静做好输液准备。

（三）操作要点

1. 选取血管

废墟现场伤者的体位或是被物体掩埋等因素均会影响穿刺。护士应根据患者外露的肢体部分以及现场空间情况正确选择。如有同时暴露的情况，要多选择上肢，因上肢静脉离心脏近，穿刺成功率高。选择比较直、没有分叉、针头比较好固定的血管，有静脉窦的血管表现为血管凹凸不平，尽量不要选择。另外不要选择靠近手腕的血管，避免手腕活动时针头扎透血管引起药液外渗。可使用扎两根止血带法：在预穿刺点上下相距10～15厘米处分别扎一根止血带，可代替伤员握拳，同时局部血管充盈较好。扎好止血带后，血管会膨隆，以便看清血管的走行。

2. 消毒

灾害现场卫生条件差，灰尘、蚊蝇等污染物危害较大，导致现场穿刺感染概率高。应严格执行无菌技术操作，防止发生感染。穿刺前尽量将伤员移至相对清洁、安全、通风的地方，初步清洁伤员需进行静脉穿刺的部位，并增加消毒次数。现场护士应将棉签用消毒液完全浸湿，消毒面积大于常规要求的直径5厘米，快速且至少消毒2遍后再行穿刺，尽可能减少感染的概率。护士如果没有条件进行手卫生，可以用戴无菌手套并用快速手消毒液进行手部消毒。

3. 留置针穿刺

使用外周静脉留置针，建议使用自动激活安全设计装置预防针刺伤害，在搬动伤者时，也可以减少渗液或脱出的可能。

4. 固定静脉管路

对穿刺点进行无菌覆盖固定后，手部用手板固定，置板于手心侧，手板上部超过腕关节，用两条长胶布固定，一条固定于腕部，一条固定于掌指关节处，必要时用纱布、手纸等柔软物品垫于空隙处；足部可将夹板固定于足内、外踝关节以上处和足底。小朋友哭闹不配合，自我约束力差，可以“8”字法固定手板、夹板两端。如果没有胶布，可以用绷带或布条代替，没有手板、夹板可以用药盒、木板、筷子等代替。改良固定方法：也可以使用弹力绷带，将穿刺部位包裹，将穿刺点暴露，以便观察穿刺部位皮肤及血管情况，不仅便于观察和护理穿刺点及其周围，而且便于观察输液管是否出现导管打折现象（图18.1）。

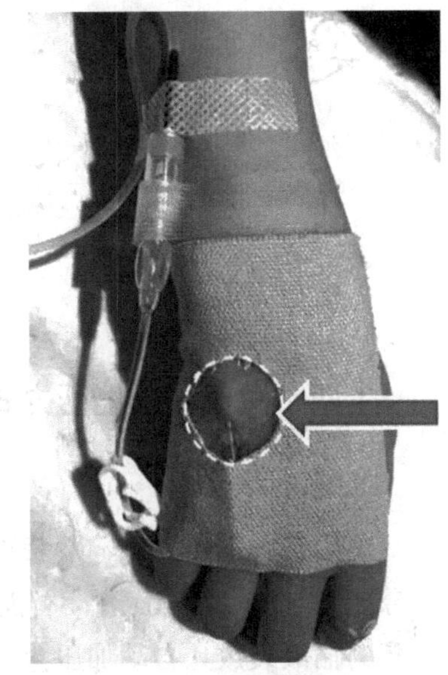

图18.1　静脉通路的固定

二、输液附加装置

（一）输液接头

建议使用无针输液接头，关于无针输液接头的实践标准：利用螺口输液接头将注射器或给药装置与血管通路装置（VAD）导管座或其他注射部位相连，以避免使用针头，减少针刺伤。

（二）精密输液器

目前，应用较为广泛的输液器包括普通输液器和精密过滤输液器。普通静脉输液药液过滤器多为纤维素滤膜，一旦大量输液，若液体为高碱性、酸性药物，则容易影响纤维，使其脱落引起血管堵塞，加之这种过滤器孔径分级准确度低，仅能将直径5微米以上的微粒过滤掉，而无法将直径小于或等于5微米的微粒过滤掉，容易导致这些微粒经静脉进入机体、出现微粒污染、血小板下降、水肿、肺内肉芽肿、组织缺氧等情况。精密过滤输液器的过滤器选择核孔膜，其纳污染能力强、过滤精确度高且孔径分级严格，保证了输液治疗过程中的安全性，换药时会通过自动止液装置关闭输液通道，避免了回血，促进了空气排出，具有更加理想和显著的静疗效果。

（三）流速控制装置

对于外伤出血较多、休克的患者，一般会要求加快输液速度，可使用输液泵辅助。在废墟现场无电源情况下，可使用加压输液袋或可调节输液器（图18.2）。

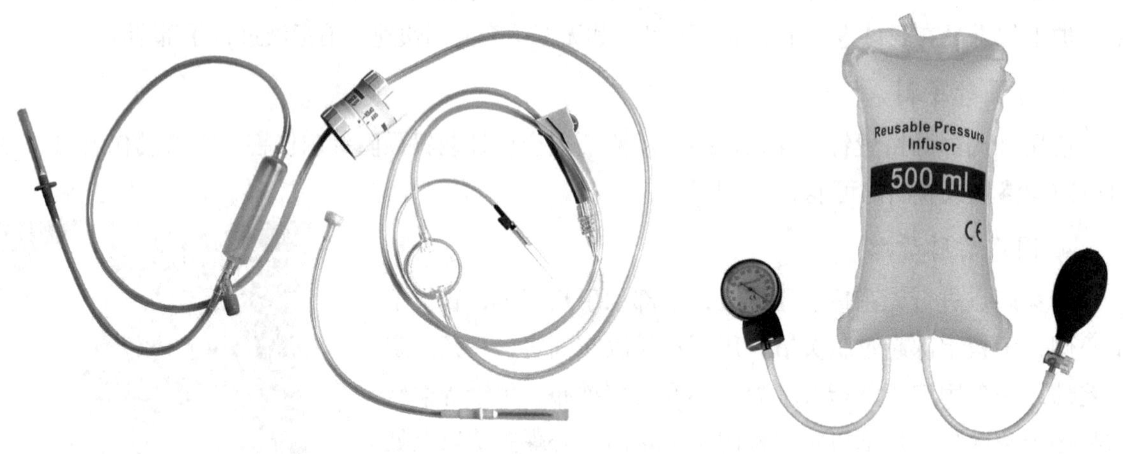

图18.2 流速控制装置

（四）免悬挂智能压力式输液装置

1. 基本概念

免悬挂智能压力式输液装置是针对重力式输液技术所固有的无法克服的缺陷而创立的，由免悬挂无电源自动加压盒、智能流量计及与压力式输液匹配的输液器3个部件组成。输液时将装好药的输液袋放入自动加压盒，盒内弹簧装置挤压药袋内药液进入输液管路，智能流量计夹持在输液管路外，控制流量、流速及气泡堵塞报警等（图18.3）。

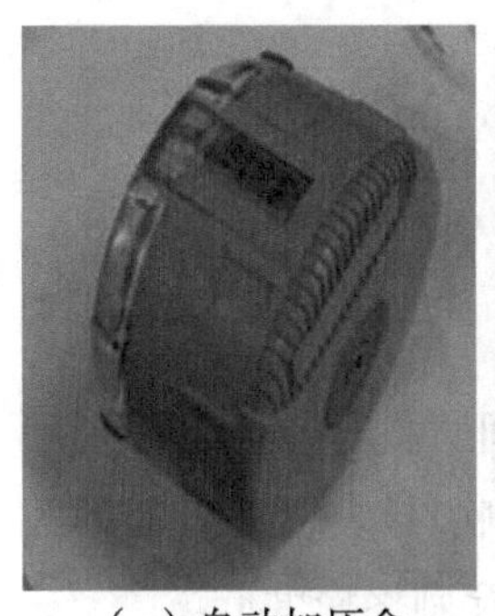
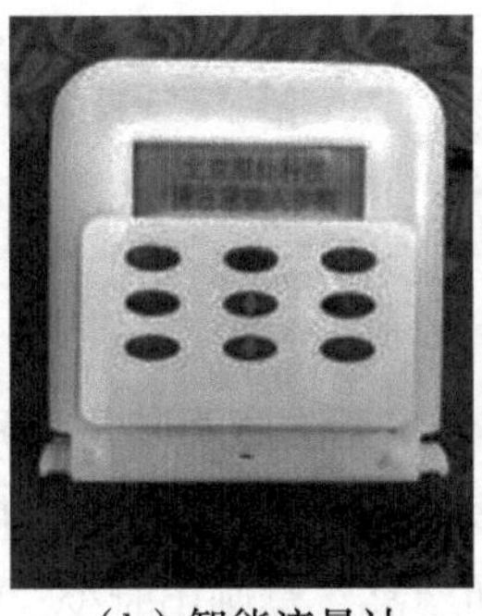
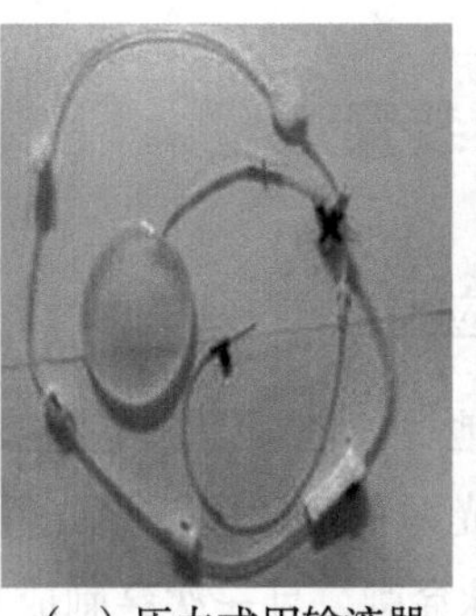
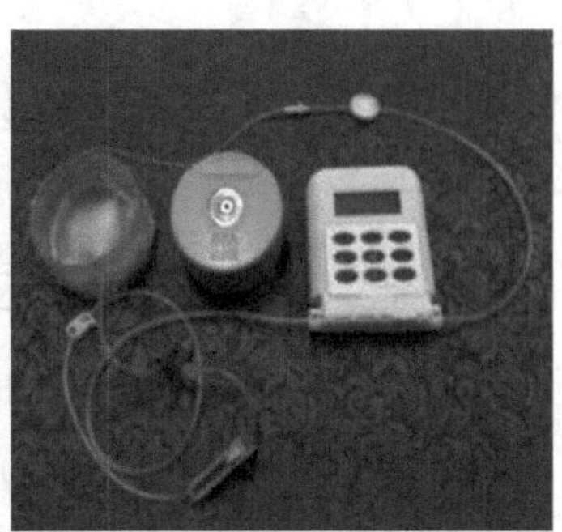
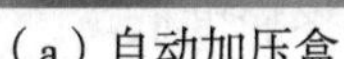

（a）自动加压盒　（b）智能流量计　（c）压力式用输液器　（d）整套装置

图18.3　免悬挂智能压力式输液装置

2. 适用范围

与重力式输液技术相比，更加适合废墟现场输液通路的建立。

（1）自动加压盒无须垂直悬挂，可任意位置放置。药液封闭式地输入静脉血管，可防止被污染，保证输液安全。

（2）智能流量计是以一定微量容积（例如每泵一次0.05毫升，相当于重力输液一滴）均匀循环输入血管的，做到精准输液。

（3）智能流量计设定流量流速各参数并输入密码锁定后，任意触碰操作键都不会改变原设定，可保证输液安全。智能流量计显示屏会同步显示输入总量、已输入量和剩余量等参数。

（4）智能流量计在输液过程中设定有气泡报警、堵塞报警、电压不足报警等。

（5）智能流量计电池外置，电压不足时换电池，一拔一插即可继续输液。

（6）智能流量计设有WiFi模块，可远程通信监控。

免悬挂智能压力式输液装置便携、免悬挂、自动、智能、精准、安全，更加适合于在灾害环境下使用。

3. 操作要点

（1）注入血管前输液器的装夹及气泡排除。储药袋出口与输液管路设有三通接头，将三通接头调向与药袋相通、与输液管路阻断。用注射器从三通接头注入药液，如有气泡用注射器抽出气泡混合药液，再将药液推进药袋将气泡留在注射器管内，如此排净气泡。输液软管装夹在智能流量计下端的卡槽内，将三通接头调整为药袋与软管相通，按智能流量计开机按钮，按照显示屏提示设定流量等各种参数后按住排气按键，排出软管内气泡（在智能流量计和和针头之间有自排气过滤器排出输液过程中的微小气泡，如有大的气泡，智能流量计气泡报警，中止输液）。

（2）打开WiFi按钮，输入锁定密码，防止无意触碰按键造成失误操作。

（3）其他输液针注入静脉血管输液操作同重力式输液操作。

4. 配套条件

废墟现场建立静脉通路需压力式输液的一次性输液器、智能流量计备用电池盒（一般输出电压为7.5伏）、静脉留置针、透明贴膜、无菌棉签、安尔碘、止血带、输液接头、弹力绷带等。

三、静脉穿刺引导装置

（一）在地震伤中的应用

地震后一些伤员被困于地下、地震造成电网被破坏无法照明以及夜间营救时，通常采用手电筒等传统照明方式，但是光源稳定性差、聚光性弱。这时采用静脉穿刺引导装置可以辅助医护人员在无光条件下实施静脉穿刺，且一次穿刺成功率高、穿刺用时少、穿刺疼痛度低。

（二）常用装置

1. 红外引导装置

（1）部位选择。手背静脉网。

（2）操作流程。电源充足条件下，连接红外透射光源手柄，嘱伤员手握光柄，将手背置于红外摄像头正下方，调节弧形支架高度和位置，使手背静脉图像显示在液晶显示屏上，操作人员在显示器的引导下实施静脉穿刺。

（3）原理。采用红外成像与投影显像两项技术，利用光谱学方法对生物组织进行检测。

2. 超声引导装置

（1）部位选择。外周静脉、中心静脉。

（2）操作流程。电源充足条件下采用超声探查，超声探头横向放置可以更好地显示周围结构和静脉，纵向放置可以更好地显示穿刺针的角度和深度。使用高频线性探头可以更好地观察静脉解剖结构，频率越高、穿透力越低，但分辨率越高。首选动态视图，在术中可直接做到全程可视化。

（3）原理。穿刺的准确定位是基于毕氏定理。

（三）注意事项

（1）地震后营救环境恶劣，静脉穿刺引导装置携带不便。

（2）伤员类型复杂，可适用范围局限化。

第二节　建立外周静脉通路的技术

在地震灾害救援中，由于现场环境恶劣、时间紧迫、伤员多且类型复杂，对于救援护士的要求也大大提高。面对错综复杂的救援现场，医护人员应依据护理程序中的评估方式第一时间判断出伤员类型，根据不同情况及时为伤员做出处置，确定是否需要建立外周静脉通路以及以何种方式建立。

评估的内容如下。

（1）伤员伤情：受伤部位，严重程度，是否需要静脉输液。

（2）合作程度：伤员意识状态，是否配合。

（3）地震伤伤型分类：挤压伤、离断伤、骨折、砸伤、休克。

（4）伤员血管情况：部位、粗细、长度、弹性。

（5）地震现场环境：伤员处于废墟下黑暗环境、余震颠簸或转运中、解救后。

一、外周浅静脉留置针穿刺

（一）在地震伤中的应用

（1）外周浅静脉留置针穿刺在地震伤营救时使用最多，操作最简便，易固定，主要用于伤员情况较轻、外周静脉充盈时。

（2）保留时间长，一般为5～7天，不需反复穿刺，每次只需将输液器与套管针连接即可。

（3）套管针具有很好的柔韧性，可随血管形状弯曲，且套管针在血管内有一定长度，有利于伤员的活动及搬动。

（4）创伤性小，输液量大，能够比较理想地满足大量输血/输液速度需要。

（二）用物准备

消毒棉签、止血带、治疗巾、留置针、透明敷料、胶布、输液器、液体、输液卡。

（三）部位选择

一般选择手背部、前臂、足背部等处粗直、弹性好、不易滑动的血管及足踝部大隐静脉。当伤员肢体被废墟掩埋，可选择头皮静脉网。

（四）操作流程

据血管的走向确定穿刺部位，将留置针接口处与输液器相连，排尽空气，在穿刺点上方10厘米处扎止血带，充分暴露血管后，以穿刺点为中心消毒皮肤，转动针芯使针尖斜面朝上，左手绷紧皮肤，右手持留置针以15°～30°穿刺。退针，然后将外套管全部送入静脉。放松止血带，敷料固定，注明穿刺时间。

退针法通常有两种。①单手退针法：见回血后左手绷紧皮肤，右手向血管方向推送外套管同时撤出针芯。②双手退针法：见回血后，一手固定导管针，一手拔出针芯0.5厘米。

（五）穿刺步骤

选择穿刺部位→留置针连接输液器排尽空气→扎止血带→消毒穿刺点皮肤→留置针穿刺→退针→固定→标注时间→调节滴速。

（1）进针。穿刺时绷紧皮肤，针尖斜面朝上，与皮肤呈15°～30°角缓慢刺入静脉。

（2）送管。见回血后降低角度到5°～10°，再继续进针2毫米。

（3）后撤针芯。后撤针芯0.2～0.3厘米。

（4）送管。持针座及针翼，将导管与针芯一起送入血管。

（5）撤针芯。先松开止血带，打开调速器，后完全撤出针芯。直至针尖完全被保护套覆盖。

（六）注意事项

（1）无菌环境。用水清洁后用碘伏棉签消毒穿刺部位皮肤，避免穿刺部位感染。

（2）扎好止血带后，手指推压法（用大拇指轻按预穿刺的静脉，由近心端向远心端轻按，推行3～5厘米，再由远心端向近心端推行）使静脉充盈，易于穿刺，扎止血带时间<2分钟，穿刺时绷紧皮肤，针头迅速进入皮内后，再缓慢进入静脉，见回血后应将针头再进2～3毫米，后置管。如果有入血管的落空感而没有回血时，不要盲目判断自己穿刺失败，造成判断回血有误，由于地震伤员血管瘪塌，不易回出，可将输液器下端反折形成负压再松开，再次判断回血。

（3）固定。由于地震现场环境混乱且伤员转运次数频繁，穿刺成功后的有效固定也尤为重要，可采用硬板将穿刺点上下关节做有效固定。

（4）余震颠簸。穿刺时穿刺者取坐姿或跪姿，选取至少3个支撑点。

（七）禁忌证

四肢有骨折、不完全性离断伤、开放性外伤、失血性休克致外周静脉塌陷伤员。

（八）一次性紧急静脉穿刺包

地震伤救援中，伤员较多，采用一次性紧急静脉穿刺包可减少准备各类用物，避免个别用物缺少，较大程度节约时间，提高救援效率。

一次性紧急静脉穿刺包内含应用静脉留置针穿刺进行静脉输液通路建立时所需的11种物品：静脉留置针、抽吸好0.9%氯化钠注射液的注射器、治疗巾、止血带、一次性手套、透明贴膜、胶带、小纱布、小包装洗手液、小包装皮肤消毒用安尔碘棉签及定型凹槽（图18.4）。

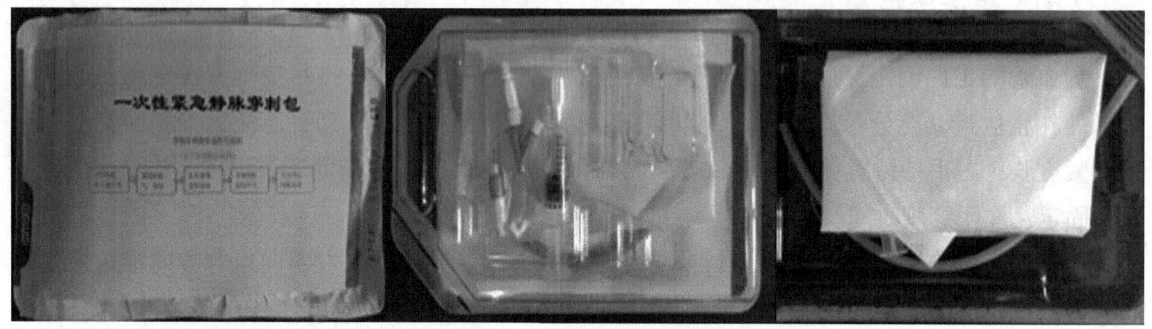

图18.4　一次性紧急静脉穿刺包

二、外周静脉切开技术

（一）在地震伤中的应用

（1）病情紧急如休克、大出血等，急需快速大量输血、输液而静脉穿刺有困难时。

（2）需较长时间维持静脉输液，而表浅静脉和深静脉穿刺有困难者。

（3）直视下可减少反复穿刺造成血管及周围组织损伤，防止非感染性静脉炎的发生。

（二）用物准备

无菌静脉切开包、治疗盘、碘伏、输液器、液体、利多卡因、5毫升注射器。

（三）部位选择

一般选择四肢表浅静脉切开，最常用的是内踝前或卵圆窝处大隐静脉。

（四）操作流程

以内踝前大隐静脉切开为例。患者仰卧位，术侧下肢外旋，静脉切开部位皮肤常规消毒，铺无菌洞巾，用利多卡因做局部麻醉。在内踝前上方3厘米处，横形切开皮肤，长2～2.5厘米。用小弯止血钳分离皮下组织，将静脉挑出并在静脉下穿过细丝线2根，用1根先结扎静脉远侧端，暂不剪断丝线，留作安置导管时作牵引用。牵引远侧丝线将静脉提起，用小剪刀在静脉壁上剪一“V”字形切口，以无齿镊夹起切口上唇静脉壁，将静脉导管快速插入静脉腔，深约5厘米，结扎近侧丝线，并将导管缚牢。将备好之输液器接头与导管连接，观察液体输入是否畅通及有无外渗。剪去多余丝线，缝合皮肤切口。用1根皮肤缝线环绕导管结扎固定，以防滑脱。外用无菌敷料覆盖，胶布固定。不再使用时消毒，剪断结扎线，拔出导管，局部加压，覆盖纱布包扎，胶布固定。术后7天拆除皮肤缝线。

或套管针在静脉挑出时以10°角进针，右手持针翼顺血管方向将套管针直接刺入静脉，同时左手持针柄缓慢往外退针芯，置入血管长度约2厘米。当针芯将要完全退出时，左手中指压住穿刺点近心端血管，食指、拇指固定针栓，右手迅速退出针芯，并立即将套管与输液装置连接，全层缝合皮肤，用贴膜固定两套管针于皮肤外切口的两端，且暴露全部切口，包括切口两端0.5厘米，以备以后常规消毒、拆线。

（五）穿刺步骤

有适应证，无禁忌证→摆体位→定位→消毒→铺巾→局麻→切开皮肤→分离皮下组织→静脉切口→进静脉导管→连接液体→缝合皮肤→固定→贴膜。

（六）注意事项

（1）切口不可太深，以免损伤血管。

（2）分离皮下组织时应仔细，以免损伤静脉。

（3）剪开静脉壁时，剪刀口应斜向近心端，且不可太深，以免剪断静脉。

（4）静脉切开导管插入静脉前，应用无菌生理盐水冲洗干净，并充满液体，以防空气进入。

（5）注意无菌技术，慎防感染。导管留置时间一般不超过3天，如系硅胶管，留置时间可稍长。如无禁忌，可每日定时用小剂量肝素钠注射液冲洗导管。若发生静脉炎，应立即拔管。

（七）禁忌证

（1）凝血功能障碍，已有血栓形成或有出血倾向者。

（2）切开部位严重感染、创伤、烧伤等。

第三节　深静脉置管及骨髓腔穿刺输液技术

一、深静脉置管

（一）在地震伤中的应用

（1）当机体处于应激状态下，儿茶酚胺的释放致皮肤血管强烈收缩，外周静脉塌陷。

（2）快速输入大量液体用于挤压伤、各类型休克的救治。

（3）通过压力传感器，持续监测中心静脉压。

（4）由于伤员需频繁转运，深静脉置管相对于外周浅静脉留置针穿刺更易固定。

（5）在单位时间内颈内静脉、锁骨下静脉、股静脉内血流速度是周围静脉的8～40倍。

（二）用物准备

一次性使用中心静脉导管包、肝素钠注射液、碘伏、利多卡因、5毫升注射器、透明敷料。

（三）部位选择

1. 锁骨下静脉穿刺

锁骨下静脉穿刺点在锁骨中部外1/3交界点下方1厘米处（图18.5）。

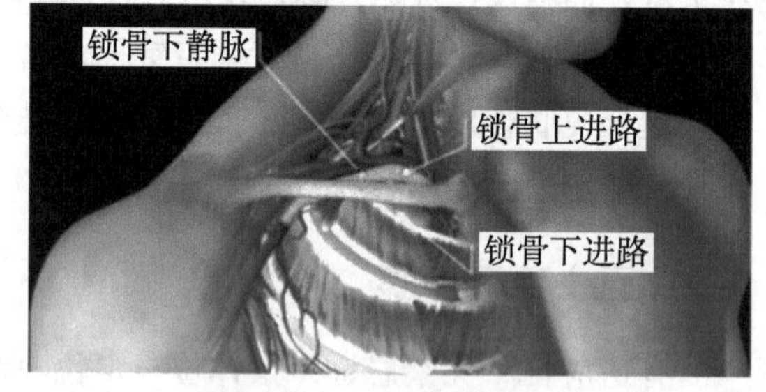

图18.5　锁骨下静脉穿刺

2. 颈内静脉穿刺

（1）前路。将左手食指和中指放在胸锁乳突肌中点、颈总动脉外侧，右手持针。针尖指向同侧乳头，针轴与冠状面呈30°～40°角，常于胸锁乳突肌的中点前缘入颈内静脉。

（2）中路。胸锁乳突肌的胸骨头、锁骨头与锁骨上缘构成颈动脉三角，在此三角形顶点穿刺。针轴与皮肤呈30°角，针尖指向同侧乳头，一般刺入2～3厘米即入颈内静脉。

（3）后路。在胸锁乳突肌外侧缘的中下1/3处，约锁骨上5厘米处进针，针轴一般保持水平位，针尖于胸锁乳突肌锁骨头的深部指向胸骨切迹（图18.6）。

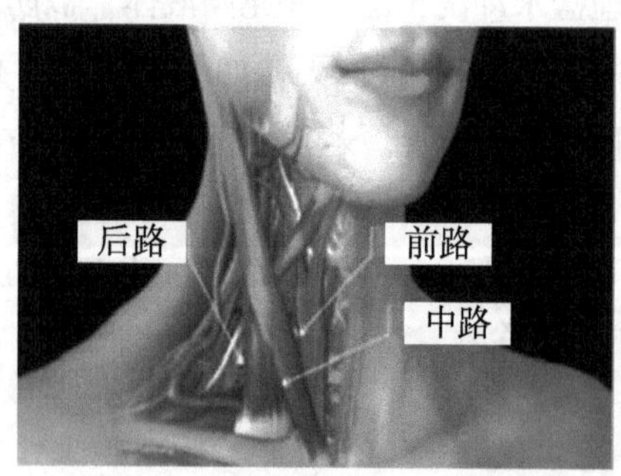

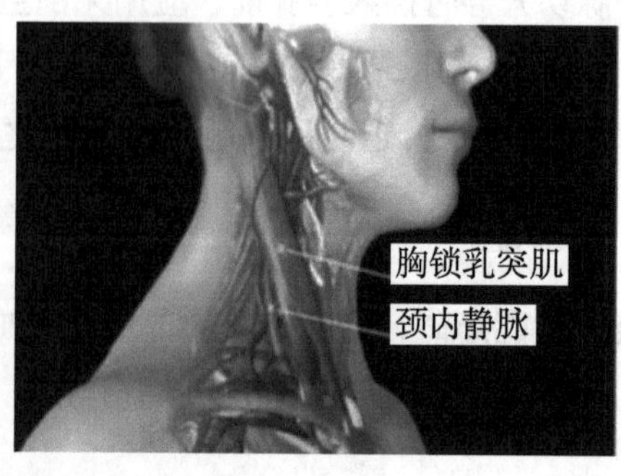

图18.6　颈内静脉穿刺

3. 股静脉穿刺

腹股沟韧带下二横指股动脉搏动点内侧1厘米处。

（四）操作流程

患者头低肩高位或平卧位，头转向对侧，显露胸锁乳突肌的外形。常规消毒皮肤，铺消毒巾。用2毫升注射器抽吸1%利多卡因于穿刺点作皮内与皮下浸润麻醉。锁骨下静脉穿刺针尖指向胸锁关节方向，进针角度10°~15°，如果穿刺时针尖碰到锁骨骨质，将穿刺针稍稍向后退再向下进针，直至穿刺针贴近锁骨滑入锁骨下，边进针边抽回血；颈内静脉穿刺针的角度与躯体平面呈30°~45°，方向朝向同侧乳头，见回血穿刺成功；股静脉穿刺与皮肤成45°夹角进针，穿刺成功血流畅通无阻；见回血后固定穿刺针，取下注射器，经穿刺针送入导引钢丝，退出穿刺针，沿导引钢丝插入扩张管，扩张皮肤及皮下组织，退出扩张管，沿导引钢丝送入静脉留置导管，插入长度15~20厘米，退出导引钢丝，接上输液导管。将小纱布垫于进针点处，透明敷料固定。

（五）穿刺步骤

有适应证，无禁忌证→摆体位→定位→消毒→铺巾→局麻→穿刺针穿刺→进导引导丝→退穿刺针→扩张器扩皮→进中心静脉导管到适宜位置→退导引导丝→回抽主管、副管并冲管→固定器缝合固定→贴膜→接液体。

（六）注意事项

（1）锁骨下静脉穿刺，如技术操作不当，可发生气胸、血肿、血胸、气栓、感染等并发症，故不应视作普通静脉穿刺，应掌握适应证。

（2）股动脉和股静脉距离较近，容易造成动静脉瘘。

（3）严格无菌技术，预防导管相关感染，股静脉临近会阴部，容易受到排泄物污染。

（4）为了防止血液在导管内凝聚，输液完毕时用肝素钠注射液冲注导管后封管。

（5）导管外敷料首次隔日更换1次，常规1周2次，遇有异常随时更换。

（七）禁忌证

（1）穿刺部位存在感染。

（2）凝血功能障碍。

（3）胸部、腹部、盆腔创伤。

（4）躁动不安而无法约束者。

（5）不能取肩高头低位呼吸急促者。

（6）胸膜顶上升的肺气肿患者。

二、骨髓腔穿刺

（一）在地震伤中的应用

在地震伤失血性休克的救治中，外周有效循环血容量锐减，外周静脉塌陷，中心静脉穿刺及静脉切开耗时较长，且对救治的无菌环境要求较高，骨髓腔穿刺（图18.7）相对于静脉血管通路的建立较节省时间且易于固定，能够在短时间内输入大量液体以抢救伤员生命。

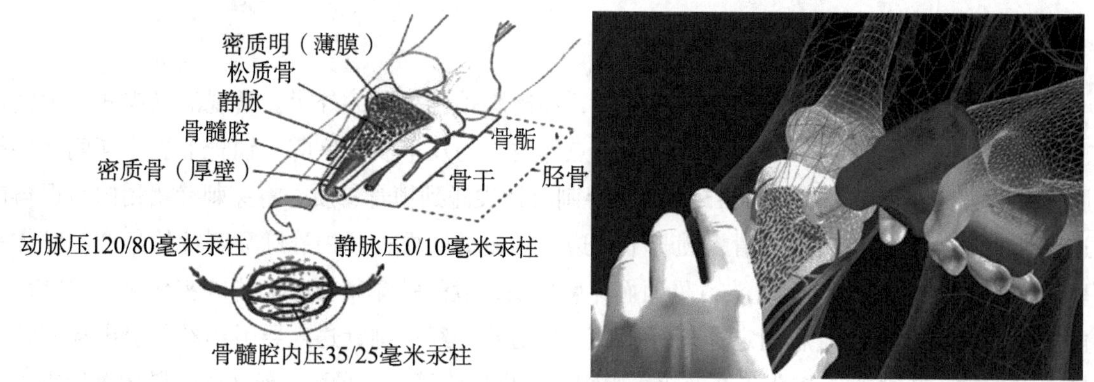

图18.7 骨髓腔穿刺

（二）部位选择

（1）小儿主要在胫骨近端或远端。

（2）成年人多选择胫骨、肱骨或胸骨柄；桡骨、尺骨、骨盆、锁骨、跟骨等部位也可以应用。

（3）选择应充分考虑患者年龄、身体状况、穿刺装置和操作者的经验。

（三）操作流程

患者取仰卧位，以穿刺的下肢稍外旋，髋关节屈曲，膝关节屈曲呈90°。选择胫骨粗隆远端2厘米至近端2厘米的区域，消毒穿刺部位，输液枪定位，取下安全栓，击发穿刺。当穿刺针穿过骨皮质进入骨髓腔时，可以感到突破感，拔出针芯，试抽吸骨髓/血液，固定穿刺针，通过三通阀连接静脉通路，用胶带和纱布保护穿刺针。

（四）穿刺步骤

输液枪定位→取下安全栓→击发穿刺→取出针芯→固定→抽吸回血→快速冲洗→连接连通器和注射器→输注药物。

（五）注意事项

（1）避免在同一骨上反复进行骨髓腔内输液尝试，以免发生潜在的漏液风险。

（2）液体和药物外渗易导致注射部位周围肌肉和皮下组织坏死，甚至有引发间隔综合征的危险。

（3）感染。穿刺针留置时间一般为72～96小时，但建议在6～12小时尽早拔出，以减少并发症发生。

（六）禁忌证

（1）骨质疏松及骨质硬化症。

（2）穿刺部位感染、穿刺部位发生蜂窝组织炎。

（3）成骨不全。

（4）严重的出血倾向。

（5）下腔静脉损伤。

静脉通路建立的方式包括外周浅静脉留置针穿刺、静脉切开深静脉置管、骨髓腔穿刺、装置引导下静脉穿刺等。通过以上方法，在地震伤抢救中能更快地对伤员进行救治，以减少人员伤亡，提高救援质量。

第十九章　特殊环境救治技术

第一节　高原地区灾害救援

高原地区通常是指海拔3000米以上的地区。高原地区具有特殊的自然地理环境特点，如大气压和氧分压低（海拔4000米，空气中的含氧量约为海平面的61%）、气候干燥、寒冷、紫外线强等，使高原地区灾害救援有着自身的特点。2010年4月14日青海省玉树市发生7.1级地震，死亡近2700人，近万人受伤，我国启动了历史上最大规模的高原高寒地区自然灾害救援行动，全国有医疗队近700人到达地震灾区参与救援，本章主要基于玉树地震阐述高原地区灾害救援。

一、高原环境对救援的影响

（一）急性高原病的临床表现

急性高原病多发生于进驻高原后数小时或1～7天内。

1. 急性高原反应

短时间内快速登到海拔3000米以上的高山或者是高原区久居的人，在平原上生活一段时间，再返回高原时都可出现头痛、头晕、心悸、气短、胸闷，严重者有食欲减退、恶心、呕吐、失眠、疲乏无力、腹胀、口唇发紫及面部浮肿等症状。部分严重者会出现感觉迟钝、情绪不宁、精神亢奋，思考力、记忆力减退，听、视、嗅、味觉异常，幻觉等，也可能发生浮肿、休克或痉挛等现象。急性高山反应一般多发生在登山24小时以内，一般进入一定海拔高度的地区后1～2周能适应当地的高山气候条件。

2. 高原肺水肿

在急性高原反应的基础上，当到达海拔4000米以上则容易发生肺水肿，也可能在快速登上2500米时发病，所以在登山后3～48小时急速发病，也可延迟到3～10天才发病。症状如头痛、胸闷、咳嗽、呼吸困难、不能平卧，个别严重者可出现尿少、咳嗽、血性泡沫痰，甚至神志不清，寒冷与呼吸道感染可加重缺氧，咳嗽或劳累也可为重要诱因。

3. 高原性脑水肿

患者除早期高原反应症状外，伴有颅内压增高、剧烈头痛、呕吐现象，还可出现神志恍惚、抑郁或兴奋症状，个别患者出现抽搐，以及嗜睡、昏睡至昏迷、脉率增快、呼吸极不规则、瞳孔对光反应迟钝、视乳头水肿和出血等现象。

（二）急性高原病的发病率

随着高原医学研究的深入及高原部队卫勤保障能力和水平的提高，近年来进驻高原部队急性高原病的发病率显著降低。牛文忠等人于2001年对快速进入海拔3900米高原新兵的调查显示，急性高原病的发病率已经降至22.8%。

玉树地震救援中，北京急救中心参加玉树救援医疗队的78名队员在进灾区前2天给每位救援队员分发抗高原反应的中药红景天，队员根据自己意愿决定是否服用红景天，分为预防组和非预防组。队员中有4人乘飞机从北京直接到玉树，74人乘火车耗时16小时到西宁（海拔2400米）随后乘救护车驱车18小时到达玉树。救援队在高原灾区实施救援工作13天，共转运患者311人，诊治患者518人。调查者分别在出发前和进入灾区后的第二天测定了救援队员静息时以及活动后30分钟的心率以及脉搏氧饱和度。在调查问卷中，自我评测的症状主要分为5类：头痛、胃肠道症状和恶心、疲劳、头晕和胸闷、睡眠困难。每种症状的轻重程度评测分值为0～3分，0分为没有此类症状，1分为轻度，2分为中度，3分为该症状的严重程度已引起致残性后果。急性高原病的诊断标准：海拔高度＞2500米+头痛+至少一个临床症状，评分≥3分。如果评分≥5分，或出现精神状态改变，救援者就会被要求从高原灾区撤离至西宁。结果显示：救援队员平均评分为3.1分，29例（37.2%）达到中度急性高原病诊断标准，16例队员（20.5%）因发生中度至重度急性高原病（评分≥5分）而提前撤离灾区。其中，4名乘飞机从北京直接到达灾区的救援队员中，1人提前撤离（25%）；乘火车和救护车进入灾区的救援人员中，15人提前撤离（20.3%）。虽然所有救援人员均出现不同程度的高原病相关症状，严重影响救援工作效率，但总体预后良好，随访1年也未出现不良事件。

二、高原地区灾害救援技术

（一）救援装备

1. 救援人员个人装备

相比平原地区灾害救援，高原地区灾害救援更需要配备特别的个人装备。根据玉树地震和舟曲泥石流灾害救援的经验，医疗队员个人背囊里必备物品：①个人三日用量内服药品，包括乙酰唑胺缓释片500毫克×6片、氨茶碱片200毫克×9片、硝苯地平片20毫克×9片、红景天胶囊2瓶、地塞米松片0.75毫克×6片、复方丹参滴丸1瓶，上述药品由药剂专业的队员负责配备和更换。②个人外用物品，包括高原护肤霜（或防晒霜1瓶）、墨镜1副、冻疮膏1瓶、驱蚊剂1瓶、派瑞松1支。③三天口粮，以高热高脂高能量食品为主，如高能压缩饼干、耐缺氧高能野战食品、2～3块巧克力、大米0.5千克。④野战水源设备，如个人水源净化器等。⑤军刀1把、便携式手动发电手电筒1只、碱性电池应急手机电源1个（用于特殊条件下保持通信畅通）、5号碱性电池4节、打火机1只。

2. 救援队携行物资与装备

除了常规救援物资，以下物资应特别准备：①救援药材，需配备适合高原救援的部分药品，保障对从低海拔地区进入高原的救援人员发生高原反应的救治；②制氧设备与氧气；③保暖物资；④营养物资，包括自热食品、耐缺氧食品、高能固体饮料、多维电解质和泡腾饮片等；⑤高原低氧适用的发电机组；⑥高压锅及其他高压装置；⑦在应对地形复杂的高原地区灾害救援时，应注重车辆的维护和选择，例如选用履带式救护车等。

（二）医疗救援人员选择

高原救援需要专门的知识和技能，尤其需要针对高原特殊环境的身体适应能力，故针对高原地区的医疗救援队人员相对固定，无特殊情况不宜更换。救援人员一般不得超过45岁，以中级职称队员为主力，指挥员一般不超过50岁。救援人员必须身体健康，并定时进行体检，无高血压、心脏病、肺气肿、哮喘、气管炎等疾病或肝炎、糖尿病等基础性疾病，且近期没有感冒、头痛等身体不适状况。有高原经历者优先，以曾经在高原工作、生活或近期去过高原且高原反应不明显的人员为主要对象。除妇产科专业外，尽量以男性医师和男性护理人员为主。适当地增加少数民族队员，这样不但能减少语言障碍，还可保证依习俗救援，减少少数民族伤员的戒备心理，增强沟通能力。优先挑选有高原医学背景知识、懂得高原地区损伤防治基本知识的队员。

三、高原地区灾害救援特点

在玉树地震的灾害救援中，由于救援人员没有机会充分适应青藏高原高海拔和低气压等恶劣条件，使得急性高原病的发生率大大提高。此外，许多人在到达灾区的第一时间就立即开始执行营救转运和医疗护理等任务，这些多为繁重的体力劳动；并且在执行任务期间，缺乏足够休息或睡眠。因此，有必要制定一个适合在高原地区开展的特定救援预案。

（一）高原地区灾害救援原则

1. 抽调高海拔地区人员参与救援

在抽组高原地震灾害救援部队时应把握科学抽组的原则。在整体水平上，应尽可能就近抽调高原部队、居民参与救援。与平原地区进入灾区的医疗队不同，青海省格尔木市（海拔2808米，距离玉树750千米）派出的医疗队，当天从驻地格尔木出发，经道曲玛莱县，经过30小时的急行军抵达玉树州结古镇，24天接诊伤病员2729例，收治209例，手术30台次，抢救危重伤员27例。这支队伍自我适应力强，所有队员均克服了高原反应、道路颠簸、气温严寒等重重困难，未发生非战斗减员，充分说明高原地区救援队的身体优势，平时注重加强队员自身身体素质和野外驻训锻炼的重要性。该医疗队每年组织队员到海拔3000多米的地区进行高原适应性训练，提高队员抗缺氧、抗严寒的适应能力，加大队员的训练强度，进行身体耐受和负重训练，定期组织队员进行体能达标考核。

2. 急进高原人员实施救援原则

救援人员进入高原地区后，应先适应、后工作。在救援医疗队中编组高原病专业医师并设置专门的高原病诊室。同时设立高原病专家指导小组，做好巡查指导工作，并为救援指挥部的决策提供咨询。救援行动中尽量落实合理的工作制度，宜采取轮班作业的方式，避免因过度劳累而诱发或加重急性高原病，救援人员一旦出现高原反应症状，应立即停止工作，并吸氧、休息。此外，救援中还应建立和落实急性高原病和上呼吸道感染等疾病的报告制度；需要在高原灾害救援全程做好防治高原病的宣传工作，在救援人员中普及一定的高原医学知识；还应当重视高原救援人员的心理疏导，克服不必要的恐惧、焦虑、悲观或无所谓情绪，使之以科学认真的态度对待高原地区救援和高原病，以积极平和的心态参与高原灾害救援。尤其是早期到达的救援队，一下飞机就要展开救援，来得越早，任务越重，没有任何过渡与休整时间，应特别遵守上述原则，确保救援人员的安全。

3. 尊重当地宗教和民俗

除语言沟通障碍，医疗队对高原地区特殊的救援知识如输液量和输液滴速的控制、高原反应的预防和控制等也不如当地医院的医生熟悉。应组建多民族救援队，并肩救援，利于解决语言障碍造成的救援工作障碍。玉树地震救援中采用了汉藏结合、并肩救援的运行手段，即与玉树县综合医院的医护人员紧密团结、并肩救援，形成“结伴”关系，达到有效救治效果。应尊重高原居民宗教信仰及风俗习惯，构建和谐医患关系，由于藏族同胞的宗教信仰、民族风俗与汉族不同，其对疾病的认知、诊疗观念以及诊疗需求也不同。他们多认为地震所致损伤轻于骑马摔伤或其他外伤，可通过静养的方式治愈。与现代医疗相比，他们更愿意寻求藏医或请求喇嘛治疗。为了促进救援工作顺利开展，应充分尊重患者的宗教信仰及风俗习惯，采取主动进帐篷筛查、现场诊治的方法；为了做到有效沟通，可积极与当地的学生合作；为说服患者接受诊疗或转往上级医院，可加强与藏医和喇嘛的合作与沟通，通过他们搭建与患者有效沟通的桥梁，构建和谐的医患关系。

（二）急性高原病防治

急性高原病防治的原则是早期预防、早发现、早诊断、早干预、早治疗和科学下送。这需要建立全面的群防群控体系、完善的医疗后送体制。一旦发生地震等灾难，在积极实施救治、健康宣教、技术培训和高原病重症病例救治的同时，应及时明确分级救治和后送保障体系。

1. 急性高原病的药物预防性干预

一般情况下，预防急性高原病发生的最佳策略是在人体能适应的条件下缓慢升高海拔高度。但由于地震等灾害救援工作的紧迫性，这是不可能做到的。因此，预防性药物干预被视为一种替代方法。常用的预防性药物有红景天、乙酰唑胺、地塞米松等。

总体而言，目前尚无能够有效和快速预防急性高原病的药物，特别是在突发灾难的救援中能够快速起效的药物。

2. 急性高原病防治

急性高原病，特别是高原肺水肿和高原脑水肿，起病急、进展快，病情复杂多变，早发现、早治疗是救治成功关键。

（1）一般原则。一旦发生急性高原病，吸氧及降低高度是最有效的急救处理。轻度急性高原病除多饮水补充因出汗、呼吸加快和空气干燥损失的水分外，不需其他治疗，一两天后就会好转。服用布洛芬、饮大量的水有助于减轻头痛。如果症状更严重一些，可服用乙酰唑胺、地塞米松或其他药物。如果仍不能适应，则需降低高度，直到患者感到舒服或症状明显减轻之高度为止。急性高原病患者降低至平地后多数可缓解，但重度患者仍需送紧急医疗。

（2）高原肺水肿防治。除遵循高原地区灾害救援原则外，预防高原肺水肿的措施还包括携带纯氧电动制氧机，以保证需要吸氧的队员随时吸氧。高原紫外线照射强度大，皮肤丧失水分多，加上呼吸道丧失，要求队员饮水4000～6000毫升/天，以大量补充水分，避免机体水、电解质失衡。寒冷和饥饿可加重缺氧，尤其是感冒后容易出现肺水肿，故要求队员注意保暖，提供生活饮食等后勤保障，一旦出现头疼、恶心、呕吐、腹胀等缺氧症状给予对症治疗。根据队员体力情况，科学轮换工作，每天队内巡视队员，及时输液、吸氧。

高原肺水肿可威胁生命，必须密切观察，卧床休息、给氧。如果无效，应将患者转移到低海拔地区，不要延误。硝苯地平作用很快，但只能维持几小时的疗效，不能取代把症状严重的患者转移到低海拔地区。一旦发生高原肺水肿，应早期给予吸氧，6～8升/分；有肺水肿者可用50%～70%酒精吸入氧气，绝对卧床休息，注意保暖，防止上呼吸道感染，严禁大量饮水。立即给予呋塞米20～40毫克静推；或40～80毫克口服，每天2次，应用2～3天，利尿期间注意补钾，观察脱水情况，有烦躁不安时可用少量镇静剂，也可采用0.25g氨茶碱溶于50%葡萄糖液40毫升，缓慢静脉注射以降低肺动脉压。口服泼尼松或静脉缓滴入氢化可的松，减少毛细血管渗透及解除支气管痉挛。有呼吸和心力衰竭的患者应立即采取相应的治疗措施，病情稳定后转到较低的海拔地区继续给予治疗。

（3）高原脑水肿防治。高原脑水肿也可危及生命，治疗首先连续给吸95%的氧气和5%的二氧化碳，清醒后仍应间断给氧，用地塞米松、50%葡萄糖液、甘露醇、呋塞米、细胞色素等治疗，减轻脑水肿，降低脑细胞代谢，提供足够能量促进恢复，可使用中枢神经系统兴奋剂，如洛贝林、尼可刹米等，注意维持水电解质平衡和防治感染。如果病情加重，应转移到低海拔地区。如果病情恶化，延误转移到低海拔地区，可能导致生命危险。

如果条件不允许转移到低海拔地区，可用增压装置治疗重度高山病患者。这种相当于降低海拔高度的装置（高压袋）是由轻型纤维制成的袋或帐篷和一个泵组成。把患者放入袋中，密封后用泵向袋中加压，患者在袋中停留2～3小时。这种补充氧气的方法也是一种有效措施。

第二节　高热地区灾害救援

在高温环境下，地震现场中长时间压埋的灾民以及持续救援的工作人员均易受到高热的影响而产生不同程度中暑现象。

一、相关定义

1. 高温环境

高温环境是指温度超过人体舒适程度的环境。一般取21±3℃为人体舒适的温度范围，因此24℃以上的温度即可认为是高温。但是对人的工作效率有影响的温度，通常是在29℃以上。造成高温环境的热，主要来自太阳辐射所散发的热、燃烧所散发的热、化学反应过程所散发的热、机械运转所散发的热和人体所散发的热等。

2. 热相关疾病

热相关疾病（heat-related illness，HRI）是指暴露于高热环境下，机体热负荷超过体温调节的代偿极限而出现的一系列病理、生理变化。在我国，热相关疾病称为中暑（heat illness）。中暑是在暑热季节、高温和（或）高湿环境下，由于体温调节中枢功能障碍、汗腺功能衰竭和水电解质丢失过多而引起的以中枢神经和（或）心血管功能障碍为主要表现的急性疾病。

3. 热射病

热射病（heat Stroke/thermoplegia）是最严重的中暑类型，指因高温引起的人体体温调节功能失调，体内热量过度积蓄，从而引发神经器官受损。

（1）经典型热射病（classic heat stroke，CHS），又称非劳力型热射病。多见于体温调节能力不足者（如年老体弱者、儿童）、伴有基础疾病者（如精神障碍、脑出血后遗症等）及长时间处于高温环境者（如环卫工人、交警、封闭车厢中的儿童）等。

（2）劳力型热射病（exertional heat stroke，EHS）。主要与体力活动有关，其主要致病因素是产生过量的代谢热超过生理性热丢失，致热因素主要来自机体的内源性热，与经典型相比，更容易并发严重的横纹肌溶解、肾功能损害和弥散性血管内凝血（disseminated intravascular coagulation，DIC）。

二、地震中热相关疾病的流行病学特点

在全世界各地的各种气候均可出现地震灾害，其中，在赤道地区、热带地区和亚热带地区的夏季，尤其是条件恶劣的地区发生地震灾害时，出现热相关疾病的概率大大增加。这不仅仅是对受灾民众在高温高热环境下的机体考验，对于城市搜索搜救队员来说同样是严峻考验。有文献报道，在2008年中国汶川大地震时，季节处于初夏，气温尚未达到高峰，在某镇救援中，先兆中暑或轻度中暑人员共计158例，重度中暑人员14例，人员以受灾民众为主。在热带或亚热带地区的夏季，热相关疾病的发生更为常见，并亟须尽早处置。

对于热相关疾病的发生率，有报道称，女性中暑比例总体上要高于男性；儿童因相对体表面积比成人大、出汗少、对热适应能力差等原因，更易发生热相关疾病。对于病死率，有研究称，热相关疾病并发横纹肌溶解症的发病率约为25%，并常常继发脓毒症，进而加重其症状；热射病作为一种致命性急危重病，病死率为10%～50%；中暑后体温升高程度及持续时间与病死率直接相关。影响预后的因素主要与神经系统、肝、肾和肌肉损伤程度及血乳酸浓度有关。昏迷超过6～8小时或出现弥散性血管内凝血者预后不良。

三、诊断标准及伤情评估分级

（一）中暑诊断

全军热射病防治专家组联合全军重症医学专业委员发表了2019版《中国热射病诊断与治

疗专家共识》，提出了新的中暑分级诊断标准：暴露于高温（高湿）环境和（或）剧烈运动一定时间后，出现下列症状或体征中的至少一项且不能用其他疾病解释：①头晕、头痛、反应减退、注意力不集中、动作不协调；②口渴、心悸、心率明显增快、血压下降、晕厥；③恶心、呕吐、腹泻、少尿或无尿；④大汗或无汗、面色潮红或苍白、皮肤灼热或湿冷、肌痛、抽搐；⑤发热。

（二）中暑伤情评估分级

中暑伤情从核心温度、意识改变、临床表现特点等三方面进行分级。

1. 轻度中暑

轻度中暑即以往定义中的先兆中暑。仅有诊断标准中的中暑症状，核心温度正常或轻微升高（<38℃），无新发意识障碍和器官损伤表现。

2. 中度中暑

中度中暑即热衰竭。出现器官功能不全的失代偿表现，又达不到热射病诊断标准。常以血容量不足的表现为特征，如皮肤湿冷、面色苍白、心率明显加快、血压下降、少尿等；可有晕厥，但数分钟内自行恢复意识，无明显神经系统损伤表现（GCS评分=15）；核心体温升高（≥38℃，<40℃）。

3. 重度中暑

重度中暑即热射病。暴露于高温（高湿）环境和（或）剧烈运动一定时间后，新出现下列临床表现中的任意一条，且不能用其他原因解释：①中枢神经系统损害表现（如昏迷、全身抽搐、谵妄、行为异常等，GCS评分≤14）；②核心温度≥40℃；③多器官（≥2个）功能障碍表现（肝脏、肾脏、横纹肌、胃肠、循环、呼吸功能损伤等）；④严重凝血功能障碍或弥散性血管内凝血。

中暑分级诊断应注意的问题：①中暑是一个持续进展的过程，轻度中暑时，体内热量继续蓄积可发展为热衰竭；热衰竭时，处理无效或不及时可发展为热射病。②核心温度不是诊断热衰竭或热射病的必要条件，因为严重中暑时，体表温度与核心温度可能相差较大，实践中经常不能在第一时间测量核心温度（如直肠温度），或者未能测到核心温度的最高值（如已实施降温治疗）。③热痉挛是指在运动中或运动后发生短暂性、间歇性肌肉痉挛，可能与钠盐丢失有关，常见于轻度中暑。热晕厥指热应激导致的晕厥，即出现短时间的意识丧失，几分钟内自行恢复意识，常由容量不足和外周血管舒张导致的一过性脑供血不足引起，常见于轻度至中度中暑。热痉挛和热晕厥属于症状性描述，不建议作为独立的诊断和分级标准。④中暑的诊断须排除可能导致相同症状的其他原因，相关鉴别诊断可参考新共识。⑤完整的中暑诊断应包含中暑的分类和分级。

（三）搜救犬中暑的诊断方法

犬中暑主要分为日射病与热射病两种类型，其发病机制为犬长时间处于高温环境或长时间运动后出现体温调节中枢失调，体温升高。其中热射病的症状相对严重，会出现高体温、皮肤灼热干燥以及中枢神经系统失调等症状，严重的会造成病犬死亡。在对犬中暑进行诊断的过程中，犬的体温超过正常温度，可以直接判断为中暑。与此同时，还可以将犬的反应与行为作为辅助诊断依据。例如，在犬处于闷热的环境中时，体温是否远高于正常状态，是否出现目光呆滞、牙龈变白以及行动蹒跚等现象。犬流出大量的口水，或者犬腹无毛部位出现皮肤潮红、有出血斑等现象，也可以判断为中暑。

四、中暑处理原则

在地震灾害救援过程中，高热环境下中暑的发生率大幅增加，同时重症中暑热射病的患病率、死亡率均有所增加，需要引起救援人员的高度重视。热射病患者如体温升高至40℃以上，容易导致多器官功能障碍综合征。无论是发现中暑的灾民，还是救援工作人员出现中暑现象，均应给予尽早规范救治，减少演变成热射病的概率，降低死亡率，提高患者恢复率，提高救援工作人员的救援效率。通常，救援场所不同，急救处理原则也会有所不同。下面主要就现场救治、转运后送途中的救治以及搜救犬中暑的治疗措施进行讨论。

（一）现场救治重点

现场救治包括：①快速、有效、持续降温；②迅速补液扩容；③有效控制躁动和抽搐。其中快速、有效、持续降温是最重要的。鉴于热射病病情重、进展快的特点，在现场早期处置中推荐“边降温边转运”原则，当降温与转运存在冲突时，应遵循“降温第一，转运第二”的原则。由于现场条件受限，建议在现场至少实施以下6个关键救治步骤。

1. 立即脱离热环境

不论是劳力型热射病（EHS）还是经典型热射病（CHS），应迅速脱离高温、高湿环境（若是救援人员，须立即停止救援），转移至通风阴凉处，尽快除去患者全身衣物以利散热。有条件的可将患者转移至有空调的房间，建议室温调至16～20℃。

2. 快速测量体温

快速准确地测量体温是实现有效降温治疗的前提，在现场应快速测量核心温度而非体表温度。建议使用直肠温度来反映核心温度，如果现场不具备测量核心温度（直肠温度）的条件，也可测量体表温度（腋温或耳温）以做参考。需注意的是，如果腋温或耳温不高，不能排除热射病，应10分钟测量一次体温或持续监测体温。

3. 积极有效降温

建议现场降温目标：核心温度在30分钟内迅速降至39.0℃以下，2小时内降至38.5℃以下。建议当核心温度降至38.5℃时即停止降温措施或降低降温强度，维持直肠温度在37.0～38.5℃，以免体温过低。若体温再次升高，应重新启动降温措施。目前在现场可供选择的降温方法包括（但不限于）蒸发降温、冷水浸泡、冰敷降温、体内降温和药物降温等。

4. 快速液体复苏

应在现场快速建立静脉通路，首选外周较粗的静脉，建立外周双通道液路，优选套管针而非钢针。输注液体首选含钠液体（如生理盐水或林格氏液），应避免早期大量输注葡萄糖注射液，以免导致血钠在短时间内快速下降，加重神经损伤。

5. 气道保护与氧疗

应将昏迷患者的头偏向一侧，保持其呼吸道通畅，及时清除气道内分泌物，防止呕吐误吸。对于大多数需要气道保护的热射病患者，应尽早留置气管插管。如条件允许，现场救治过程中应持续监测脉搏血氧饱和度（SpO_2），维持SpO_2≥90%。

6. 控制抽搐

抽搐、躁动可给予镇静药物使患者保持镇静，防止舌咬伤等意外伤。躁动不安的患者可用地西泮10～20毫克，静脉注射，在2～3分钟推完，如静脉注射困难也可立即肌内注射。首次用药后如抽搐不能控制，则在20分钟后再静脉注射10毫克，24小时总量不超过50毫克。抽搐控制不理想时，可在地西泮的基础上加用苯巴比妥5～8毫克/千克，肌内注射。

（二）转运后送途中

快速、有效、持续降温是治疗热射病的首要措施。对于确诊热射病或疑似患者，在现场处理后应尽快组织转运后送至就近有救治经验的医院，以获得更高级别的救治。在转运后送过程中做到有效持续的降温。

1. 转运后送前评估

中暑或热射病患者转运后送需对利益和风险进行评估，当获益大于风险时，才适合转运后送。转运前需评估患者的意识、心率、血压、氧饱和度、有无呼吸道梗阻、心律失常等情况是否适合转运，否则应处理纠正后再实施转运。建议的转运后送指征：①体温>40℃；②实施降温治疗（抬到阴凉地方、洒水、浸泡、扇风等）30分钟后体温仍>40℃；③意识障碍无改善；④现场缺乏必要的救治条件。

2. 转运途中的管理

对于病情危重的热射病患者，应采用可实现的最快捷交通工具以实施安全、有效的转运后送。空中、水面及陆路交通工具均可用于转运后送。目前救护车仍为最常规转运后送交通工具。应选派具有重症患者救治经验的医护人员陪同，至少1名医生和1名护士。转运前应检查备齐急救设备及药物。转运过程中应做到：①密切监测体温，每0.5～1.0小时测量1次；②持续有效降温，将救护车空调温度调至最低或打开车窗，冷水全身擦拭配合持续扇风降温；体表冰敷降温，4～10℃生理盐水输注或口服（清醒患者）。

（三）搜救犬中暑的治疗措施

犬中暑发生后，需要及时对病犬采取必要的降温措施，缓解中暑症状，并采取针对性的药物治疗措施。

1. 降温措施

犬中暑的降温措施主要分为以下两种。

（1）物理降温。将其迅速转移到通风、阴凉的位置，并将其头部抬高，保证其能够正常呼吸并散热。与此同时，需要使用冷水毛巾、冰袋或冰块对病犬头部以及四肢根部进行冷敷。也可以将病犬移至20～25℃的水中，保证头部露出水面，将毛巾浸入水中，擦拭病犬全身，将皮肤擦红，使其皮肤血管扩张，促进热量的排出。在物理降温过程中，如果病犬出现寒颤现象，需要使用药物对其进行控制，避免因肌肉活动产生的热量影响降温的速度。在对病犬进行30分钟左右的擦拭后，其呼吸急促、喘息等症状就能够得到有效的缓解，体温也能够恢复正常，如果病犬的大脑没有受到损害，能够恢复清醒，可以站立行走。

（2）药物降温。在对中暑的病犬采取物理降温措施的同时，配合采用药物降温措施，能够获得更好的降温效果。可以为病犬肌肉注射氯丙嗪进行降温，剂量为1.1～2.2毫克/千克。

2. 药物治疗

对犬中暑的治疗：①病犬出现大量流涎、失水过多的现象，需要及时通过口服或静脉滴注的方式为其补充糖盐水。②病犬出现昏迷或嗜睡的症状，需要为其注射甘露醇与地塞米松等药物，缓解脑水肿与肺水肿现象。③病犬出现心力衰竭症状时，使用安钠咖与洋地黄制剂对其进行治疗。④因中暑引发急性肾衰，在初期为其静脉注射甘露醇及呋塞米。⑤此外，若病犬出现酸中毒症状，可以为其静脉注射碳酸氢钠。

第三节　高寒地区灾害救援

高寒地区通常指1月份综合温度为-25～-35℃的地区。高寒山地自然环境条件恶劣、气候复杂多变，低气压、低氧、劲风、寒冷、强辐射、自然疫源性疾病复杂多样，可直接影响人体健康，引发多种高原疾病。熟悉高寒地区伤病及救援特点，加强高寒山地救援人员的医学防护和医疗救治，对救援人员及伤员身体健康保证和提升救援队伍的救援能力意义重大。

一、高寒地区对救援的影响

（一）极大影响医疗救援

1. 高寒条件加重伤者病情

高寒条件下，人员负伤后，由于流血疼痛或昏迷，活动减少，会加重冻伤，发生休克、厌氧菌感染或组织坏死，甚至冻僵，使得致死率和致残率升高。严寒和高寒高原地区，特别是高寒高原地区，地高、天寒、雪深，气候多变，使得伤病员的寻找、搬运、救治极为困难。加之救援工作紧张激烈，伤类伤情复杂，救治后送任务十分繁重。

2. 医疗救治机构展开工作困难

高寒条件下，伤员灾害抢救与后送工作困难。救护人员着装多，负荷重，行动笨拙，手脚易冻麻木，不便操作，影响抢救速度和质量。实验证明，在-25℃条件下包扎伤口，13分钟手便会麻木不利，25分钟便失去包扎抢救能力。戴手套虽可延长上述时间，但使操作更不灵便。高寒地区冬季冰雪可覆盖封阻道路或使路面窄而滑，当积雪超过30厘米或60厘米，即可分别给轮式或履带输送车行驶带来困难。加之严寒条件下，车辆机械易出现故障，事故隐患增多，直接影响伤员的后送和医疗物资的补充。

3. 救治药材和器材的保障难度加大

高寒地区救援，除需要一般品种的药材和器材外，还需要大量的氧气和高原适应不全症及冻伤等所需的防治药材；除保障队伍需要外还要保障伤员的需要。高寒地区经济落后，物资匮乏，当地药材储备有限，药材就地筹措困难，大部分卫生保障物资靠内地供应，运输周期长，卫勤保障困难增加。

4. 高寒地区救援装备易出现故障

在高寒地区，常年风大，气候干燥，容易引起设备接触不良，或者造成使用者静电增多而损坏机器。高寒地区普遍存在电源品质较差，电压变化大频繁停电的现象。在海拔高、氧气稀薄、大气压低的高原地区，检验类仪器容易出现故障和误差。低温环境下，电池的极化现象严重，放电不完全，放电容量减小，放电电压降低，电池寿命缩短和性能降低。故在使用各类电子设备时要注意增加防冻罩或用其他方式保持机体的温度，以免因低温影响使用效果。

5. 特殊的人文和社会环境

我国高寒地区居住了大量的少数民族同胞，具有不同的宗教信仰和风俗习惯，对灾难和伤病的认知存在差异，甚至与救援人员存在语言交流障碍。加之灾害打破了原本正常的社会秩序，给不法分子和敌对势力实施捣乱破坏活动带来可乘之机。因此，在抢险救援的同时，还须扎实做好维护社会安全稳定各项工作。

（二）高寒山地救援的主要易发病

1. 高寒适应不全症

高寒适应不全症是指机体对高寒低氧环境适应能力不足或失调所引起的各种临床症候群。

2. 救援人员常易发生冻伤、休克

通常将低温引起的人体损伤称为冷伤。它分两类：一类称非冻结性冷伤，由10℃以下至冰点以上的低温加以潮湿条件所造成，如冻疮、战壕足、浸渍足等；另一类称冻结性冷伤，即冻伤，它由冰点以下的低温造成，分局部性冻伤和全身性冻伤。非冻结性冷伤的临床表现为：①冻疮的发生往往不自觉，直至手、耳足等部位出现症状才察觉，局部皮肤出现红肿，温暖时发痒或刺痛；较重者可起水疱，水疱去表皮后创面有渗液，并在感染后形成糜烂或溃疡；好转后皮肤消肿脱屑，可有色素沉着；治愈后遇相同的寒冷环境如未注意冻疮可再复发。②战壕足、浸渍足等的病变比冻疮较重，先出现皮肤苍白、发麻；继而红肿、疼痛、起水疱，疱破创面渗液，可并发感染，治愈较慢，而且治愈后可能对寒冷敏感，患者有疼痛、发麻、苍白等反应。冻结性冷伤大多发生于意外事故或战时。人体接触冰点以下的低温而引发全身性冻伤，亦称冻僵或意外低温，是寒冷环境引起体温低而发生的以神经系统和心血管损伤为主的严重的全身性疾病。全身性冻伤多发生于人们在寒冷环境中逗留时间过长，而其保暖措施不足以御寒或陷埋于积雪或浸没于冰水中等情况。老人、婴儿或极度衰弱者，偶尔在温度过低的室内亦可发生。饥饿疲劳和酒后更易诱发本病。

3. 高寒地区皮肤病和眼疾

高原日照时间长，海拔越高空气越稀薄，大气透明度大，到达地面的紫外线越强，在缺乏

有效防护的情况下，紫外线过强或照射过久，都可对人体产生危害，引起光照性皮炎，使皮肤出现红斑脱皮、瘙痒和水疱。特别是在冰雪覆盖的地面，紫外线反射大大增强，可损伤人眼结合膜和角膜而发生雪盲。

4. 急性呼吸道感染

急性呼吸道感染是高寒地区救援最常见的疾病，发病率占高原总发病人数的19%～57%。

5. 各种传染病

高原地区环境恶劣，卫生条件差，传染病分布较广。自然疫源性疾病鼠疫在高原各地早有流行的记载；野兔热在西藏及青海有疫源地；Q热（波状热）在高原牧区有散发；新疆南部有蜱传回归热、出血热及森林脑炎；西藏喜马拉雅山南麓有钩端螺旋体病和恙虫病；青海及新疆南部有黑热病等。动物传染病以布鲁氏菌病最为多见，西藏牛、羊感染率为1.4%～39.0%，居民患者达13.6%；炭疽也是牧区常见病，马鼻疽在西藏、新疆大家畜中时有发生。细菌性痢疾在居民中四季皆有发生，夏季较多；传染性肝炎偶有局部流行。寄生虫病中牛肉绦虫病感染率较高，刺球蚴病在牧民中多见；西藏尚有人体旋毛虫病和尾蚴性皮炎等。

二、高寒地区灾害救援原则

（一）优选救援队伍和人员，避免无谓伤亡

高寒地区救援环境特殊，应该首先选择能够适应高海拔、高寒环境的救援队伍参加救援行动，对于低海拔地区的救援队伍应该限制或在有充分的适应性锻炼或习服训练后方可考虑。

（二）做好进入高寒地区的充分准备

1. 加强思想疏导，普及高寒地区医疗卫生保障知识，提高救援队伍的心理素质和自我防护能力

重点是防上呼吸道感染、冻伤、唇裂及皮肤皲裂、紫外线伤、雪盲、高原病等，以适应大强度救援的要求。

2. 开展适应性锻炼，提高救援队伍对缺氧、高寒的耐受能力

通过体育锻炼、阶梯适应等方式提高人体对高原低氧和寒冷环境的耐受力和适应力。

3. 充分做好卫勤保障工作，提高救援队伍的生存和战斗力

可服用一些缓解高原反应的药品：高原红景天（至少提前10天服用）、高原安、诺迪康胶囊（对缓解极度疲劳很有效）、阿司匹林、百服宁（控制高原反应引起的头痛）、西洋参含片（对缓解极度疲劳很有用）、速效救心丸（不可多服）、丹参丸（治疗心血管病）、葡萄糖液（出现高原反应的症状时服用有一定的疗效）等。要充分准备棉帐篷、棉衣服、棉鞋袜、保温套、手套及防雪盲用具等各种必要的防寒物资。有条件时准备化学产热袋、电褥子等。各伙食单位尽可能携带辣椒、胡椒、生姜、大蒜等，以便烧汤驱寒。对防寒装备要倍加爱护，正确使用，如有破损要及时修补，使防寒物资真正发挥保暖防冻作用。

关于药材品种，既要保证救援，又要考虑防治高寒多发病、特发病的需要，装箱要注意配套和分组，能合能分，以利于机动和分摊展开。加强医疗装备的应急措施，做到早知道、早预案，做到使用高原特种设备的及时补充、更新；没有特种设备的，应早准备、早预防，做好防寒保暖、防尘、防潮湿等工作，使医疗装备保持良好的工作状态，以便最大限度地保障好各项医疗救治工作。

（三）伤病员救治与后送

要积极前伸救治力量，开设野战条件下的远程医疗会诊系统，提高救治质量。由于受恶劣气候及后送道路的影响，伤情变化可能比预料的要快，后送时间可能比计划的要长。后送工具要有良好的机动能力、防护能力和一定的保暖设施。

我国尚未有高寒地区大规模救灾的经验，但积极进行理论研究，改善防寒保暖被装，研究体积小、重量轻、保暖性强、便于穿着和救援的服装，增强救援队伍自身保护和抗病能力，有助于提高高寒地区救援能力。

第二十章　挤压伤及挤压综合征救治

随着城市化的发展，建筑物密度越来越高，人口也越来越密集，发生在人口密集生活区的地震灾害往往会造成大量的挤压伤及挤压综合征的伤员出现，从而造成巨大的人员伤亡和严重的财产损失。有大量统计数据表明，地震灾害导致的死亡者的死因中，挤压伤及挤压综合征仅次于创伤，排名第二。因此，对挤压伤伤员的早期诊断、系统和及时的现场救治对于地震灾害后降低伤者的死亡率非常重要。

第一节　挤压伤及挤压综合征的诊断

挤压伤主要指肢体等肌肉丰富的部位长时间持续受压所引起的直接损伤。挤压综合征是指人体肌肉丰富的部位受到长时间挤压所致的低血容量性休克、高钾血症及急性肾衰竭为代表的系统性病变。挤压伤及挤压综合征若不能够及时诊断并做出早期针对性的救治，非常容易导致伤员致残，甚至死亡。因此，挤压伤及挤压综合征伤员的现场早期诊断是挤压伤及挤压综合征的及时救治的基础。挤压伤及挤压综合征的诊断主要通过结合病史、临床表现、体格检查、实验室检查及影像学检查综合诊断。

（一）病史

挤压伤的诊断中病史非常重要，根据伤员肢体受挤压的病史应考虑挤压伤及挤压综合征的可能，尤其是挤压时间超过1小时的伤员。无论伤员是站位还是卧位，无论伤员受压的肢体位置，只要肢体肌肉有长时间或者大质量的压迫均有可能造成挤压伤，严重时可发展为挤压综合征。但挤压综合征的严重程度与挤压时间无明显关系，与受压肌肉的大小和受挤压力的大小相关。

（二）临床表现

通过评估肢体皮肤的损伤及受累肌肉的局部表现，包括是否有红斑、瘀斑、水疱、擦伤等，可以进一步明确挤压伤的诊断。根据尿量的变化可推断有挤压综合征的可能。

（三）体格检查

若发现患肢出现动脉搏动减弱或消失，往往提示伤员已经出现肌肉水肿或循环受损的表现，此时可考虑诊断为挤压伤。若欠缺及时处理，肢体会进一步出现苍白、发凉、多汗、张力高、运动和感觉异常等表现，并会进一步出现全身的症状如胸闷不适等，此时需考虑挤压伤进一步加重为挤压综合征的可能。

（四）实验室检查

当出现肢体挤压症状后，部分伤员会进一步出现如肌红蛋白尿、高钾血症及急性肾损伤为主要症状的挤压综合征的表现。在实验室检查中，通过检测尿常规、尿肌红蛋白、肌酸激酶及电解质可以评估挤压综合征的严重程度。当磷酸激酶大于20000单位/升时，需重点监测及积极治疗。

（五）影像学检查

通过影像学辅助检查来判断患肢的受伤程度、骨折部位及软组织损伤情况等，进一步支持挤压伤及挤压综合征的诊断。

但在实际的地震现场中，灾害发生后往往导致交通、水电等设施的破坏，难以实现现场的影像学检查，甚至实验室检查也不一定能保证。因此，通过临床表现及体格检查怀疑有挤压伤及挤压综合征的伤员，应该按挤压伤及挤压综合征伤员进行积极治疗。

第二节　挤压伤及挤压综合征的现场治疗

对于挤压伤及挤压综合征伤员，及时的现场治疗对伤员的预后及改善伤残程度有着非常积极的意义。由于地震现场的特殊性，在进行现场治疗前首先需保证参与救援治疗的医务人员的心理承担能力及现场工作能力。参加现场治疗的医务人员需具备一定的地震救援经验，在救援及治疗过程中需警惕余震及其他意外情况的发生，对可能发生的意外需制定好相对应的处理方案，在现场治疗的同时保证好自己的安全。挤压伤及挤压综合征的现场治疗主要分为以下4个时期：解除压迫前治疗、解除压迫时治疗、解除压迫后治疗及转运时治疗。经过这4个时期后，伤员转运至医院进行进一步的专科治疗，本章节主要描述在现场的治疗，对于后送至医院中的院内治疗不再赘述。

一、解除压迫前治疗

从发现伤员到解除压迫操作开始进行之间的治疗为解除压迫前治疗。此时的治疗主要包括现场环境及伤员情况评估及对伤员进行初步的对症处理。

（一）现场环境及伤员情况评估

在发现伤员后，首先需要对周围环境进行初步评估，评估内容包括现场环境的安全评估、伤员所处环境的稳定性以及治疗时所需空间的安全性。如果现场环境安全性不足，环境欠稳定或者缺乏对伤员进行处理的空间，强行进行对伤员的治疗有可能在治疗期间出现意外，无法保证伤员生命安全的同时也无法保证参与救援人员的安全。必须在保证现场环境安全稳定的情况下，再进行下一步评估或者治疗操作，避免在现场救援过程中造成不必要的损伤。

当确认受灾现场环境安全稳定后，可进行对伤员情况的评估。此时评估内容包括对伤员生命体征的评估、受伤部位及受伤程度的初步评估以及尿量、心率的评估，其中包括对挤压伤及挤压综合征的初步诊断及初步对此时病情严重程度的估计。此情况评估对后续将进行的治疗操作及救援处理有着重要的指导意义。

（二）对伤员进行初步的对症处理

进行了对伤员生命体征、受伤部位及受伤程度的初步评估后，可进行相应的对症处理。当确定了挤压伤的伤员后，积极防治挤压综合征对改善地震中受伤人员的预后很重要，而中断挤压综合征的发展是治疗的原则。对于可以留置导尿管的伤员建议早期留置导尿，此处理可以更好观察伤员的尿量产生情况。如果无法留置导尿管，可通过观察伤员贴身衣物上是否潮湿及有无尿味来确定伤员是否有尿液产生。对于早期挤压综合征伤员，在解除压迫前后的最大致死原因是低血容量性休克及急性肾功能衰竭，因此在解除压迫前积极补液非常重要。在补液前需要建立安全可靠的补液通道，包括静脉通道或骨髓腔输液通道，然后进行快速补液以促进液体复苏，在避免低血容量性休克进一步发展的同时，可有效改善肾灌注量，从而减少急性肾功能衰竭的出现。在补液的选择上，静脉补液首选生理盐水，补液速度建议成人为1升/时，儿童15～20毫升/（千克·时），并持续2小时，2小时后每小时补液量可减半。避免使用林格氏液，因为林格氏液含有钾离子，而挤压综合征伤员大部分处于高钾状态。此外，林格氏液还能使钙离子沉积，从而加重低钙血症。

二、解除压迫时治疗

经过解除压迫前的一系列评估及治疗准备后，在保证伤者及救援人员生命安全的情况下可进行压迫的解除。此时的治疗仍然主要以补液治疗为主，补液方案同解除压迫前方案一致。在补液的同时，可进行压迫部位的解除压迫。在解除肢体压迫的同时，需注意观察肢体是否有出血明显的开放性伤口，若发现开放性伤口时需注意止血，同时对大、中血管的结扎及夹闭需注意肢体供血情况，避免患肢因供血不足或静脉回流障碍导致坏死加重。对于长时间压迫的肢体，可在解除压迫时在肢体末端上止血带，在止血的同时也可延缓肌肉的坏死分解产物进入血液循环，为下一步伤员的转运和治疗赢得时间。但止血带也必须注意使用时长，当止血带使用超过90分钟时，肌肉会出现坏死，同时血栓形成概率也大大增加。

在解除压迫过程中，若非必要时尽量避免进行现场截肢术，因为现场截肢术往往会带来巨大的出血和感染的风险，并对伤员的预后产生不良影响。但若出现了余震或其他原因，需为伤员尽快解除压迫及获得进一步治疗创造条件，方可行现场截肢术。现场截肢术进行前同样需使用止血带，避免截肢时出血过多。在截肢的平面上，尽可能选择远端肢体。在麻醉药的选择上，静脉注射氯胺酮（1～4.5毫克/千克，1～2分钟）为最佳选择，因为氯胺酮能在提供镇静、镇痛和遗忘的同时，保持伤员的自主呼吸及呕吐反射。

三、解除压迫后的治疗

伤者被顺利解除压迫后的治疗是整个救治过程中最重要的一环。当肢体被解除压迫后，此前缺血的肢体血供恢复，而体液淤积于受损部位中，从而导致循环血量的下降，并进一步引起低血容量性休克。而且在肢体重新供血后，组织及器官会出现缺血—再灌注损伤，造成细胞内钙超载，而细胞中钾离子等释放入血中引起高钾血症，从而进一步引起心搏骤停或致死性心律失常。因此，及时、正确地进行解除压迫后的治疗非常重要。此治疗主要包括再次评估病情并分类救治、全面检查及补充诊断和全面对症治疗。

（一）再次评估病情并分类救治

由于伤者在未解除压迫时会受到现场环境等因素的限制，使得病情评估容易出现疏漏。且在解除压迫过程中，伤者的病情可能会因为时间、突发情况等因素随时产生变化。因此，在顺利解除伤者的压迫后，需再次对伤者的生命体征及受伤部位进行评估，必要时可进一步对生存潜力低的伤者进行分类，并确定优先治疗顺序，从而使救治效率达到最高，将有限的医疗资源分配给有望获得最大益处的伤员。在大规模的地震灾害中，在现场尽可能救治生存机会大于50%的伤员；对于受伤严重、生存机会低的伤员，如果无法立即转运至院内治疗，可考虑现场实施姑息治疗措施。

（二）全面检查及补充诊断

经过分类救治后，可以利用现场的设备条件对需救治伤员进行初步的全面检查，并通过检查结果对伤员的诊断进行补充。此检查主要包括实验室检查和体格检查。

1. 实验室检查

对于挤压伤的伤员，实验室检查需尽可能进行包括肌红蛋白、磷酸激酶、电解质、肾功能及尿常规等相关检查。其中对于伤者的肌红蛋白检测需动态监测血、尿中肌红蛋白的含量变化，同时需注意监测尿液中无色素管型的存在，及时对症治疗，避免肌红蛋白管型过多堵塞肾小管影响肾功能。磷酸激酶是肌肉损伤程度的敏感指标，通过此指标可监测伤者病情变化，若此指标动态升高，考虑肌肉坏死进一步发展，伤者由挤压伤逐渐加重成挤压综合征。对于挤压伤的伤员，由于肌肉的坏死，往往会出现高血钾、高血磷、低血钙等电解质异常，其中重点需监测血钾变化情况，并及时进行治疗，避免因血钾过高导致伤员情况进一步恶化。肾功能及尿量的监测可以动态评估挤压伤后伤员是否出现急性肾衰竭。

2. 体格检查

在体格检查方面，由于伤者此时已解除压迫，可进一步详细检查及评估受压迫肢体的情况，尤其是肢体的感觉、运动、血供及肿胀情况，并根据体格检查在解除压迫前的诊断中进行进一步的补充。

（三）全面对症治疗

经过了前两方面的处理后，可对伤者进行全面的对症治疗。对于大部分挤压伤及挤压综合征伤员，需要重点治疗的主要疾病如下。

1. 低血容量性休克的治疗

低血容量性休克是挤压综合征致死的主要原因。在解除压迫前及解除压迫时所进行的建立静脉通道及大量补液治疗就是为了预防和治疗低血容量性休克。但在解除压迫后，由于血液对受伤肢体的大量灌注可能会在短时间内加重休克，因此对休克的进一步积极治疗非常重要。首先需要进行液体复苏以抗休克治疗。若在解除压迫之前没能建立输液通道，此时需马上建立输液通道并大量输液，此时最推荐的补液仍是生理盐水。若解除压迫前已经开始补液，则可继续补液治疗。在大量补充盐水后，待伤者血流动力学稳定之后，可将盐水替换成5%葡萄糖注射液，同时加入5%碳酸氢钠注射液以碱化尿液，使尿液pH达到6.5，此时增加血红素的溶解度从而降低肌红蛋白对肾小管的损害，减低急性肾衰竭的发生率。但滴入碳酸氢钠注射液的同时，要对血液的pH进行监测，如果血液的pH大于7.5，此时考虑伤员碱中毒，但若尿液pH仍为酸性时，可以通过使用碳酸酐酶抑制剂乙酰唑胺，来提高尿液的pH。受伤之后，伤者一天内总补液量在3000～6000毫升，输液的同时注意监测尿量，并根据尿量的情况继续进行补液治疗，具体补液量见图20.1。补液的目标是维持尿液pH在6～7，血液pH小于7.5。大量补液的同时，需避免补液过量而加重伤员病情。同时，对已经发生休克的伤员还建议使用利尿剂，其中最常用的利尿剂为呋塞米及甘露醇。呋塞米可以使肾脏血管扩张，降低肾需氧量，并促进肾小管内尿液的流动，但会造成尿液酸化。而甘露醇可渗透性利尿，在增加肾血流灌注的同时，对受伤肢体也有消肿的作用。

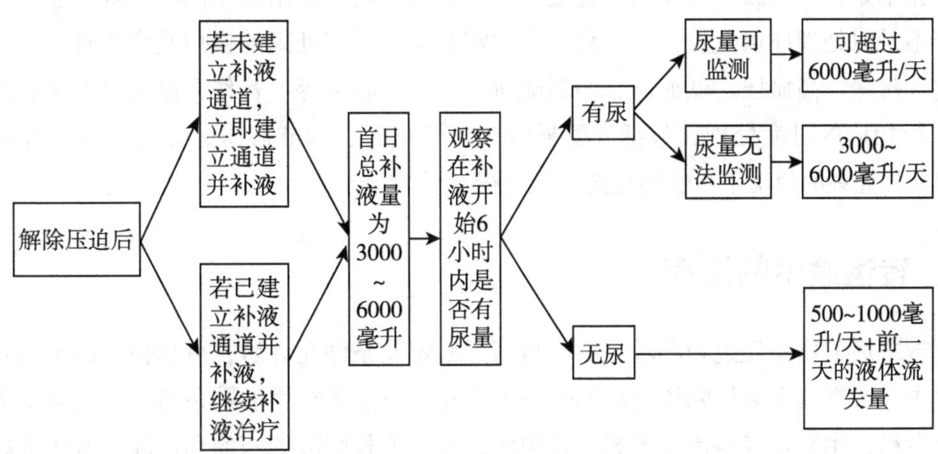

图20.1　解除压迫后补液量

2. 肾功能衰竭及电解质紊乱的治疗

对于解除压迫的挤压伤伤员，由于大量肌红蛋白及其他有毒物质进入循环系统，非常容易造成肾功能衰竭。同时，由于细胞内离子的释放及缺血—再灌注损伤的出现，容易造成伤者出现高血钾、低血钙、高血磷等一系列电解质紊乱现象。此时在现场的治疗除了上一部分提到的碱化尿液及使用利尿剂，建议联合使用胰岛素和葡萄糖，以促进钾离子进入细胞。若有条件时，对于高钾风险高的伤员，若伤员可口服药物时，可经验性使用阳离子交换树脂聚苯乙烯磺酸钠15～30克，同时服用等量山梨醇以避免肠梗阻。但当伤者出现少尿或无尿，并通过实验室检查发现急性肾衰竭及难以纠正的电解质紊乱时，需尽早予伤员行血液透析治疗，可通过透析清除扩散到血液中的各种有害物质。但是，医院内使用的大型透析机器在地震现场由于运输和设备支持等原因难以在现场投入使用，因此，在现场尽量使用便携式血液净化机进行暂时性治疗，并在病情相对稳定时予伤员积极转运至医院内接受更高质量的血滤治疗。

3. 受到挤压的患肢的治疗

在解除压迫后，患肢需进行详细的查体，确定患肢目前的受伤情况，并制定专门的治疗计划。当患肢被解救出来时，禁止直接在患肢上按摩及热敷，因为这些操作会加快患肢中因肌肉组织坏死而产生的有毒物质的扩散。当患肢有开放性伤口时，首先予以伤口止血、包扎，必要时可与止血带防止血液丢失过快。当患肢有骨折时，可予以患肢简单的固定，待生命体征稳定后再考虑进行骨折的治疗。当患肢明显肿胀、压痛，且符合骨筋膜室综合征诊断时，需早期切开减压，及时改善肢体循环，避免肢体进一步坏死。当患肢在解除压迫后，出现明显缺血性坏死或气性坏疽时，此时患肢无保留意义，甚至影响生命安全，需果断截肢治疗。在肢体的治疗过程中，需注意把握止血带使用的必要性和时限性。对于长时间受压的肢体，应用止血带进行结扎，这能够起到止血的作用，也能延缓坏死肌肉的分解产物等有害物质进入血液循环，为伤者进一步转运赢得时间。但切勿过久使用止血带，止血带的过久使用亦会加重肢体的缺血，加重受伤肢体的组织坏死。

4. 其他疾病的治疗

由于经历了严重灾害及周围环境的刺激，许多伤者均会产生不同的应激反应，不同的伤者由于机体原本条件、刺激程度及受伤部位等多因素的不同，会出现不同的疾病及症状，其中一些症状若不及时处理亦可危及伤者生命。其中需要重点对症处理的疾病及症状有：气道阻塞、呼吸窘迫、疼痛、高血压、低血压、心肌缺血及梗死、心衰等。若伤者出现以上疾病及症状，需立即进行相应的对症处理，包括气管插管、即时止痛、调节血压、强心、利尿等相应的治疗，并在条件允许的情况下尽快转运至医院进行专科治疗。

四、转运途中的治疗

被解救之后的伤者经过现场救治后，待情况稳定及条件允许后，可尽快转运至医院治疗。在转运途中，需继续延续解除压迫后的一系列治疗，一般无须增加其余治疗，直到安全抵达医院后再由专科医生制定专科治疗方案。途中注意备好抢救所需的药物和设施，若伤员病情出现恶化，需及时在途中进行抢救。当伤员顺利到达医院后，需将现场处理使所得到的与病情相关的资料与医院医务人员进行交接，并将伤员在救治过程中的特殊情况详细告知医院医务人员，待医院医务人员详细了解病情后方可离开进行下一位伤员的救治工作。

总而言之，挤压伤及挤压综合征在地震现场的早期处理非常重要，对伤者的预后有着十分重要的意义。因此，作为救援人员，掌握好挤压伤及挤压综合征的及时救治很有必要。

第二十一章　废墟现场截肢术

截肢术是指通过离断、切除或部分重建的方法使活体的骨骼、肌肉、血管、神经、皮肤等组织部分或整体同躯体截断的过程。截肢术分为小截肢和大截肢。小截肢是在完成治疗目的的同时通过对部分血管重建或肢体矫正进行局部截肢，有限地切除部分组织。大截肢是在无法通过血管重建、药物控制或小截肢完成治疗目的而不得不采取的整体截断的过程，末端肢体是整体的完全的切除。地震废墟现场截肢往往不能对肢体进行重建性修复，多采用大截肢的方案。

截肢术是一种毁伤性手术，其不可逆的切除部分肢体，常造成被截肢者的终身残疾、痛苦及心理障碍。同时截肢术会造成社会、宗教、伦理等一系列问题，对被截肢者康复后的社会生活产生巨大负面影响，一般不主张实施截肢术。地震发生后搜救人员和受灾人员的人身安全缺乏保障，救援时间有限，救援空间有限，卫生资源有限，在极端情况下实施截肢术，受到环境、人、设备、宗教和文化等多方面的影响，往往对施术者的心理、技能和伦理提出更多挑战，应当严格把握适应证，并做好前期训练。

第一节　截　肢　术

在地震灾害的救援过程中，截肢往往被认为是一种极端情况下采取的措施。根据国际救援数据现实，截肢术占受灾人数的0.9%以上，很多受灾者是通过现场截肢完成救援任务的，因此有必要掌握地震废墟现场截肢术。

一、决定因素

废墟现场截肢的决定性因素是关于生命安全的考量，但是还存在很多潜在的伦理、道德、文化和宗教影响，涉及受灾害者、外科医生、物资设备及文化和宗教等。

（一）受灾害者

考虑到随着年龄的增加会导致愈合困难和其他临床并发症，受灾害者的年龄是需要考虑的因素。通过对受灾害者肢体损伤严重程度评分来确定是否进行截肢术，是一个可参考的标准

（表21.1）。但截肢术还必须兼顾全身情况，要考虑经常出现的其他医学病理及多重创伤。

表21.1　肢体损伤严重程度评分（MESS）

特征	描述	评分
骨骼、软组织损伤	低能（单纯骨折）	0
	中能（开放性或多发性骨折、脱位）	1
	高能（近距离枪伤、挤压伤）	2
	超高量（以上损伤+严重污染，软组织撕脱）	3
肢体缺血	脉搏减少或消失（但灌注正常）	1a
	无脉搏（感觉异常，毛细血管再充盈减少）	2a
	冰冷、麻痹、无知觉、麻木	3a
休克	收缩压>90毫米汞柱	0
	暂时性休克	1
	永久性休克	2
年龄	<30岁	0
	30～50岁	1
	>50岁	2

说明：缺血时间大于6小时，得分×2。总分≥7分提示需要截肢。

（二）外科医生

地震造成的损害都是毁灭性的，其造成的人员惨状及文明惨状经常使毫无经验的外科医生感到震惊，造成巨大的心理压力和心灵创伤。在需要外科医生实施救治的受灾害者中，可能有多达15%～20%的肢体需要截肢，这对于毫无准备的外科医生可能是灾难性的冲击。且地震医学救援往往不同于常规治疗，没有经过训练的外科医生对这类患者的救援可能会感到束手无策。

（三）物资设备

地震会破坏局部大范围的区域的交通、物质和医疗体系，如果没有周密的计划、充足的携行设备和实地的后勤支持，准备不足的医疗队在实施截肢术后可能会发现自己处于十分困难的境地，伤病员的治疗失去衔接，生命安全仍然受到威胁。因此完备的后勤、可靠的转运、充足的救治物资具有同实施手术同样重要的地位。

（四）文化和宗教

文化和宗教差异可能是导致截肢的一个重要障碍。某些宗教禁止实施截肢手术，而某些文化或法律也可能将截肢术列为禁忌。

二、适应证

截肢是在灾难背景下常见和必要的程序，也是成功治疗手臂和腿部伤口的标准方法之一。要求救援医疗提供者在倒塌的结构环境中确定肢体是否可以挽救是不现实的，对肢体进行精确的损伤评分难以实现。在考虑到截肢的适应证时，总是面对以下几种情况：

（1）在严重受伤的情况下，已经不能挽救肢体了，截肢是自然的选择。

（2）为了挽救生命需要截肢。救援人员及外科医生必须权衡最终功能性肢体重建的现实可能性与试图保留肢体而导致的死亡风险。对于一个血液动力学不稳定的患者，截肢可能是挽救他生命的必要干预措施。在这种情况下，挽救患者的生命优先于挽救肢体。截肢是为了挽救生命，截肢是一种损害控制手术。

（3）是最困难的一种情况，现场情况允许保留肢体，但实施截肢术允许伤员保留更多的能力时。这种情况涉及过多的伦理、道德和医学问题，因此需要详尽的备案、审查和申请。

一般在下列情况下，截肢被视为绝对的最后手段：①患者的临床情况有生命危险，需要立即脱离废墟现场的不良环境，以实施复苏；②对受灾害者或救援小组成员的生命构成迫在眉睫的威胁的情况；③在充分详尽的多学科审查之后，受灾害者被困或处于危险的程度没有改变，截肢是唯一可行的解救方法时应当实施截肢术。

建议救援团队在建立并实施有关截肢的准备中，应包括现场使用标准化程序、实施术后设备、详细的备案审查。

三、决策关键人员及关键要素

在截肢的决策过程中，人是起到关键性的作用的。包括医学专业人员、受灾害者、受灾害者家庭成员、救援行政人员、救援组长/副组长。与上述所有人员共同抉择，达到一致性的决议是最佳的。但在某些情况下，与上述所有或任何人协商是不可能或不实际的，这时建议至少咨询一名医疗专业人员（可以是其他救援团队的医疗专业人员）。

实施手术前还需要考虑的关键因素包括：

（1）是否有合适的医疗专业人员能够执行截肢术。

（2）是否有恰当的设备和可用的药物，已完成手术和衔接术后护理。

（3）截肢后是否能够给受灾害者提供持续的支持和管理。

（4）截肢后是否有接收受灾害者的医疗设施和医疗机构。

四、截肢的术前准备

通过决议后，在实施截肢手术前，必须确定以下的事项：

（1）对于下肢截肢的患者，其已经失去独立行走能力，必须确定现场可用的接收和转移患者的最合适的医疗设施。

（2）截肢后，受灾害者已经脱离了现场的危险环境，必须确定其立即转移的运输方式。

（3）截肢手术的关键施术者，最好是医疗专业人员。

（4）截肢手术已经确定了施术者，但截肢手术并不能通过一个人来完成，必须确定协助的医疗专业人员。

（5）能够提供截肢手术的药品和设备。

（6）充分准备个人防护设备，如手套、防护服、护目镜等。

（7）制定标准的医疗实施方案，在术中与直接参与救援的所有人员进行简报。

（8）手术器械配送点应尽可能靠近患者，尽可能保证手术器械处于“无菌”的条件。

（9）如果可能，记录决策过程和实施过程。

（10）考虑受限空间环境所施加的环境限制，例如有限的救援者进入、有限的照明措施。

五、手术的实施

（一）麻醉和镇痛

在地震现场提供适当和充分的麻醉和镇痛是可行的。救援团队的医疗专业人员有义务在手术期间和术后确保充分的麻醉和镇痛。

（二）药物的使用

（1）使用适当的广谱抗生素。

（2）尽快使用破伤风疫苗或者免疫球蛋白预防破伤风杆菌感染。

（三）手术实施的注意事项

（1）在“无菌”的条件下进行手术。在可能或可行的情况下，仍应在受限空间环境的限制范围内考虑手术场地准备。

（2）术前和术后，必须控制近心端肢体的出血。可以考虑使用止血带止血：结扎高而紧的止血带，并注明结扎时间，结扎后将止血带留在原位，直到将患者移交给最合适的医疗机构。

（3）使用固定锯进行截肢，应注意清理周围的组织。在有限空间内进行截肢，推荐使用线锯。

（4）截肢后在患者的肢体上标记好截肢的时间。

（5）对截肢残端涂上防感染及腐败药物，并对伤口进行适当的包扎。

（四）手术方案

地震废墟现场截肢需要考虑的因素较多，其中最重要的影响是安全问题。且废墟现场条件有限，无菌术、截肢术和工具设备都是有限的，实施完整的一期截肢闭合手术是不现实的，且考虑到手术的时间要求，最好的方法是尽可能保留近端肢体的情况下施行断头台截肢术。实施步骤如下：

（1）由医学专业人员、受灾害者、受灾害者家庭成员、救援行政人员、救援组长/副组长等，或者由2名以上医学专业人员评估伤情，确定截肢决议。

（2）确定截肢施术者（由外科医生担任），确定助手（由医学专业人员担任），确定护理观察人员。

（3）根据现场环境拟定手术实施方案：包括止血带的结扎，麻醉和镇痛的实施方案，手术截肢平面（完全暴露术区，事先标记截肢平面），适合现场环境的手术工具。

（4）实施断头台截肢。①根据确定的手术截肢平面环形切开皮肤、皮下组织和筋膜。②沿回缩的筋膜边缘切断肌肉，可将浅、深层肌肉分两次切断，或使用截肢刀一次环切至骨膜。③在肌肉回缩的平面，环形切断骨膜，向近端剥离少许骨皮质后使用固定锯或线锯将骨干垂直锯断。④将保留的肢端骨锐利的边缘锉平，用骨蜡封闭骨髓腔。⑤处理血管、神经。在未充分止血前尽可能避免血管回缩，特别是大血管回缩至肌肉间隙中。⑥清洗伤口，检查有无出血点并彻底止血。⑦肢体残端消毒，使用防感染及防腐败药物。⑧无菌敷料覆盖创面，加压包扎。

（5）实施暴露肌皮瓣的截肢术。①充分考虑截肢的手术平面及暴露的肌皮瓣并进行标记，沿设计好的标记线切开皮肤、皮下组织和筋膜。②结扎大血管，切断神经。③沿回缩的皮瓣切断肌肉。④在肌肉回缩的平面，环形切断骨膜，使用固定锯或线锯将骨干垂直锯断。⑤将保留的肢端骨锐利的边缘锉平，用骨蜡封闭骨髓腔。⑥清洗伤口，检查有无出血点并彻底止血。⑦肢体残端消毒，使用防感染及防腐败药物。⑧无菌敷料覆盖创面，加压包扎。

（五）注意事项

一般不考虑现场松解止血带，残端肢体也不考虑一期闭合。但是迫于转运困难，不能有效过渡至实施确定性治疗的医疗机构时，应当现场进行充分止血，松解止血带，仍不建议一期闭合残端。

六、术后处理

截肢手术完成并不意味着现场的救援任务已经完成了，截肢术只是救援任务中的一项外科操作。在术后应将受灾害者通过恰当的方法和设备转移至安全地带，并在救援过程中保持足够的麻醉和镇痛。由于需要转运至确定性治疗场所，为保证控制活动性出血，不建议松解止血带。对于已经松解止血带的伤员，必须确定残端的出血已经完全控制。

确保已经毁损的截肢部分得到有效的后续处理，建立规范的处置流程，并做好标记。对于不能带出的截肢部分要充分掩盖，减少暴露肢体造成的受伤风险和心理伤害。

在时间允许的情况下，应当对手术决议、实施和术后处理、术后交接的文书进行完善。如果可行应当对所有参与此次任务的人员进行汇报，并进行行政汇报。

第二节 肢　　解

肢解是指对尸体行截肢术。

由于截肢的对象为尸体，不涉及生命安全问题，而更多的是伦理和民事法律程序。在适应证和手术的实施过程中已经完全不同于截肢手术。其处置流程和关键步骤已经发生变化。

一、决定因素和适应证

尸体现场所处的环境是是否实行肢解的最重要的因素。在地震灾害造成的特定环境条件下肢解尸体可能是实施安全救援的唯一方法，或者是移出尸体的唯一方法，这时行肢解方法是有效且必需的。

肢解还可能同当地的宗教和文化有关。这是救援团队需要考虑的问题，应当通过有效的备案和采取恰当的措施避免同当地宗教和文化的冲突，以免带来非救援行动方面的阻力。

考虑到肢解的特殊性，一般在以下情况下考虑实施肢解：

（1）不能完整移出的尸体严重阻碍其他受灾害人员的逃生通道，此时行肢解能打开通道，为更多的受灾害者争取逃生机会。

（2）救援过程中，尸体完整移出可能威胁到救援人员自身的生命安全时，肢解是有效手段时，相当对尸体行肢解术。

（3）尸体被卡压或者有限空间下不能移出尸体，此时进行空间挖掘可能造成尸体的丢失或对尸体造成毁损性伤害。

二、肢解实施的注意事项

尸体的处理人员具有生物危害暴露危险，有一定的风险感染下列疾病：可能由于接触到新鲜尸体的血液、体液或粪便而感染乙型肝炎、艾滋病、肺结核、痢疾，可能出现皮肤破损感染破伤风。

尸体处理人员基本的卫生防护措施包括：

（1）戴手套和穿靴子，尸臭明显或现场灰尘较大时配戴面罩。

（2）在有限的、不通风的空间里复原尸体应小心靠近并要有足够的时间为密闭的空间通风换气。

（3）在确认安全的情况下实施肢解，并将尸体的所有部分套入尸体袋。

（4）不必在现场把肢体连接起来。

（5）现场发现的残肢与断臂确认同属一具尸体时，一起放置入同一个尸体袋。

（6）现场如果没有了尸体袋，用塑料袋、裹尸布、床单或是其他的可以利用的材料。

（7）处理现场不得用手擦脸和嘴。

（8）处理完尸体后或饭前应用肥皂洗手，并清洗、消毒所有的设备、衣物和运输尸体车辆。

三、肢解的实施

肢解前应当充分判断受灾害者的生命体征，并确定已经死亡。肢解应当在保证救援人员绝对安全的情况下实施，实施过程不需要专业的医疗救护人员。

肢解前应在肢解部位的近心端和远心端结扎止血带，以防止血液的溅出。肢解过程中要尊重死者，避免粗暴操作。肢解实施时应当避开大众视野，以免造成公共心理创伤。

条件允许应记录好肢解实施的条件和必要性，记录肢解的每部分情况。对肢解的遗体的所有部分应聚拢、集中处理。

四、遗体的存放和信息记录

详见第二篇第十一章相关内容。

第二十二章　地震现场损伤控制手术策略

第一节　镇痛镇静与麻醉

地震现场救治中镇痛镇静与麻醉药物使用并不频繁。通常疼痛救治在救治创伤患者中起到的作用有限，主要是因为麻醉药物的不良反应（呼吸驱动力降低和血管舒张）可能使已经存在的缺氧和低氧血症状况恶化。因此，在地震现场救治中，救援者不提倡对某些有适应指征的患者进行镇痛，如单个肢体损伤或脊柱骨折等。使用部分镇痛药物如吗啡等，可能会掩盖腹部体征，导致诊断、治疗延误。只有在伤者没有迹象表明呼吸受损或处于休克状态时，可以使用镇痛镇静治疗。

在地震现场救治时，如伤者有单纯手足创伤及髋部骨折，可以考虑镇痛麻醉药物治疗以缓解患者疼痛不适。首先医护人员应该尝试基本镇痛护理措施（例如固定疑似骨折部位、使用冰袋等），同时，通过良好的沟通技巧帮助患者减少焦虑。在使用镇痛麻醉时应该有明确的适应证和禁忌证。可接受的药物治疗包括吗啡、芬太尼、一氧化二氮、非甾体抗炎药（NSAIDs）。

使用镇痛措施前后，患者需要监护，并且救援医务人员应该做好适当的观察记录。适当的监护措施包括持续氧饱和度监测和连续观察伤者生命体征（脉搏、呼吸频率及血压等）。持续的二氧化碳描记图可以是“伤者是否过度麻醉”的早期警报信号。任何的镇痛镇静都需要保证能及时使用纳洛酮，以便逆转镇痛麻醉的不良反应。

麻醉可用于局部单独的关节和肢体创伤，但一般不用于多发伤、复合伤、创伤性休克等伤者。在地震现场应谨慎使用镇痛药物，应在伤者身体适应此药物的情况下使用。不应该在以下情况发生下使用镇痛麻醉的措施：①伤患有或显露出休克的迹象和症状；②使用夹板固定后痛感大量减轻；③患者有其他药物和乙醇的影响。药物治疗应该在充分了解潜在并发症状的前提下实施。

对于中等至严重的疼痛来说，可以通过静脉注射非甾体抗炎药（NSAIDs）进行治疗，比如酮咯酸，然而严重疼痛通常用麻醉药物（阿片类）进行治疗。吗啡和芬太尼是最广泛使用的麻醉药物。呼吸抑制乃至呼吸暂停是使用麻醉过程中最令人担心的不良反应。麻醉药物另一种作用是舒张血管。对于创伤患者来说，如果其处于代偿性休克状态，麻醉药有可能使血压进一步下降导致休克失代偿期。对于可能发生代偿性休克的伤患，即使是最小量的麻醉药物也要通过静脉注射控制，然后慢慢用滴定法测量，最后达到满意的镇痛效果。麻醉药物最好通过静脉注射，因为如果灌注不足，通过肌肉注射的剂量会被不合理吸收。麻醉药的其他潜在的不良反应包括恶心、呕吐、头晕眼花、镇静及过度兴奋。鉴于上述原因，对于头部有创伤的伤者来说，救援人员应该谨慎使用这些镇痛药物，因为可能会加重颅内高压。只有在特殊情况下使用苯二氮䓬类镇静药物，如烦躁的气管插管伤者，因为麻醉药物和苯二氮䓬类同时使用可能导致呼吸暂停。

第二节　颅脑损伤和头面部损伤

地震所造成的创伤主要原因为重物砸伤和挤压伤，其所导致的颅脑外伤早期死亡率相当高。2008年的“5·12”汶川地震中约有30万人受伤。其中颅脑外伤占全身各种损伤的10%～20%，仅次于四肢损伤，位居第二位，但其死亡率和致残率占全身各处损伤之首，且早期死亡率高达30%。地震造成的颅脑损伤伤情复杂，多发伤居多，且掩埋时间较长，容易发生感染。同时由于心理受损，部分伤员出现精神症状，对于地震现场早期判断颅脑损伤造成一定的困难。颅脑损伤的成功救治可能与搜救措施、现场检伤分类、积极处置、有效转运等密切相关。如何将颅脑损伤救治前移，使颅脑损伤伤员得到有效、及时、专业的治疗是摆在所有救援人员面前的一道难题。

一、致伤原因

地震现场中的颅脑损伤和头面部损伤主要致伤机制为机械性损伤。主要是地震破坏的建筑物导致的坠落物的压砸伤、挤压伤、锐器切割伤、摔伤、坠落伤等。严重程度主要是与致伤物的质量和坠落的高度密切相关。汶川地震中的颅脑外伤中，轻中度颅脑外伤约占到80%以上，重度颅脑损伤的伤者较少，可能原因是地震后重度颅脑损伤的伤员在伤后即刻发生死亡，或伤员不能早期从地震现场解脱导致早期死亡有关。头面部损伤主要是由于重物砸伤、锐器切割伤导致头面部软组织挫裂伤、鼻外伤、耳郭外伤、眼球外伤等。

二、伤情特点

地震现场的颅脑损伤根据外力作用可分为直接暴力损伤和间接暴力损伤。按照伤后有无硬膜脑膜破裂、脑组织是否与外界相通可以分为开放性损伤和闭合性损伤。根据颅脑解剖位置和损伤病理改变分为头皮损伤、颅骨骨折、脑损伤。脑损伤又可分为原发性和继发性两类。前者是由于外物直接击打头部造成，包括脑震荡、弥漫性轴索损伤、脑挫裂伤、脑干损伤、下丘脑损伤等，而后者主要是由于低血压、低氧、低碳酸血症和高碳酸血症造成，可以形成脑水肿和脑血肿。任何一种的颅脑损伤均有可能引起颅内高压导致脑疝从而导致死亡。头面部损伤按照部位可以分为面部软组织损伤、眼球和眼眶损伤、鼻骨骨折、面中部骨折、下颌骨骨折、喉外伤、耳郭损伤等，致伤原因与颅脑损伤相似。头面部的损伤由于头面部血管丰富，可能造成大量出血导致失血性休克，大量血液涌入气道导致窒息，眼部损伤导致眼球各部位受损如眼睑裂伤、角膜损伤、结膜下出血、眼前房积血、眼球外露、视神经受损等，严重时可导致失明。鼻骨骨折、喉外伤可导致气体交换不佳出现缺氧，亦可大量出血导致窒息。

地震造成的颅脑损伤和头面部损伤是一种严重而且复杂的创伤，有解剖生理的特殊性。它既有原发性中枢神经系统损伤，同时也可有一系列的继发性损伤。其常常合并躯体其他部位损伤，常常包含在多发伤、复合伤中。这时在灾害现场对于颅脑损伤和头面部损伤的诊断和抢救更为复杂。

三、颅脑损伤和头面部损伤的地震现场救治

（一）损伤控制救治原则

1. 及时采取生命支持治疗，严密观察生命体征

首先应注意患者气道情况，保证气道通畅。颅脑损伤和头面部损伤的伤者常常会出现舌根后坠、气道内有大量的血液或者呕吐物阻塞气道。救援现场应及时使用抬举下颌法开放气道。如抬举下颌法无法有效开放气道，可以使用仰头提颏法开放气道。对于舌根后坠的伤者，可根据情况使用口咽通气道或者鼻咽通气道开放气道。如仍无法保证有效通气，则应该建立高级气道。注意及时清理气道异物，可使用牙科吸引头吸取口腔内固体异物，使用吸痰管通过气管插管吸取气道深部的液体等。及时给氧，保持氧饱和度大于94%。注意患者血压情况，及时开通静脉，使用晶体补液补充血容量，保证收缩压维持在90～100毫米汞柱，保证有效的脑灌注。必要时可使用血管活性药物治疗。

2. 快速进行初步评估和再次评估

在地震救治现场，对于颅脑外伤，应使用格拉斯哥昏迷量表或者AVPU评分进行伤情分类。GCS 13～15分为轻型，意识障碍在20分钟以内；GCS 9～12分为中型，意识障碍在20分钟至6小时；GCS 6～8分为重型，意识障碍至少6小时以上或者再次昏迷者；GCS 3～5分为特重型，伤后持续昏迷。AVPU评分中A（alert）代表警醒伤员；V（voice）代表对语言有反应的伤员；P（pain）代表对疼痛有反应的伤员；U（unconscious）代表昏迷的伤员。对于颅脑外伤伤者初步评估的最快速方法为AVPO评估，GCS评分可作为再次评估方法，对伤者进行连续的观察，应注意边评估边治疗。

（二）现场救治

1. 初步止血及局部创面的处理

头面部有活动性出血时，应使用加压包扎的方法进行止血，使用消毒急救包或其他清洁质软的敷料压迫伤口，然后使用绷带、三角巾、头网套等进行包扎。对于部分软组织缺损的伤口，可使用止血填塞药品进行填塞止血。如有脑组织膨出，可在膨出脑组织周围用无菌生理盐水湿纱布包裹，脑组织用消毒容器覆盖并使用胶带等固定，如脑组织有沾染，则可使用生理盐水冲洗，并及时使用抗生素及破伤风抗毒素。

2. 预防颅内感染及脑疝形成

对于出现耳漏、鼻漏者，严禁使用棉花或者纱布填塞鼻腔及外耳道，这样可能导致逆行感染。注意保持患者半卧位等体位，严密观察脑脊液漏的情况。对于有脑疝迹象的患者，可以使用甘露醇、呋塞米等进行降颅内压治疗。可使用控制性过度通气，降低颅内压，但救援的医务人员必须认识到过度通气可能会导致脑水肿加剧从而进一步增加颅内压的改变。施救人员应随时评估患者生命体征、瞳孔变化。

3. 头面部损伤的治疗

如有牙齿脱落，应使用乳酸林格氏液或牛奶进行保存，为后期再植创造条件。眼球脱落则应使用低温保存，及时后送进行手术治疗。喉外伤要严密观察患者呼吸情况，如出现呼吸困难、喘鸣等，必要时需做环甲膜穿刺或者气管切开，保证气道通畅。

4. 辅助检查

地震现场一般缺乏X射线检查、CT等检查手段。如有移动放射车进驻地震现场，应尽快进行头部X射线检查及CT扫描，为进一步诊疗决策提供依据。

四、积极有效的转运

及时、适当、合理的转运同样包含在损伤控制救治原则之内。根据病情危重程度的情况，采取合理的转运策略是拯救生命的重要组成部分。如有危及生命的颅脑损伤和头面部损伤的伤者，应及时就地抢救，积极抗休克治疗，保证呼吸道通畅，改善氧合，适当降低颅内压防止脑疝，及时拯救生命。转运应注意交通工具的选择，尽量缩短转运时间，使用空中、地面快速转运。转运过程应反复评估患者情况，注意患者生命体征平稳，保持氧饱和度≥94%，维持收缩压在90～100毫米汞柱，保证有效的脑灌注。转运目标应为有专科救治、手术条件的医院。到达相应医院后应及时进行再次评估及全面检查，充分了解病情，避免伤情遗漏。

第三节 胸部损伤

地震所造成的损伤原因主要是重物砸伤和挤压伤，而胸部常常受累。胸部损伤可为多发伤中的一种损伤，常常伴有四肢、腹部、颅脑损伤。据统计，在1995年日本7.2级地震，约有12.9%有胸部损伤，约有2%的伤员为严重胸部挤压伤，在转运过程中不幸死亡。在2008年的汶川大地震中，胸部损伤占到4.01%，其中肋骨骨折和血气胸是主要类型。连枷胸约占到5%，约有5.56%胸部损伤伤者不幸死亡。心脏填塞在胸部损伤中也占到一定比例，但由于心包填塞死亡率高，一般救援到达现场后存活率极低。

一、致伤原因

地震现场中的胸部损伤主要是由于机械性损伤造成的，如重物砸伤、锐器穿透、坠落伤、挤压伤等。胸部损伤按照受伤情况可以分为开放性损伤和闭合性损伤两类。是否开放以损伤有无穿破壁层胸膜及胸膜腔为标准。根据损伤暴力性质可分为钝性伤和穿透伤。闭合性损伤体表受伤面积大，常常合并多发伤，损伤程度可以从单纯胸壁软组织损伤到严重胸内脏器损伤。穿透伤在地震中主要是飞溅的玻璃、金属碎片、刀刃等造成，常为多发性开放伤，伤口范围局限，根据穿透方向可以初步推定受伤脏器。

二、伤情特点

地震现场的胸部损伤可分为肋骨骨折、气胸和血胸等。

（一）肋骨骨折

肋骨骨折可以分为单发肋骨骨折、多发肋骨骨折和连枷胸等。

1. 单发肋骨骨折

指1根肋骨骨折。单发肋骨骨折不影响胸廓稳定性，无连枷胸、反常呼吸等发生。但如有骨折移位明显，应注意有无血胸、气胸的发生。

2. 多发肋骨骨折

指2根或2根以上的肋骨骨折。

3. 连枷胸

如发生序列性多根、多处肋骨骨折或多根肋骨骨折合并多根肋软骨骨骺脱离或双侧多根肋骨骨折或骨骺脱离，则会造成胸壁软化，称为胸壁浮动伤，即连枷胸。肋骨骨折会导致呼吸时剧烈疼痛，导致伤者呼吸减弱、不敢咳嗽，从而导致痰液淤积，肺部感染、肺部实变或者肺不张，在老年人更为多见。连枷胸会造成“反常呼吸”，从而导致“纵隔摆动”，造成循环不稳，这是地震伤情中休克的重要因素之一。

（二）气胸

气胸可以分为闭合性气胸、开放性气胸和张力性气胸。气胸的共同特点为呼吸困难、胸闷等。闭合性气胸少量可自行吸收，大量则需要留置胸腔引流。开放性气胸表现为胸部有破口，导致胸膜腔与外界相通，由于大气压的压力导致一侧肺组织完全压缩，从而导致呼吸困难、缺氧等表现。在地震现场应使用医疗器械闭合破口，使开放性转变为闭合性。张力性气胸常见于支气管断裂或损伤组织形成活瓣，空气在胸膜腔内不断累积而无法排出，纵隔向健侧移位，造成严重的呼吸困难。伤者表现为缺氧、躁动不安、发绀，可伴有咯血和休克表现。在地震现场应及时发现张力性气胸，尽快减压。

（三）血胸

血胸根据致伤原因可以分为开放性损伤和闭合性损伤两种。开放性常常由于锐器损伤导致，可以损伤胸壁血管、肺组织、心脏等。闭合性血胸常常由于肋骨骨折端刺破肋间血管所造成。血胸按出血量可以分为三种。①小量血胸。出血量在300毫升以内，可有伤侧疼痛不适、呼吸困难等，小量血胸一般能自行停止出血。②中量血胸。出血量不超过1500毫升，常常表现为呼吸困难明显、伤侧呼吸运动减弱、气管可能移向健侧、血压下降等。可能出现休克征象，需积极补充血容量纠正休克，留置胸腔闭式引流，必要时需手术治疗。③大量血胸。出血量在2000毫升以上，伤后短时间即可导致死亡，常常无法安全转送至后方医院。

此外，地震中胸部损伤常常伴有其他部位、其他性质的损伤，常常为多发伤、复合伤。在关注胸部情况的同时也要注意其他部位、脏器情况。

三、胸部损伤地震现场救治

（一）损伤控制救治原则

1. 及时采取生命支持治疗，严密观察生命体征

地震中，伤者常常被废墟、瓦砾所掩埋，气道常常出现异物梗阻，救援现场应及时使用抬举下颌法开放气道。及时清理气道异物。及时给氧，保持氧饱和度大于94%。注意患者血压情况，早期识别休克征象。及时开通静脉，抗休克治疗，使用晶体补液补充血容量，保证收缩压维持在90毫米汞柱左右。必要时可使用血管活性物质治疗。

2. 快速进行初步评估和再次评估

对于胸部外伤伤者初步评估应尽快完成，可根据ABCDE原则进行，包括气道、呼吸、循环、神经系统、暴露。遵循边评估边治疗原则。再次评估根据再次系统化评估和借助SAMPLE助记表进行。SAMPLE助记表包括症状、过敏史、用药史、既往史、最后一次进食、事件经过。病史采集时应重点关注受伤时间、受伤原因及胸部外伤的性质、外伤后的呼吸改变情况及时间、已施行何种检查和治疗等。应注意边评估边治疗。一旦发现存在危及呼吸、生命的胸部损伤情况应立即处理。

（二）现场救治

1. 开放性气胸的处理

对于开放性气胸应使用多层清洁的敷料（如棉垫）覆盖伤口，用胶布或绷带进行包扎，使其转变为闭合性气胸。应注意时刻评估患者呼吸情况、胸部张力情况，如一旦发现气胸有转变为张力性气胸可能，则应快速去除敷料，解除张力性气胸。必要时地震现场使用一次性胸腔穿刺包进行胸腔闭式引流。

2. 张力性气胸的处理

张力性气胸可导致一侧肺部严重压缩、纵隔偏移至健侧、肺动脉高压、颈静脉怒张等。其短时间内就可导致呼吸衰竭导致死亡。地震现场应立即使用穿刺针在患侧锁骨中线第2肋间或者腋前线第4～第5肋间穿刺排气减压，并外接活瓣装置。进一步应留置胸腔闭式引流装置。

3. 连枷胸的处理

连枷胸会造成反常呼吸，从而导致纵隔摆动，引起循环紊乱，可导致呼吸衰竭、休克，从而导致死亡。地震现场应该使用棉垫等垫在胸壁塌陷处，并使用胸带或者绷带固定。积极处理缺氧、休克等治疗。

4. 血胸的处理

应完善胸部检查，根据血压、叩诊、听诊等判断血胸量。应积极抗休克治疗，补充血容量，改善通气、氧合。有条件者可留置胸腔闭式引流，严密观察胸腔引流的量和性质。应考虑出血加重情况，及时转运伤员，必要时剖胸止血治疗。

5. 心包填塞的处理

心包填塞可导致患者迅速死亡。心包填塞常常具有隐蔽性，多为闭合性损伤，容易被救援人员忽视。在系统评估时应注意有无颈静脉怒张、动脉压下降、心音遥远（Beck三联征）。如有发现，应在地震现场胸骨剑突下进针进行心包穿刺抽液，暂时缓解心脏压迫，紧急后送。

6. 辅助检查

目前地震救援中紧急医学救援队一般都会携带便携式B超检测仪，可以使用超声检测判断有无血胸、心包填塞及血胸的量，为地震现场的胸部损伤救治提供依据。地震现场一般缺乏X射线、CT等检查手段。如有移动放射车进驻地震现场，应尽快进行胸部摄片及CT扫描，为进一步诊疗决策提供依据。

（三）注意事项

对于地震灾难中的胸部损伤，如已确诊张力性气胸，可不行X射线等检查，直接穿刺减压，避免延误救治导致死亡。无胸腔穿刺的张力性气胸应避免气管插管、人工辅助呼吸导致气胸加剧。

四、积极有效的转运

及时、适当、合理的转运同样包含在损伤控制救治原则之内。根据病情危重程度的情况，采取合理的转运策略是拯救生命的重要组成部分。如有危及生命的胸部损伤的伤者，应及时就地抢救，运用封闭胸壁破口使开放性气胸转化为闭合性气胸、及时针刺减压缓解张力性气胸、留置胸腔闭式引流、心包穿刺等有效治疗措施，及时拯救生命。转运应注意交通工具的选择，尽量使用地面转运，如必须使用空中转运，则应注意气压变化对气胸的影响，转运过程应反复评估患者情况，注意患者生命体征平稳，保持氧饱和度≥94%，尽量避免使用容器性呼吸支持装置，及时处理胸部病情恶化的情况。转运目标应为有胸外科专科救治条件的医院。到达相应医院后应及时进行再次评估及全面检查，充分了解病情，避免伤情遗漏。

第四节　腹部损伤

地震所致腹部损伤的发生率为8.9%～17.2%。大部分腹部创伤的伤者合并有多个重要脏器的损伤，如救治不及时，会引发早期死亡。地震所致的腹部创伤多为砸压伤和挤压伤，因突然坍塌的建筑物、石块等砸伤所致，常表现为闭合性损伤，但因常合并多部位损伤，致死率较高。因地震久压被困的伤员由于缺少食物，能量摄入匮乏，会造成机体负氮平衡；缺少饮水，导致组织脱水，机体水电解质紊乱；组织挤压伤所致的高钾血症、代谢性酸中毒，使得机体内环境严重失衡；地震废墟相对密闭环境造成机体严重缺氧、低氧血症。疼痛、出血、脱水、低氧、全身炎症反应综合征（SIRS）、挤压综合征等常导致休克的发生。挤压综合征是由于肌肉组织长时间受重物挤压，缺血坏死导致横纹肌溶解，从而出现的肢体肿胀、坏死、高钾血症、肌红蛋白尿以及急性肾损伤，是地震创伤最常见的死因之一。

与地震相关的腹部损伤常合并一个或多个其他器官的损伤，伤员病情重，生命体征多不稳定，目前损伤控制手术（Damage Control Surgery，DCS）已成为一种广泛认可的抢救技术，用于在确定性手术前需要进一步复苏的不稳定创伤患者。

损伤控制手术（DCS）一词起源于美国海军。它在20世纪40年代被描述用于控制战舰损坏。当一艘海军舰艇着火时，水手们会不惜一切代价立即扑灭所有火灾并阻止任何洪水泛滥，而最终的修复是在事情得到控制后进行的。因此，它描述了分三个阶段采取的措施：第一，快速修理以保持船舶漂浮；第二，返回港口；第三，最终修理。这种策略可提高重伤患者的存活率。

一、损伤控制手术技术的合理应用

1993年Rotondo等首次在严重腹部创伤救治中提出了损伤控制手术概念，主要原则是控制出血、限制腹腔污染以及通过临时腹部闭合（TAC）缩短手术时间，提出了三阶段治疗策略：初次简化手术、重症监护室（ICU）复苏、确定性手术。通过初次简化手术快速地控制出血和污染、腹部填塞和临时腹部闭合来治疗腹部穿透伤患者；随后转入重症监护室（ICU）进行复苏，纠正凝血功能障碍、体温过低和酸中毒；稳定后再进行明确性手术。这种损伤控制手术策略与标准手术方法的主要区别在于，在受伤后第一时间先处理危及生命的损伤，放弃全面应对所有损伤，以缩短手术时间，预防致死三联征的发生，降低患有2个或更多腹部脏器损伤和大血管损伤的伤者的死亡率。

因地震导致的高能量创伤、多发伤，在伤员血流动力学不稳定、酸中毒、凝血功能障碍以及体温过低的情况下，都应启动损伤控制手术策略，分为以下三个阶段。

（一）损伤控制手术

在地震现场应立即行液体复苏，围手术期的液体复苏可纠正酸中毒，改善凝血功能障碍，损伤控制手术用于生命体征不平稳，但腹部损伤需急诊剖腹探查手术的伤员。初始手术仅做控制损伤，缩短开腹手术时间，由外科医生完成。常取腹正中切口，依次皮肤、皮下组织（Camper筋膜）、浅筋膜（Scarpa筋膜）、白线或腹直肌鞘（由腹外斜肌腱膜组成）、腹内斜肌和腹横肌、腹横筋膜，其下方是腹膜外间隙和壁层腹膜，需切开壁层腹膜以进入腹腔。通过简短的初始手术，确定损伤程度、控制出血和清除污染。其中控制出血为重中之重，可应用缝合、局部止血剂、修复或移除脾脏等破裂器官、骨盆外固定装置稳定破裂的骨盆环等方法。控制出血后，下一步就是清除污染，检查肠壁，如有穿孔行快速的缝合、结扎闭合通常可以防止进一步的污染。在初次损伤控制手术和最终确定性手术之间的间期，一般行临时闭合腹部切口。

（二）重症监护室复苏

此阶段的目标是在重症监护下实现生命体征稳定和生理指标参数的恢复。体温过低、代谢性酸中毒和凝血功能障碍被称为致死三联征。外科医生必须能够及时识别，治疗以及预防这种致命的三联征。

1. 体温过低

体温过低是创伤患者遇到的最大威胁，低体温可划分成三度。轻度体温过低是最常见的，核心温度在34～36℃；低于34℃定义为中度体温过低；而低于32℃称为重度体温过低。人体核心温度在低于36℃的温度下持续4小时以上会导致不良后果。导致核心温度低的原因有很多。地震中，创伤性低血容量性休克是最常见的原因，热量是由于机体氧气消耗而产生的。当机体处于休克状态时，氧气输送减少，产热受损。同时酸中毒会损害心脏收缩力，进一步降低血液全身循环和维持体温的能力。低温会损害参与凝血级联的蛋白质的正常功能，从而导致死亡。核心体温低于32.8℃的创伤患者的存活率极低。可以通过在输注时加热液体和血液制品，增加室温和采用对流加温系统等加热措施，也可在术中采用加温生理盐水冲洗腹腔来实施内部加热措施。这些加热措施可预防或逆转体温过低，当体温恢复正常时，可以协助纠正凝血功能障碍和酸中毒，因此纠正体温过低是最重要的。

2. 代谢性酸中毒

代谢性酸中毒是由于失血导致外周组织灌注不足，组织无氧代谢，产生大量乳酸，继而出现乳酸酸中毒。而因波尔效应，pH降低会影响血红蛋白对氧的结合能力，加重机体缺氧，导致体内pH进一步变化。外伤环境中pH＜7.0的酸中毒已被证明会使死亡率增加3倍，故在复苏过程中酸中毒的纠正至关重要。

3. 凝血功能障碍

凝血功能障碍与低体温、酸中毒水平直接相关，机体内酶和蛋白质在特定的温度和pH值范围内发挥最佳作用。体温过低可以放大内源性凝血功能障碍，此外，应注意大量输血是导致稀释性血小板减少症和凝血因子耗竭的另一个重要因素。国际标准化比值（INR）大于1.6会增加死亡率，纠正凝血功能障碍对于危重伤情的管理也很重要。

（三）确定性手术

确定性手术时机多在初始损伤和代谢紊乱纠正的36～48小时窗口期之后，当伤员生命体征稳定，有足够的机能储备，即可准备进行最终手术治疗。更长的延迟手术策略会增加败血症和器官功能衰竭的风险，增加死亡率。确定性手术需去除腹部填塞物并进行完整的剖腹手术，并重新探查在第一阶段可能无法检测到的腹部损伤。最后，应特别注意伤员的营养状况，并尽早开始肠内营养。

二、重视延迟性脏器损伤的及时诊治

对于腹部闭合性损伤患者，实质性脏器如早期肝、脾包膜下出血，空腔脏器如小肠的早期小穿孔，临床症状和体征隐匿，不典型，一般临床及辅助检查难以早期发现其损伤病变，对疑有腹部脏器损伤的患者，应增加巡查次数，危重伤员应随时巡查。

在地震现场如有条件可借助一些便携的辅助诊断设备，如B超、CT等检查，可帮助了解患者病情，提高确诊率。便携超声是一种小型易于获得且方便携带的床旁检查设备，其由电池供电，启动时间短，可迅速地从一个患者转移到另一个患者身上，并提供足够有效的初始成像信息。在地震现场，可用于检测腹部外伤后腹腔游离液体，在超声引导下，可行腹腔穿刺检查，根据穿刺物的性质进一步判断腹部损伤的类型、部位以及性质。超声对于空腔器官和腹膜后损伤的检测存在一定的不敏感性。在地震现场的救治中，当电子计算机断层扫描（computed tomography，CT）可用时，目前认为CT是诊断创伤患者损伤程度的金标准，尤其是对腹膜后损伤的检测。

第五节　盆腔与泌尿系统损伤

据研究统计，8%～10%的腹部钝性创伤和约6%的腹部穿透性创伤可发生泌尿系统损伤。在地震情况下，肾脏或肾周损伤可能比其他腹膜后器官的损伤更常见，最常累及的脏器是肾脏，约占泌尿外科创伤的65%。应注意地震所致的腹部创伤常累及多个脏器，肾损伤的同时常合并有肝脏（37%）、脾脏（29%）损伤。多发性损伤和腹部穿透性创伤的患者常需手术治疗。此外，输尿管损伤占尿路损伤的1%～5%，多为腹部穿透伤，常发生于输尿管的远端三分之一处。膀胱损伤占尿路损伤的9%～12%，其中65%～86%的膀胱损伤为钝性损伤，常并发于骨盆骨折。

一、初步评估和诊断

对于患者伤情的评估需根据高级创伤生命支持（ATLS）指南，对有腰部血肿或皮下瘀斑或血尿的伤员，应考虑存在尿路损伤。在地震现场扩展创伤重点超声评估（extended-focused assessment with sonography for trauma，e-FAST）或其他超声技术的灵敏度较低，当出现阴性结果时不能立即排除诊断。如伤员的血流动力学稳定，应在现场或转运后行CT或尿路造影等检查，进一步明确诊断，并选择最佳的治疗方案。如伤员的血流动力学不稳定或存在穿透性伤口伴腹膜刺激征，则需立即开放动静脉通路，有创血流动力学监测，持续液体复苏，并立即转移到手术室。

二、损伤控制手术

（一）复苏性主动脉球囊阻断术（REBOA）

如果患者经过常规手段积极复苏后血流动力学仍然极不稳定，已经发生过或濒临心搏骤停，或作为转送手术室/CT室前的保障手段，可考虑采用经皮穿刺腹主动脉球囊阻断。复苏性主动脉球囊阻断术（REBOA）适用于创伤后低血压（收缩压＜90毫米汞柱）伤员或按照ATLS指南处理后对补液反应较差或无反应者。一般由股动脉穿刺置管，最好在超声引导下进行，可降低动脉损伤风险，增加穿刺成功率。球囊放置位置选择：如腹部FAST阳性、提示腹腔出血，则将球囊置于Ⅰ区（胸主动脉远端）；如出血来源于骨盆，则球囊置于Ⅲ区（主动脉分叉上方）。安全阻断时间：Ⅰ区＜30分钟；Ⅲ区＜60分钟。

禁忌证：胸片提示纵隔增宽，考虑胸主动脉损伤，则不应实施REBOA。胸部穿透伤或考虑出血部位高于球囊可放置位置时不应考虑实施REBOA。合并脑外伤时应小心，因放置球囊后，球囊上方血压增高可能会加剧颅内出血。REBOA作为临时的紧急方法，能最大限度地控制动脉性出血，为进一步行血管栓塞术或手术止血积极复苏创造机会，可以提高存活的可能。但应注意有导致下肢缺血坏死、加重肾功能损害等严重并发症。

（二）剖腹探查

外科医生应评估并设法控制持续出血并清除污染，术中可行腹主动脉钳夹阻断，或紧急开胸阻断降主动脉，主动脉阻断时间应＜60分钟。此外应评估腹部器官损伤情况，如发现腹膜后血肿，则应考虑肾脏或泌尿道损伤。所有的肾脏和泌尿道损伤的患者都必须留置导尿管并立即接受泌尿外科医生的评估。

1. 肾损伤伴肾周血肿

肾损伤常伴有肾周血肿，如血肿较小且没有进一步扩大，患者血流动力学稳定，则可以保守治疗，此时不建议探查肾脏，完成其他器官的损伤控制，并将患者转移到重症监护室。一旦患者血流动力学稳定，建议进行全身CT检查以评估肾损伤，泌尿外科会诊决定最终治疗方案。

如发现大的肾周血肿，但不扩大且无活动性出血，建议进行肾周填塞，但避免肾脏探查，不建议打开肾筋膜（Gerota筋膜），完成损伤控制手术，并放置腹腔引流。随后应转入ICU进行持续止血复苏并完善CT检查。如果CT显示任何肾动脉出血的证据，则应对受影响的分支或主肾动脉进行选择性血管栓塞术。如果有任何肾盂或输尿管损伤的证据，应泌尿外科会诊，决定是否应放置双J导管并指导下一步治疗。

大量的肾周血肿，不排除有活动性出血，并涉及肾盂系统或尿液外渗，必须进行肾脏手术探查。建议通过外侧切口进入肾门，行左侧或右侧的结肠顶部提升术。肾筋膜通过其外侧部分打开，如果有保留功能性肾实质的可能，外科医生可以对患处行肾部分切除术或肾缝合术，并添加局部止血剂（氧化再生纤维素、纤维蛋白密封剂等）。如果肾实质破坏，肾动脉或静脉断裂，肾盂系统损伤和尿液外渗，则无法挽救肾脏，必须进行肾切除术。肾动脉和静脉应该用1-0丝线进行双结扎，如做不到，可以结扎整个血管包。然后尽可能低的结扎输尿管并行肾切除术。最后填塞肾窝，完成损伤控制手术。腹腔必须放置负压引流系统保持开放，转入重症监护室完成止血性复苏，在24～48小时内进行再次干预，重新评估腹腔，打开肾窝并继续处理其他损伤，由泌尿科医生会诊决定最终的治疗方案。

2. 输尿管损伤

肾损伤常与输尿管损伤有关，但在早期治疗中，输尿管不是出血的主要来源，因此行腹膜后填塞这样的措施通常就足够了。在损伤控制手术期间，不建议系统地探查血肿内的输尿管，因为这会消耗宝贵的时间，此外进行广泛且不适当的探查时，有破坏输尿管壁血供的风险。如能迅速发现损伤的输尿管，可在尽可能远的地方用2-0丝线进行结扎。放置腹腔负压引流装置，转入ICU复苏。当患者血流动力学稳定时，必须完善CT检查以进一步评估损伤。

3. 膀胱损伤

在处理膀胱损伤或尿液外渗时，需要注意患者的血流动力学状态。对于血流动力学稳定的膀胱损伤患者，及时进行剖腹探查并缝合膀胱损伤是一个有效的治疗方式。使用可吸收2-0

缝线连续缝合膀胱，同时填充该区域并放置福莱导尿管（Foley catheter），有助于控制尿液外渗和预防感染。然而，对于血流动力学不稳定的患者，即生命体征不稳定的患者，膀胱损伤或尿液外渗在受伤最初24小时内可能不会增加死亡风险，可以优先治疗其他损伤，并密切关注患者病情变化。治疗重点应放在控制出血和稳定生命体征上，以确保患者的生命安全。在盆腔内放置福莱导尿管可以起到引流尿液和辅助止血的作用，并及时将患者转移到重症监护室进行复苏。

最终的治疗方案应该由具有专业知识和经验的泌尿科医生来决定。他们根据患者的具体病情和损伤程度，提供最恰当的治疗建议，以确保患者得到及时有效的治疗，从而降低死亡风险。

（三）非手术治疗

穿透性创伤比钝性创伤需要肾切除术的风险更高，但它并不是手术治疗的绝对指征。地震所致的肾损伤多是钝性损伤，由于CT等影像学诊断和非手术治疗的进步，肾外伤的诊断和治疗发生了巨大变化。除外伴血流动力学不稳定或穿透性肾损伤伴活动性出血的患者无法先行影像学评估，进而需要紧急手术探查。血流动力学稳定、肾损伤但无肾集合系统破裂或尿外渗、无活动性出血的患者可接受非手术治疗，通过影像学评估后，目前血管内技术和血管栓塞术被认为是钝性肾创伤治疗的基石，可以减少更多侵入性手术如肾切除术的使用，与接受手术治疗的患者相比，他们的住院时间更短，并发症发生率更低，肾切除术的要求也更低。另外，研究显示地震造成的输尿管、膀胱和其他泌尿器官损伤的频率较低并且发生血流动力学不稳定的风险较低。大多数输尿管、膀胱、尿道和外生殖器的损伤无须手术治疗或进行微创治疗。对于需要手术的损伤，必须在损伤控制手术和ICU复苏后，再行修复手术。考虑到泌尿道外伤患者往往需要不同的组合治疗策略，普外科医生、急诊外科医生、重症监护医生、泌尿科医生和血管外科医生的共同会诊是处理尿路外伤患者的最佳方式。

研究发现血肿的大小与受伤的类型直接相关。如果血肿很小且不扩大，则是由于肾挫伤和肾动脉血栓形成。而更大和扩大的血肿，或活动性出血，可能是由于肾破裂或肾盂的血管结构严重撕裂造成。因此当地震现场CT检查不可用时，血肿大小可以作为决定是否进行手术探查肾脏，启动损伤控制措施的指征。

在治疗血流动力学不稳定的肾外伤的患者时，外科医生在初始剖腹手术时如没有明确的指征，应相对保守，仅在损伤需要时才进行手术探查，仅在无法挽救肾脏时才进行肾切除术。此外膀胱和输尿管创伤不会导致很高的死亡风险，因此建议仅进行损伤控制手术，推迟修复，尽早转到ICU进行血流动力学复苏。

第六节　骨　　折

地震相关创伤主要由建筑物倒塌所致，骨折是最常见的损伤类型，骨折发生率与损伤部位骨骼解剖结构、身体姿势、灾难发生时被困者的活动有关。地震发生在白天时，灾民通常在地震发生时站立或坐着，因此最常见的骨折部位多累及脊柱。相反，如果地震发生在夜间时，灾民多处于仰卧位或侧卧位，因此下肢（包括骨盆）和胸廓（骨折）是最常见的受伤部位。地震的震级（RMS）大小可影响骨折的发生率。此外研究显示，地震所致的闭合性骨折较开放性骨折常见，但骨折的类型与地震的震级无明显相关。但震级越大，多发性创伤的发生率越高，并可能危及生命，常因重要脏器损伤、大出血（不稳定的骨盆骨折或腹部外伤）、挤压综合征、全身炎症反应综合征（SIRS），导致急性呼吸窘迫综合征（ARDS）和弥散性血管内凝血（DIC）。因此，对地震中生命体征不稳定的骨折多发伤患者的救治至关重要。

一、早期全面的治疗

20世纪80年代后期的研究指出骨折的早期稳定手术可使患者获益，并提出早期全面治疗（early total care，ETC）的策略，初次复苏后，患者可分为“稳定”“处于危险或临界状态”“不稳定”“处于极端状态”。没有胸外伤的生命体征稳定患者行早期全面治疗方法被认为是安全和适当的。初步复苏完成后，可在24小时内安全可靠地进行确定性手术治疗。复苏的终点是稳定的血流动力学、稳定的氧饱和度、乳酸水平<2毫摩尔/升、无凝血障碍、正常体温、尿量>1毫升/（千克·时）并且不需要血管活性药物支持。但对于危险临界状态的患者，除非患者情况稳定，否则早期全面治疗策略可认为是不安全的，应使用不扩髓的固定方法固定骨折以减轻手术负担。

二、损伤控制骨科

20世纪90年代的研究指出骨折通常合并有软组织损伤和失血，会激活人体的免疫反应，这种炎症反应发生在损伤的局部但表现为全身免疫反应，如细胞因子、补体因子、急性期反应物、凝血系统蛋白质，以及组织损伤侧免疫活性细胞和白细胞的积累，这些炎症介质连同随后的微血管损伤会导致多器官功能障碍综合征（MODS）的发展，进而导致伤后过早死亡。这种最初的创伤性损伤被称为“第一次打击”，它预示了患者在手术后可能出现病情加重的风险。在这种情况下，任何手术干预都可能造成“第二次打击”。且用于骨折固定手术，在大多数情况下采用扩髓髓内钉固定的方式，对于地震所致的多发伤患者可能会促使肺部并发症的进一步发展。故早期全面治疗策略并不适用于多数的多发伤患者。

损伤控制（damage control，DC）的策略强调伤后的快速修复而不是确定性修复。这个理念最开始应用于腹部失血性创伤的患者的损伤控制手术（DCS）。目标是缩短手术时间，避免低体温、代谢性酸中毒和凝血功能障碍的“致死三联征”的发生。这个理念扩展到骨科领域，发展为损伤控制骨科（damage control orthopedics，DCO）策略，对于不稳定或处于极端状态的患者，手术对人体机能储备的影响取决于初步稳定的方法和最终接骨的时间。对于地震导致的骨盆或长骨骨折的多发伤患者，损伤控制骨科原则旨在最大限度地降低初次手术的“二次打击”程度，降低死亡率，当创伤的急性期过去，生命体征平稳后，再行二期确定性治疗。

损伤控制骨科包括3个阶段：

（一）早期临时稳定的骨折，控制失血量

外伤会增加炎症因子的分泌，产生炎症反应，不合时宜的手术干预会加剧全身炎症反应，使病情恶化。这种炎症反应往往发生在外伤后3～5天，如果在此期间进行手术，很可能使炎症反应达到高峰，导致急性呼吸系统疾病、呼吸窘迫综合征或多器官功能衰竭。因此，地震伤所致的骨盆骨折或多发性骨折的治疗时机和手术选择是提高治愈率和预后的关键。

在地震现场应当首先快速评估并优先处理危及生命的问题：气道管理、呼吸和循环的评估与支持。对于血流动力学不稳定且怀疑有骨盆骨折者：不过多搬动，禁行骨盆挤压—分离试验，尽早使用骨盆带固定。应用床旁X射线、超声检查：重伤者尽快行前后位骨盆片和胸片、创伤超声快速评估，明确胸、腹腔和心包腔有无大量积液。临时固定骨折时应取下所有衣物并彻底暴露患者。移除手表、戒指、手镯等可能压迫肢体的物品。应用临时夹板固定前应进行肢体运动和感觉检查，评估肢体血管神经损伤情况。如有开放性伤口应及时控制出血，用无菌敷料覆盖任何开放性伤口。选择合适类型和尺寸的夹板，固定应包括损伤部位上下关节。注意在夹板覆盖的骨性凸起处覆盖衬垫。固定时尽可能调整肢体力线，但不要强行矫正变形的肢体，以免加重损伤。在肢体循环较好的情况下，可小心地进行旋转和牵引矫正力线，建议由经验丰富的医生完成。记录每次操作或夹板固定前后的肢体神经血管状态。

损伤控制骨科策略第一阶段的任务是对损伤的快速准确评估，并进行止血、清创、临时固定等相关处理。损伤控制骨科策略以“先救人后治病”的原则，加强创伤早期各环节的救治和护理干预，手术应以伤员的生命为首要任务，腹膜前填塞（pre-peritoneal packing，PPP）是损伤控制骨盆骨折相关血流动力学不稳定患者出血的有效技术。其次快速固定骨盆和四肢的骨折，目的是快速稳定骨折端，控制出血，恢复力线。外固定支架固定可在急诊室或手术室快速完成，适用于对不稳定骨折的临时固定，这种技术不仅具有微创性，手术时间较短，而且还具有最大限度地减少由大型外科手术引起的额外免疫反应的优势。对部分骨盆骨折患者外固定也可作为确定性的治疗选择，其中前环外固定支架用于固定骨盆前环的不稳定，如耻骨联合分离、耻骨支骨折；C形钳适用于固定骨盆后环的不稳定，如骶髂关节分离、骶骨骨折等。与传统的早期完全治疗策略相比，损伤控制骨科理念更有利于提高治疗率，促进手术顺利进行，降低并发症风险。

（二）重症监护室复苏

低体温、代谢性酸中毒和凝血功能障碍是地震所致的多发性骨折的三个突出临床表现，即“致死三联征”。骨折外伤引起的急性大量失血，以及早期大量输液复苏，容易导致体温快速下降。当患者出现体温过低时，机体的免疫功能会减弱，进而抑制胶原纤维的合成，增加蛋白质的消耗，末梢血管的收缩，增加循环阻力，进一步加重休克的发展。低温还可减少体内血小板数量，激活纤溶系统，降低凝血物质的活性，导致凝血功能障碍，加重出血风险，且会因大量输血造成早期血液稀释而加剧凝血功能障碍，危及生命。此外，低温下血红蛋白氧解离曲线的偏差，使得血液中携带的氧气难以释放，导致组织细胞缺氧，产生大量乳酸，从而导致代谢性酸中毒。

尽快液体复苏，初始应用晶体液，如果合并重型颅脑损伤（GCS评分≤8分），应避免选用

低渗溶液如乳酸林格液。应用人工胶体液（如羟乙基淀粉）应注意其对凝血功能和肾损伤的影响。及时适当输血，采用红细胞悬液，维持血红蛋白为70～90克/升。如果合并重型颅脑损伤，建议将平均动脉压维持在80毫米汞柱以上，如液体复苏无效者，可用缩血管药维持目标动脉血压。应用缩血管药物后血压不升反降的患者，需进行超声心动图检查，以排除可能伴发的心尖球囊样综合征（Takotsubo综合征）。

对于血流动力学不稳定的骨折患者，应早期采取综合措施减少体热丢失，恢复正常体温。可采用被服保温、低温电热毯复温、空气调温，对输注液体加温等。对于休克状态的患者避免使用热水袋在其体表加温，因体表加温可使皮肤血管扩张，增加体表血管床容量，影响机体代偿性调节作用，使重要器官的血供减少，加重休克，且易导致烫伤。

应尽快纠正代谢性酸中毒，动态监测血乳酸或碱缺失水平。常规监测血浆离子钙水平，以及动态监测凝血功能，积极防治创伤性凝血病。大出血患者，早期应用血浆、凝血酶原复合物、纤维蛋白原。血浆纤维蛋白原水平≤15～20克/升或血栓弹力图提示纤维蛋白原功能低下，输注纤维蛋白原或冷沉淀（起始剂量前者3～4克，后者50毫克/千克）。输注血小板（起始剂量4～8单位）以维持血小板计数大于50×10^9/升，对于持续出血和/或合并创伤性脑损伤者，建议血小板计数维持在100×10^9/升以上。对于严重大出血的患者，有较多研究建议输注红细胞：血浆：血小板的比例达到1：1：1或至少血浆：红细胞达到1：2。但没有大出血者使用过多血浆反而增加脏器功能不全概率。标准控制出血方法和传统止血措施后，仍持续存在大出血和创伤性凝血病者，可考虑用基因重组的活化Ⅶ因子。

（三）骨折的确定性手术

骨折行确定性手术的机会窗口是在受伤的第四天之后，当生命体征平稳，评估手术相关的并发症发生率较低时，可安排在2周内实施。

截肢手术占总体手术百分比相对较低，因地震救援医疗团队的准备、反应和水平而异。手术团队应在截肢和矫形保肢之间谨慎做出决定，应请保肢外科医生会诊，注重截肢后康复和假肢的适配。注意截肢并发症（幻肢痛、伤口不愈合和需要残断修整手术）和心理/社会问题（抑郁、失业或边缘化）的预防和管理。

第二十三章　地震现场损伤控制性复苏

第一节　现场损伤控制性复苏

严重创伤出血患者的复苏已经发展成为一个综合策略，称为损伤控制性复苏（damage control resuscitation，DCR）。损伤控制性复苏的理念是由损伤控制性外科（damage control surgery，DCS）发展而来，由美国创伤性外科顾问霍尔科姆于2006年提出，是用于创伤出血患者的最佳治疗策略。第二次世界大战期间，人们就发现轻度低血压能改善预后，而允许性低血压能减少失血和降低液体需要量（过多液体会导致稀释性凝血病），从而避免相关的代谢性酸中毒、低体温和凝血病。损伤控制性复苏的基本原则是迅速识别具有凝血病风险的严重创伤和休克患者，立即同时处理低体温、代谢性酸中毒和凝血病。损伤控制性复苏包括快速压迫止血、允许性低血压、平衡的止血复苏、限制性液体复苏、预防和纠正低灌注、代谢性酸中毒、凝血病、低体温和低钙血症等。由于地震现场环境的复杂性，地震现场实施损伤控制性复苏的人员和他们能获得的资源不同于医院内。例如，现场和院前抢救人员缺乏抢救严重出血性休克患者的经验，诊断（监测和实验室检查）和治疗（成分输血和手术能力）手段有限，资源丰富地区的治疗策略不同于资源匮乏地区等。

一、快速压迫止血

尽快止血是地震现场抢救生命的关键，虽然根据受伤部位的不同，可以采取不同的方法，但越早采用某种形式的压迫来止血，直到最终进行确定性手术止血，效果就越好。这一原则在地震现场和院前救治中非常重要，建议采用MARCH（massive hemorrhage，airway，respiratory，circulation and hypothermia）评估患者。MARCH指的是灾难性大出血、气道、呼吸、循环和低体温，需要注意灾难性大出血要在气道之前处理。止血的最终目的是防止低灌注和减轻损伤的止血反应。止血措施可分为两类：机械性止血措施，指的是停止或减慢出血的装置；注射性止血措施，包括对机体凝血系统立即产生止血作用的药物和血浆衍生物。应用于现场损伤控制性复苏的止血措施总结于表23.1。

表23.1　现场损伤控制性复苏中的止血措施

分类	措施	作用机制
机械性止血措施	纱布	损伤部位的直接外部压迫或伤口包扎
	局部止血剂	浸润止血物质（例如高岭土、壳聚糖）的纱布对损伤部位的直接外部压迫或包扎
	肢体止血带	直接或近端外部压迫肢体供血动脉
	交界区止血带	对于不适用于肢体止血带的损伤，近端外部压迫腋窝或腹股沟
	腹主动脉止血带	对于不适用于肢体止血带的骨盆或交界区损伤，近端外部压迫腹主动脉
	骨盆带	防止骨盆骨折活动导致的继续出血，减少潜在的失血空间
	可延展的止血剂	经皮注射可延展物质临时控制不可压迫的深部伤口出血或腹腔出血
	急救主动脉球囊阻断（REBOA）	血管内阻断主动脉控制不可压迫的躯干或骨盆出血
注射性止血措施	氨甲环酸	抗纤溶药物，可抑制纤溶酶原
	凝血酶原复合物	血浆来源的凝血因子Ⅱ，Ⅸ，Ⅹ，+/-Ⅶ复合物
	重组凝血因子Ⅶa	活化的凝血因子Ⅶ
	冷沉淀	血浆制备的凝血因子，主要是纤维蛋白原
	纤维蛋白原浓缩物	冻干粉形式的标准化纤维蛋白原浓缩物

二、限制性晶体液复苏

限制性晶体液复苏也被称为允许性低血压、平衡的复苏或延迟复苏，对于创伤患者预防继续出血很重要。损伤机体对出血的初始反应是形成血小板血栓作为初次止血的一部分，所以，形成的初始血凝块是不稳定的。低血压复苏的部分原因是避免使用晶体液将患者血压积极复苏至正常水平从而“戳破”已形成的血凝块。美国军方采用的复苏策略是：以可触及桡动脉搏动作为合适的目标，大约相当于收缩压90毫米汞柱。较低的目标血压意味着给予较少的液体。在资源匮乏的情况下，这可以更好地利用资源，也能预防过度使用晶体液导致的凝血病、腹腔间隙综合征、急性呼吸窘迫综合征和死亡率增加。

在现场损伤控制性复苏中氧债指标可能更适合作为复苏终点。乳酸和碱剩余作为评估组织灌注和休克程度的指标可以作为复苏终点指标，在转运监护中可能比其他方法更有价值。其他在医院背景下使用的复苏终点指标也可用于现场损伤控制性复苏，包括拥有多种现场使用前景的床旁超声和无创组织血氧饱和度（StO_2）监测，StO_2是一种利用商业上可用的红外光谱探针来实时测量组织灌注的技术。目前文献显示，与传统的生理指标（例如心率、乳酸和碱剩余）相比，StO_2水平<70%或>90%与创伤患者的输血需求和死亡率明显相关。另一种新兴技术是代偿性储备指数（compensatory reserve index，CRI），CRI利用无创光体积描记传感器来跟踪模拟动脉波形，并显示出较传统生理指标更好的与早期失血征象的相关性。

三、预防和纠正低体温、代谢性酸中毒和低钙血症

直接处理和预防低体温、代谢性酸中毒和凝血病致命性三联征的发展是现场损伤控制性复苏的关键。一项来自挪威的研究发现>70%的创伤患者在到达急诊时出现低体温（定义为体温<36℃）。应通过脱掉湿衣服、被动和主动加温措施（包括加温毯、加温的液体或需要时加温的血制品）等各种方法预防低体温。商业可用的低温预防工具包是创伤院前救治的重要部分。酸中毒是无氧代谢期间由于产生酸性代谢产物、乳酸和其他未测定阴离子而导致低灌注和休克的结果，酸中毒的程度与死亡和预后相关。酸中毒对机体的不良影响包括代偿性增加分钟通气量、减少机体对儿茶酚胺的反应和加重凝血病。应当避免用碳酸氢钠这样的碱性物质直接纠正酸中毒，除非极其严重的酸中毒导致严重血流动力学不稳定。导致酸中毒的另一个因素是积极晶体液复苏，生理盐水的pH为5.5，由于其氯离子含量高可导致高氯性代谢性酸中毒。尽管高渗盐水在增加血管内容量的扩张能力的同时能减少液体量，但与传统晶体液相比，高渗盐水在院前救治中并无获益。此外，尽管低钙血症不是死亡三联征的一部分，但它也值得讨论。创伤性出血性休克患者的低钙血症的发生可能是由于止血时凝血因子的消耗或血制品保存中的枸橼酸结合钙离子。低钙血症可导致严重的生理异常，包括低血压，据报道只需要2单位红细胞就可以发生。有研究发现创伤患者中严重低钙血症（<0.9毫摩尔/升）会增加死亡率，但目前没有研究发现纠正低钙血症能改善预后。尽管如此，许多组织和机构仍然推荐大出血时通过静脉给予氯化钙或葡萄糖酸钙直接纠正低钙血症。如果钙离子浓度不能测量，每输2～4单位红细胞经静脉给一次钙是合理的。

第二节　允许性低血压

致命性大出血情况下的允许性低血压是损伤控制性复苏的一种复苏策略，在出血控制前以低于正常的血压为目标。允许性低血压的优点是它可以限制出血，通过避免过高血压防止损伤部位已形成的血块脱落，但要注意低血压可能会增加低灌注出血患者内皮功能障碍、凝血病、酸中毒和低体温，从而导致多器官功能衰竭的风险。

一、合适血压目标的确定

允许性低血压的血压目标是多少呢？当评估允许性低血压时，不可避免地要定义血压的目标和合适范围，一般以是否可触及外周动脉搏动（例如桡动脉）作为终点。目前可接受的80～90毫米汞柱的血压水平应当是绝对最低值。同时，大于100毫米汞柱的较高目标值可能更合适。2007年，伊斯特里奇（Eastridge）等分析了美国国家创伤数据库的871000例患者，排除创伤性脑损伤后，作者分析了患者被送入急诊室时收缩压、入院碱剩余和死亡率的关系。结果发现收缩压低于110毫米汞柱的患者，收缩压每降低10毫米汞柱死亡率增加4.8%，类似的碱剩余的拐点是在110毫米汞柱收缩压水平。作者认为，与收缩压＜90毫米汞柱相比，收缩压≤110毫米汞柱更符合临床对低血压和休克的定义。同样，哈斯勒（Hasler）等检测了48000例来自英国创伤注册数据库的钝性伤患者，发现收缩压低于110毫米汞柱时死亡率增加，收缩压低于100毫米汞柱时死亡率增加两倍，拐点同样在110毫米汞柱。这些研究表明患者被送入急诊室时收缩压＜110毫米汞柱与不良预后有关。收缩压110毫米汞柱可能是正常低限，也许是复苏血压目标范围的高限。

二、低血压的持续时间

采用允许性低血压作为复苏策略是两种不良预后之间的平衡。如果血压升高，我们面临出血无法控制的风险；低血压则面临低灌注及由此带来生理性损害的风险。创伤初期最大的风险是出血，所以我们可以忍受低血压；然而，随着时间的推移，生理紊乱的症状加重，可能造成更多的损害。这就提出了一个问题：在实施允许性低血压的过程中，在哪一个时间点其损害超过获益？目前合理的结论是，长期低灌注/低血压会导致不良预后，有动物研究支持这一观点。对未控制出血的大鼠评估实施允许性低血压60分钟、90分钟和120分钟的效果。对于60分钟和90分钟组的大鼠，存活时间和器官功能几乎相同，而那些低血压时间超过90分钟的大鼠，预后更差。在另一项类似的观察24头控制出血的猪的研究中发现，与收缩压90毫米汞柱或80毫米汞柱复苏组相比，严重低血压复苏（收缩压65毫米汞柱）持续8小时组的碱剩余和组织血氧饱和度情况更差，死亡率更高。目前还没有国际共识和指南中提到低血压策略会导致更多的损害，这使得回答上述问题变得困难。损伤机制和患者的最初反应决定了允许性低血压的持续时间。

三、伴随创伤性脑损伤的处理

在合并创伤性脑损伤的情况下，是否采用允许性低血压值得进一步讨论，目前尚无前瞻性人体研究的证据。回顾性和观察性研究的数据表明创伤性脑损伤患者中平均动脉压降低会增加死亡率。2016年，美国脑外伤基金会发布的指南中指出，创伤性脑损伤的院内治疗建议维持收缩压大于110毫米汞柱。但该指南并未提出威胁到生命的大出血患者是否适用这一策略。积极液体复苏对致命性大出血合并创伤性脑损伤患者是不利的。动物实验表明晶体液通过升高血压增加脑灌注，导致微血管渗漏，最终通过脑水肿导致颅内压升高。一项以创伤性脑损伤和钝性腹部创伤的猪作为研究对象的允许性低血压作用实验显示，将猪随机分为两组——积极晶体液复苏组和允许性低血压1小时组，积极液体复苏组的猪全部死亡，允许性低血压组50%存活，并能维持血流动力学状态，使复苏后脑氧恢复至损伤前水平。英国国家卫生与保健评价研究院（NICE）建议，对于同时患有创伤性脑损伤和致命性大出血的患者，如果以出血性休克为主，则应继续限制容量复苏；然而，如果以创伤性脑损伤为主，则较少采用限制性容量复苏方法以维持脑灌注压。

第三节　止血复苏

止血复苏与既往优先维持循环容量（通常是晶体液）和恢复氧供（输注红细胞）而忽略止血物质输注的复苏策略明显不同。止血复苏不仅对于单个患者的治疗而且对于整个创伤和输血系统的设计和支持具有深远意义。地震现场损伤控制复苏原则的实施是创伤救治的重要变革，能明显降低创伤死亡率，而止血复苏是其核心。止血复苏包括血浆、血小板和最少的晶体液，除了恢复灌注还有其他获益。抗凝物质（例如抗凝血酶、蛋白C和蛋白S）能防止远离损伤部位的凝血酶生成过多和维持凝血–抗凝系统平衡，这与促凝因子同样重要。快速替代出血中丢失的成分（包括全血的所有成分）能早期纠正休克、凝血功能障碍和血管内皮损伤。

一、输血输什么和何时输

输血首先输什么取决于患者的情况和需求，如果全血不能获得，止血复苏中血小板、红细胞和血浆以1：1：1的比例输注可最佳模拟全血。对于需要输血的患者，早期输注血浆和血小板能改善最初6小时的生存率，维持血小板、血浆和红细胞1：1：1的比例输注能降低死亡率和停止外科性出血。止血性损伤控制复苏是目前多数创伤中心大量输血的标准操作方法。

除了输什么，输血时机同样重要。创伤和重症医学的众多进展强调干预越早治疗越有效。患者大出血后会很快死亡，所以最初几分钟很重要。输血时间和止血时间是决定严重出血患者生死的关键。大多数出血导致的死亡发生于现场至院前这段时间，减轻出血和改善止血的策略对死亡率影响最大。在现场损伤控制性复苏情况下的输血策略需要考虑几个因素：成分输血或血制品应当尽量包括全血的功能，同时达到氧输送和止血的目的；应根据个体选择全血、血浆和血小板等血制品，优化其控制出血的效力。输血速度和可操作性非常重要，特别是在地震现场有配血备血能力的工作人员有限的情况下，通过基本相合的血制品和最简化输血前检测，在保证输血规范的前提下，尽量简化流程以加快初始复苏的速度。

二、全血

全血在地震现场的环境下是近乎完美的复苏产品，它具有携氧能力，含有与丢失血液中比例相同的凝血因子和血小板。与晶体液和胶体液相比，成分输血是止血复苏中的巨大进步，但它也有不足之处。成分输血需要较多的抗凝剂，而全血在这方面有优势，因为它的抗凝相关血液稀释最小。以1∶1∶1血液成分组成的全血，红细胞压积和凝血因子水平低于相同单位的全血。全血包含血小板，比成分输血的止血作用更好，且储存、运输、保存和输注一个全血单位血制品相对更容易。一项大规模回顾性综述发现，与成分输血复苏（包括输注血小板）相比，输注全血（无血小板）的患者24小时和30天生存率更高，新鲜全血使30天生存率增加13%。地震现场输血是挽救生命的重要措施。

全血包括两种：新鲜全血和冷藏全血。新鲜全血在紧急情况下采集并在采集后有限时间窗输注（通常24小时）。其缺点是病原体筛查可能有遗漏，这会增加输血传播疾病的风险。可通过即时检测血型和配血，或只从预先筛选的低滴度O型全血献血者中采集新鲜全血。低滴度O型全血的红细胞与其他血型的受者相容，发生输血反应的风险最小。新鲜全血前8小时可收集并保存于冷藏温度（1～6℃），CPD抗凝可保存至21天，CPDA-1抗凝可保存至35天。如果采集的全血能检测输血传播疾病，它可以作为标准冷藏和完全检测的血制品，也就是冷藏全血。与成分输血的血制品一样，冷藏全血也会遭受“保存损伤”，随着时间推移，保存的全血红细胞会变形和丧失功能，血小板结合纤维蛋白原并释放细胞内成分（功能消耗），血浆中代谢产物集聚导致酸中毒。尽管如此，在无法获得成分输血的情况下，冷藏保存的全血仍可用于止血和补充血小板。

低滴度O型全血用于止血复苏中需要考虑的另一个问题是，输注交叉配血不匹配的血液的患者中如何处理针对D抗原或其他抗原的同种异体免疫的风险。通常认为对D抗原的同种异体免疫风险是最大的，因为它是红细胞上最具免疫原性的抗原。在育龄期女性中，抗D抗体会导致胎儿和新生儿溶血病，尽管只有大约20%的D阴性受者接受D阳性红细胞或全血会产生抗体。简单可行的解决这一问题的方法是，育龄期女性只输注D阴性低滴度O型全血，而现实是D阴性献血者只占人口的7%，D阳性O型全血是多数情况下抢救患者的仅有血制品。应当根据现场的实际情况决定给什么样的人群提供什么样的血制品。给未知血型的女性输注D阳性低滴度O型全血是合理的，因为在对未来可能怀孕造成伤害的风险相对较低时，必须先挽救患者的生命。

三、成分输血——红细胞

红细胞是血液中体积最大的细胞成分，具有将氧气输送至组织、维持关键酶的活性和缓冲血液的重要功能。在微循环中，红细胞在缓冲低灌注导致的酸中毒中发挥重要作用。由于凝血酶活性随pH下降而下降，红细胞在维持凝血系统功能和减少毛细血管出血方面起着关键作用。此外，缺氧会触发内皮细胞释放组织型纤溶酶原激活物，激活纤溶。红细胞向血管床输送氧气能减弱这一过程，否则会显著加重急性创伤性凝血病的发展。所以输注红细胞对恢复氧供和止血功能至关重要。

红细胞是历史上第一个用于复苏的血制品，使用比率高于血浆和血小板。红细胞通过离心的方法从全血中分离出来，并转移到保存液中。根据食品和药物管理局的规定，使用保存液的红细胞在1～6℃条件下可储存42天。许多研究发现，随着时间推移，红细胞发生储存损伤；当红细胞在输血前储存时，红细胞会微囊泡脱落、失去膜的完整性、携氧能力下降和遭受形态改变。输注保存时间过长的红细胞会导致需要大量红细胞输注的创伤患者的预后差。红细胞仍然是损伤控制性复苏中的重要组成部分，但它必须与血小板和血浆一起使用以达到初次和二次止血。

四、血浆

止血复苏中需要血浆是显而易见的；血浆含有所有产生血凝块的必要酶和底物，由于消耗、稀释（自发复苏或晶体液使用）和/或持续出血，这些酶和底物会迅速耗尽。在止血时，必须恢复血浆中丢失的酶和底物。院前使用血浆已被证实可以降低严重创伤患者的死亡率。

血浆可以通过全血离心收集或通过单采血液成分法获得，有几种储存血浆的方法可供选择。为了最大限度地保留酶的功能，血浆收集后立即（8小时内）冰冻于-18℃以下。或者为了便于运输，将血浆从全血中分离出来后在24小时内收集并冷冻，会导致不稳定因子（特别是凝血因子Ⅴ和Ⅷ）的功能下降，但会完整保存纤维蛋白原的功能，而纤维蛋白原是血凝块形成的主要底物。冷冻的血浆可以在到期前保存一年，但它需要足够的时间来解冻（使用常规技术为30～40分钟），这在紧急情况下是一个重要的考虑因素。或者，血浆可以在使用前解冻并冷藏5天（解冻血浆），也可以作为冷藏血制品保存，永不冷冻（液体血浆）。如果用CPD抗凝剂收集，液体血浆可储存26天；如果用CPDA-1收集，可储存40天。所有解冻或液体血浆都不同程度地缺乏不稳定因子，如FV和FⅧ，但在紧急情况下用于止血已经足够。

由于缺乏抗A或抗B抗体，来自AB血型供者的血浆最常用。只有不到5%的中国人口是AB型血浆，因此这种血浆供应不足。研究发现，A型血浆可以安全地输给任何血型的受者，即使抗B滴度未知。

五、血小板

血小板在既往多年的复苏策略中一直被忽视，由于其在受伤部位迅速启动凝血和止血的关键作用，血小板的作用越来越受到重视，供应也面临困难。血小板一旦收集（例如，从单一供者中单采200～300毫升的血小板），通常储存于室温（约22℃）并需要轻轻摇动，这些在资源有限和难以控制温度的简陋和极端环境中难以实现。除了储存要求，血小板的保存时间也是血液制品中最受限制的：血小板在采集后常规保存5～7天，主要是因为室温下保存使收集时不明显的污染成为5～7天后细菌生长的一个重要问题。这种限制使血小板在大型创伤中心外的使用极其有限。

血小板和红细胞一样，随着时间的推移也会出现储存损伤，而且血小板的这种情况发生得更快，室温储存会加重这种损伤。在体外，血小板的聚集功能迅速下降，72小时后下降最明显，出现明显的线粒体衰竭和大量代谢产物，最终影响临床预后。

为了克服保存中污染和生物活性降低的问题，最有效的解决办法是像全血一样冷藏。挪威进行的一项随机对照研究评估了在心脏手术患者中使用冷藏血小板和室温保存血小板的治疗效果，发现冷藏的血小板与术后出血减少有关。与室温保存的血小板相比，冷藏保存的血小板的优势：单一或多种激动剂能使其聚集，在血流中能黏附胶原（包括逆转抗血小板药物的作用），增强血凝块的强度和促进收缩，抑制凋亡，维持膜的完整性和颗粒含量。冷藏保存的血小板的优越的止血作用和细菌安全性是公认的。冷藏保存的血小板用于止血复苏时可保存至14天。对于既往没有办法输注血小板的患者，冷藏保存的血小板从细菌污染的安全性角度为止血复苏提供了一种方法。也许血小板输注最简单的办法是使用全血。冷藏保存的全血在同一个包装里包含血小板、血浆和红细胞。在现场损伤控制性复苏中，冷藏保存的血小板和全血将会广泛应用于止血复苏。

六、凝血因子浓缩物和氨甲环酸

研究表明，早期补充纤维蛋白原可以改善创伤性出血的预后。血浆中的冷沉淀含有纤维蛋白原、凝血因子XIII、凝血因子VIII、血管性血友病因子（vWF）和纤维结合蛋白，对于创伤出血患者，纤维蛋白原和凝血因子使用越早，获益越大。同样，对于需要逆转抗凝药物的患者，凝血酶原复合物可恢复凝血酶激活，这一过程以凝血酶原时间和国际化标准比值为指导。识别纤溶亢进是继缺血和纤溶酶原激活物释放后的主要问题，氨甲环酸可早期（损伤后3小时内）用于出血高风险的患者。CRASH-2研究将20000多例患者随机分为氨甲环酸组或安慰剂组，发现氨甲环酸组患者的全因死亡率的相对风险降低9%，出血死亡率的相对风险降低15%。在没有黏弹性试验指导的情况下，氨甲环酸的使用为负荷量1克（给药时间超过10分钟），8小时后再给予1克。如果损伤后3小时内给予氨甲环酸能降低死亡率，但如果损伤后超过3小时给予，死亡率则增加。目前指南推荐对于出血或存在严重出血风险的创伤患者，尽快且在受伤后3小时内使用氨甲环酸。

目前尚缺乏高质量数据支持临床研究以外经验性或基于黏弹性试验结果使用纤维蛋白原浓缩物、凝血酶原复合物或重组人活化VII因子。紧急情况下制备这些血制品操作复杂且耗时，在缺乏高质量临床研究支持其安全性或有效性的情况下，还要考虑其成本和适应证以及使用这些血制品的血栓风险。创伤出血患者使用这些血制品仍需进一步研究证实。

钙是经常被忽视的一种止血药物。多数需要紧急复苏的创伤患者存在低钙血症，部分是因为钙对细胞内磷酸盐和损伤细胞释放的其他物质的螯合作用而被消耗。输注含枸橼酸抗凝剂的血液进一步导致钙消耗，可引起临床明显的低钙血症。低钙血症不仅会导致心律失常，而且会导致凝血功能障碍和血管麻痹。复苏中早期补钙（例如通过30毫升10%葡萄糖酸钙或10毫升10%氯化钙静脉补充1克钙）不仅能解决这些问题，还能改善凝血功能，增加心输出量和血管张力。

七、输血相关风险

有证据表明创伤后早期输注血液和血制品，特别是在紧急情况下使用，会增加输血相关并发症的风险。输血相关急性肺损伤是使用血浆需要关注的问题，通过使用男性供者或未妊娠女性或缺乏抗HLA抗体女性的血浆，这一风险已明显降低。过度输血或输血相关循环过负荷已被证实，所以应当仔细监测和记录输血过程。通过使用低滴度O型全血、O型红细胞和AB型或A型血浆可以减轻潜在的致命性溶血性输血反应。通过对工作人员的严格培训，包括供者选择、血型和传染病快速检测，采集流程，制定供者筛选计划和保存记录，来保证现场采集和输血的安全性。采用预先筛选的、血型确定的供者库，使现场或院前血液采集和输注的潜在严重危害明显减少。

随着采血技术的进步，为了平衡边远地区的血液供应和使用，病原体筛查所需时间和费用是主要问题。病原体减少技术的创新提供了一种快速减少新鲜全血相关输血传播疾病风险的方法，这些方法和产品已用于病毒暴发（包括埃博拉病毒）地区。病原体的光化学灭活技术是目前常用的方法，最新的产品采用光敏剂和紫外线破坏核酸。这些技术通过灭活从供者输注给受者血制品中的淋巴细胞，也能减少输血相关移植物抗宿主病的风险。

第四节　胶体液和晶体液

在损伤控制性复苏阶段，推荐使用包括血制品和晶体液的平衡复苏。损伤控制性复苏中使用的理想液体应当能提供血管内空间的可重复扩张，限制间质水肿（如肠道和肺），有助于恢复止血，几乎没有系统性积累，副作用最小和成本效益好。理想液体能促进关闭损伤控制手术后打开的腹腔。创伤后并发症（例如开腹/腹腔内高压和急性呼吸窘迫综合征）明显增加创伤患者的发病率和治疗费用。不幸的是，目前还没有合成完全理想的液体，通常有以下几种不同的液体可用于损伤控制性复苏。

一、胶体液

胶体液是含有可溶性大分子量化合物的溶液。这些化合物通常来源于包含碳水化合物或乙二醇的聚合物，也包括白蛋白（血液分离的产物）和来源于胶原蛋白的明胶。以碳水化合物、乙二醇和明胶为基础的胶体是人工合成的，而白蛋白是一种天然的纯化物质。大分子物质的分子量在决定液体的黏度方面起着很大的作用。在胶体中，白蛋白是唯一一种分子量相对一致的合成聚合物，这种混合物纯化为特定平均分子量。胶体的大分子溶解在电解质溶液中，以尽量减少对患者血清电解质的干扰，通常与血清等渗。几种常见胶体液的特点见表23.2。大分子物质被设计得足够大而不能穿过多糖-蛋白质复合物，通常保留在血管内一段时间。胶体液的实际血浆半衰期取决于它的分子量、代谢途径和器官功能障碍的程度。胶体在血浆中的浓度会增加血管内的胶体渗透压，促使水进入血管内。产生的胶体渗透压越高，扩容量越大。

因为胶体能从身体组织中吸收水分，它会产生比实际输入的液体量更大的容量扩张。减少液体需求使胶体在理论上具有吸引力，因为减少了许多大量液体输入的并发症。每单位扩容需要更少的液体容量和可以长期室温保存，使胶体在运输保存上具有更大优势。此外，减少的液体量使得其重量减少，这也是现场和院前环境中考虑使用胶体的一个重要因素。

表23.2 常见胶体液

名称	渗透压/（毫摩尔/升）	胶体渗透压/毫米汞柱	估计的扩容量/%	电解质成分/（摩尔离子/升）	pH
5%白蛋白	290	20 ~ 29	80	Na 100 ~ 145 Cl 100 ~ 145	6.7 ~ 7.3
25%白蛋白	310	100 ~ 120	200 ~ 400	Na 100 ~ 145 Cl 100 ~ 145	6.7 ~ 7.3
6%羟乙基淀粉（分子量670千道尔顿）乳酸钠林格注射液（Hextend）	273	25 ~ 30	100	Na 143 Cl 124 乳酸28 Ca 5 K 3 Mg 0.9	5.9
6%羟乙基淀粉（分子量600千道尔顿）氯化钠注射液（Hespan）	308	25 ~ 30	100	Na 154 Cl 154	5.9
6%右旋糖酐–70高渗盐水（7.5%）	2566	75	120	Na 1283 Cl 1283	5.7

（一）白蛋白

白蛋白是血浆中最丰富的蛋白质，其平均分子量为66千道尔顿。它是由肝脏产生，生理功能是帮助小分子物质的运输。白蛋白能维持胶体渗透压，从而增加循环血容量，这一特性使其在液体复苏中发挥作用。白蛋白也存在于细胞外液中，休克时由于血管通透性增加会增加液体从血管内移出。这种移出可导致软组织水肿加重和器官功能障碍。

因为白蛋白是从捐赠的人血中提取的，所以它理论上有传播传染病的风险。献血时要对血液进行筛查，以确定之前是否暴露于几种不同的传染病，之后将白蛋白用乙醇或色谱法冷分离纯化，然后进行高温巴氏灭菌。虽然分离和巴氏灭菌过程会导致病毒颗粒显著减少，理论上仍然存在病毒和朊病毒病传播的风险。作为一种复苏液体，由于加工过程的需要，白蛋白相对昂贵。它是一种稳定的溶液，可以储存于室温。纯化过程也会去除全血中发现的免疫原性成分，尽管如此，还是有可能存在过敏反应。

有很多研究评估了白蛋白在人类中的应用，但是与创伤失血性休克和损伤控制性复苏相关的研究很少。2004年，盐水与白蛋白液体评估（SAFE）研究评估了4%的白蛋白溶液对比生理盐水用于危重患者的液体复苏，这是一项多中心随机双盲研究，该研究的主要终点为28天全因死亡率。两组间主要和次要终点无差别。然而，在随访亚组分析中发现，创伤性脑损伤患者白蛋白复苏组的2年死亡率高于生理盐水复苏的对照组，研究人员将此归因于损伤后第一周颅内压升高。随后2013年的一篇综述汇总了24项不同类型危重患者的研究数据，共9920例患者，评估白蛋白在复苏中的应用。合并的相对危险度为1.01（95% CI 0.93 ~ 1.10），因此未能找到白蛋白与晶体溶液比较时的死亡率差异。考虑到与晶体液相比缺乏获益和创伤性脑损伤患者中潜在有害风险，在致命性出血需要损伤控制性复苏的患者中，白蛋白不是液体复苏首选。

（二）羟乙基淀粉

羟乙基淀粉是高支化的葡萄糖基聚合物，来自支链淀粉。用环氧乙烷将羟乙基合成到羟基。多个羟乙基的加入能稳定淀粉的降解和代谢。支链淀粉可以来自多种植物，由于聚合物长度的变化，提纯后具有较大的分子量范围。羟乙基淀粉通过肾脏清除，血浆半衰期取决于肾功能和组织沉积。

鉴于不同的羟乙基淀粉产品之间的显著结构差异，一个产品的结果可能不适用于其他产品。Hextend和Hespan两种商用配方都使用平均分子量为600 ~ 670千道尔顿的羟乙基淀粉混合物，是创伤复苏中最常用的产品。有一种新的羟乙基淀粉被称为羟乙基淀粉130/0.4，其平均分子量为130千道尔顿，其半衰期短于其他羟乙基淀粉。该产品尚未被用于创伤复苏，与脓毒症患者的不良预后相关，但可能过敏反应风险更低。

与所有胶体一样，羟乙基淀粉通过增加血管胶体渗透压扩容。Hextend和Hespan扩容的能力与5%的白蛋白相似，这两种胶体都含有6%的羟乙基淀粉。研究表明，浓度大于10%的大分子量羟乙基淀粉会增加死亡率、增加急性肾损伤发生率和肾脏替代治疗的需求。对许多临床医生来说，使用羟乙基淀粉有发生过敏、凝血功能障碍和无法控制的大出血的风险，尽管这些风险主要基于病例报告。2008年的一项非随机、非盲法研究对Hextend的安全性、有效性和对凝血的作用进行了研究。结果发现，接受Hextend治疗的患者死亡率较低，没有凝血功能障碍或需要输血的证据，给予500 ~ 1500毫升的Hextend对凝血酶原时间（PT）或活化部分凝血活酶时间（APTT）没有影响。考虑到羟乙基淀粉缺乏明确的临床获益证据及其潜在的有害风险，很难推广至简陋或后勤保障困难的环境以外使用。

（三）右旋糖酐

右旋糖酐是生物合成的高支化的多糖。类似于羟乙基淀粉，右旋糖酐的分子量范围广泛，但已纯化到特定的分子量。在损伤控制性复苏中，右旋糖酐-70（平均分子量70千道尔顿）是最常用和研究最多的右旋糖酐。与白蛋白和羟乙基淀粉一样，右旋糖酐可以提供比输入液体量更多的血管内容量，主要通过尿液排出。右旋糖酐通过沉积于肾小管与过敏、凝血病和肾功能衰竭有关。通过遮盖红细胞表面，右旋糖酐也会影响交叉配血。

由于对凝血病的影响，目前还没有很多研究来评估右旋糖酐在创伤中的应用。1991年的一项多中心试验研究比较了标准复苏前250毫升右旋糖酐（右旋糖酐-70）和250毫升晶体液的使用情况，结果在此剂量下并未发现凝血病，整体人群未发现死亡率获益，但在需要手术的亚组中有生存率获益，同样重要的是，晶体液组急性呼吸窘迫综合征、肾功能衰竭和凝血病的发生率更高。另一项多中心随机盲法研究比较了院前使用7.5%高渗盐水、生理盐水和右旋糖酐-70（ROC研究）。这项研究在计划的有效性审查和患者安全性评估后提前终止。损伤后24小时未输血的高渗盐水组患者和右旋糖酐-70组患者死亡率较高，该研究的作者并不清楚为什么会有这种影响，但他们认为可能是休克被高渗盐水复苏所掩盖，导致延迟输血。高渗盐水组患者早期死亡率较高，但晚期死亡率较低导致整体无差异。基于这些研究，不建议右旋糖酐用于损伤控制性复苏。

考虑到复苏中使用胶体缺乏明显获益而且其成本较高，胶体液不是损伤控制性复苏中液体治疗的首选。但羟乙基淀粉仍是液体治疗的一部分，只用于血制品无法获得的情况，在院前复苏中酌情使用。

二、晶体液

晶体液是一种含电解质的液体，已经使用了200年。由于晶体液广泛可用且相对便宜，在损伤控制性复苏策略之前就已经是复苏的主要液体。晶体大致可分为两类：盐水和平衡盐溶液。盐水只含有氯化钠，而平衡盐溶液是除了钠离子和氯离子以外包含其他阳离子和阴离子的电解质溶液，通常含有pH缓冲液。用于复苏的常用平衡盐溶液包括乳酸林格氏液和复方电解质注射液，常用晶体液的成分见表23.3。与胶体液不同，晶体液迅速从血管内扩散到血管外间隙。

表23.3　常用晶体液

名称（产品名称）	电解质/（摩尔离子/升）						渗透压/（毫摩尔/升）	pH
	钠	氯	钾	钙	镁	缓冲		
0.9%氯化钠（生理盐水）	154	154	0	0	0	无	308	4.5 ~ 7.0
3%氯化钠（高渗盐水）	513	503	0	0	0	无	1027	4.5 ~ 7.0
7.5%氯化钠（高渗盐水）	1283	1283	0	0	0	无	2560	4.5 ~ 7.0
乳酸林格氏液	130	109	4	2.7	0	乳酸28	273	6.7
复方电解质注射液	140	98	5	0	3	醋酸27 葡萄糖酸23	294	7.4

（一）盐水

复苏中常用的盐水浓度分别为0.9%、3%和7.5%的氯化钠。0.9%氯化钠一般称为生理盐水，而后两种浓度统称为高渗盐水。由于他们缺少缓冲系统，所有盐水的pH在酸性范围（4.5 ~ 7.0）。当以维持性输液速度和输液量使用时，生理盐水的酸度很容易被血浆缓冲，通常没有什么影响。然而，在损伤控制性复苏中，当快速和大剂量使用生理盐水时，它可以超过和稀释血浆的缓冲能力。此外，在损伤控制性复苏中，患者可能由于休克和出血导致的缓冲功能丧失，已经出现了一定程度的酸中毒。

等渗和高渗盐水比正常血浆中含有更高浓度的氯离子。快速和/或大剂量输注盐水常常导致高氯性代谢性酸中毒，反过来这会加重休克患者的酸中毒。临床医生由于需要纠正休克患者的酸碱紊乱，经常导致长时间的过度复苏。酸中毒可导致血管通透性增加、水肿和凝血病。高氯血症也可能导致免疫功能障碍、肾小球滤过率降低和急性肾损伤风险增加。一项观察性研究发现，手术日给予生理盐水（与复方电解质注射液相比）的腹部手术患者死亡率和并发症发生率明显增加。这项研究还发现，生理盐水与术后感染、肾替代治疗需要、输血和电解质酸碱平衡紊乱有关。

通过渗透压将水从间质组织拉入血流来增加患者的循环容量的潜在获益，高渗盐水在复苏中具有广泛的应用前景。由于高渗盐水中较高浓度的氯化钠，血容量的增加需要较低的输入容量。

类似于胶体液，通过重量和体积的减少，这些液体在运输保存方面存在优势。然而，由于晶体液迅速扩散至血管外，晶体液容量扩张持续时间可能比基于胶体液的容量扩张时间更短。总的来说，与生理盐水相比，高渗盐水输入量的减少仍然可以减少液体过负荷和血管外肺水的发生。

一些动物模型研究发现高渗盐水输注具有免疫调节作用的获益。本章之前提到的ROC研究评估了7.5%盐水在院前的应用，结果发现与生理盐水相比高渗盐水没有明显获益。另一项关于高渗盐水的院前研究发现，脑损伤患者院前给予高渗盐水没有短期和长期获益。高渗盐水在控制急性颅内高压方面仍然有用，但长期使用可能导致短暂的反跳性低钠血症。基于液体复苏量的减少和可能减少肠道水肿，高渗盐水被认为是一种促进损伤控制性腹部手术后腹腔关闭的治疗方法。

（二）平衡盐溶液

与盐水相比，平衡盐溶液具有较低的渗透压和较低的氯离子浓度，除了钠和氯，它还含有其他电解质。较低的氯离子输注降低了高氯血症及其相关并发症的风险。平衡盐溶液的另一个共同特征是它们被乳酸或醋酸缓冲使pH达到6.5～7.5。乳酸和醋酸最终通过三羧酸循环代谢，但乳酸代谢发生在肝脏和肾脏，而大部分细胞都能代谢醋酸。在被代谢之前输注的乳酸可导致血浆乳酸浓度升高，而从理论上来说，目前还未发现任何临床意义。然而，大量输注缓冲液可导致代谢性碱中毒、低渗或心脏毒性，特别是在肝脏代谢受损时。乳酸林格氏液含有外消旋乳酸，既往在体外模型中D-异构体被证实有促炎作用，主要通过增加中性粒细胞活化和白细胞基因表达。一些临床研究发现外消旋乳酸林格氏液在急性胰腺炎等其他疾病过程中具有抗炎作用。因此，当乳酸林格氏液作为复苏液体使用时，应考虑其对免疫调节的影响，尤指在更快的输液速度或更大的输液剂量时。

两项临床观察研究表明，与生理盐水相比，使用平衡盐溶液与急性肾损伤、透析需要和感染发生率降低有关。到目前为止，还没有前瞻性随机对照试验来评估生理盐水和平衡盐溶液。使用含钙平衡盐溶液与红细胞一起输注，从理论上讲，由于钙离子被用于红细胞抗凝的枸橼酸螯合，可能会出现结晶。

生理盐水和高渗盐水用于损伤控制性复苏都有明显的潜在缺点。平衡盐溶液比盐水似乎有更好的获益风险比，应当作为损伤控制性复苏中晶体液的选择。尽管平衡盐溶液似乎安全性更好，但仍然必须谨慎地使用，因为它们会积聚于第三间隙并导致容量过多的并发症，如肠梗阻、呼吸衰竭、急性呼吸窘迫综合征、颅内高压和腹腔内高压。

第五节　致命性大出血的气道管理

在地震等艰苦危险环境里，严重创伤患者需要长途转送时，气道管理无疑是救治的关键。医护人员需要采用一系列气道管理策略始终保持患者的氧合和通气。合并致命性大出血患者的气道管理有两个基本目标：纠正呼吸功能不全（低氧血症和/或高碳酸血症）和保证损伤控制复苏顺利实施。现场救治医护人员必须要明白，对于所有失血性休克患者来说，如果进行气管插管和正压通气可导致危及生命的心输出量减少，风险是相当大的，必须采取一切可能的措施将风险降至最低。

一、谁来提供初始气道管理

地震现场致命性大出血患者的初始气道管理不是任何特定医疗人员的专有领域，参与地震现场救治的医务人员可能并非来自日常可提供气道管理的科室，气道管理往往由经验相对不足的提供者提供，而且此时可用的设备有限。

对可能参与救援的人员进行基本的气道管理技能培训被证明对创伤预后有重大影响，基本的气道管理措施由经培训和经验相对有限的人员提供可大大降低创伤死亡率。

在地震现场，一些患者需要进行高级气道干预，而高级气道干预需要更加专业的医务人员提供。因此地震现场的初始气道管理人员不仅必须接受基本气道技能的培训，而且还必须认识到何时需要更高级别的干预措施，及时寻求帮助。

二、气道评估

所有地震现场创伤出血性休克患者都有发生气道功能损害的风险，需要进行快速的初步评估和持续观察。传统气道评估方法包括视诊检查气道和呼吸状态、听诊气道阻塞啰音，必要时感受空气流动。但这些评估方法在地震现场可能比平时更耗时而且更不准确。呼气末二氧化碳和脉搏血氧饱和度监测被认为有助于评估气道通畅和呼吸状态，但应注意脉搏血氧降低在致命性大出血中通常不可靠，应避免对其过度依赖。此外，对气道多次反复评估十分重要。

三、基本气道管理技术

地震现场气道管理应以简单的气道管理策略为起始点，根据患者反应必要时逐步升级气道干预措施以实现气道通畅。

患者的体位在初始气道管理中起着至关重要的作用。在许多情况下，现场医护人员希望将患者置于仰卧位以便于气道管理同时解决危及生命的出血和伤员转运问题，但对于有些患者来说，这并非最佳选择。当患者仰卧有咯血、呕吐、异物等气道阻塞现象和可能导致误吸时最好采用侧卧位，以便借助重力协助体位引流和打开气道。

在存在气道阻塞的情况下，特别是对于合并疑似颈椎和其他椎体损伤的患者，担心头部倾斜和侧卧可能加重损伤时需要通过推举提拉下颌等来开放气道。

有一些患者需要使用鼻咽或口咽通气道等简单的辅助工具来维持气道通畅。鼻咽通气道的优点是插入相对容易，患者耐受性好（很少引起呕吐），但应注意大小不合适的鼻咽通气道可能对改善气道阻塞无效，甚至可能加重气道阻塞。此外，还应注意鼻咽通气道有导致鼻出血风险，在合并颅底骨折的重型颅脑损伤患者中鼻咽通气道放置过程有进入颅内的风险。口咽通气道被广泛应用，但通常只有深度昏迷的患者才能耐受，而且同样存在应用不当无法改善气道阻塞以及诱发呕吐导致窒息的风险。

如果这些基本策略失败，那么需要升级到更具侵入性的气道管理方法。

四、气管插管正压通气

（一）时机选择

危及生命的患者不能通过上述任何基本气道操作保证氧合，或不能防止血液、异物或胃内容物污染气道时气管插管是选择之一。但在合并出血性休克的情况下，麻醉诱导会加重低血压，正压通气会进一步降低心输出量，由此导致的器官低灌注可危及生命。考虑到这些风险，目前关于院前气管插管的有效性存在争议。

对清醒的低血压创伤患者进行院前插管和正压通气已证明与院内死亡率增加有关。有研究显示，通过警车或私人交通工具而不是紧急医疗救助系统将创伤患者快速运送到医院的策略与较低的创伤患者死亡率有关，提示也许时间紧迫性是实现出血控制应该最优先考虑的问题。在地震现场和转运途中血液制品不足，接受适当的呼吸道管理措施可改善氧合的情况下应尽量避免不必要的气管插管，尽快将患者运送到适当的医疗机构。

虽然许多此类患者到达医疗机构最终需要气管插管以便能实施出血控制手术，但只要安全可行，应推迟插管，直到患者通过积极的血液制品复苏来降低麻醉药物和正压通气对血流动力学的不良影响。

拥有熟练气管插管经验的医务人员也必须认识到，他们不仅应具有进行插管的重要技能和经验，而且更应具有识别致命性大出血患者何时可以不经插管而实现安全管理的重要技能和经验，从而避免气管插管和正压通气导致的重大风险。

（二）气管插管正压通气实施

1. 血液制品复苏

考虑到麻醉诱导剂的降压作用和正压通气引起的心输出量减少，在插管和通气前尽可能通过血液制品输注对致命性大出血患者进行复苏。如果不能提供血液制品，则应在插管前使用晶体液或胶体液改善。

2. 预氧合

出血性休克患者在插管过程中会迅速缺氧，需要采取适当措施最大限度地增加预氧合，并尽量减少呼吸暂停的持续时间。

3. 麻醉诱导

在出现危及生命的出血时，所有诱导剂均可引起低血压。氯胺酮或依托咪酯被认为比其他药物引起的血流动力学损害小。必须注意，无论选择哪种药物，使用者必须完全熟悉出血性休克时的剂量安全性。

4. 肌松药物

神经肌肉阻断剂产生的呼吸暂停会带来呼吸性酸中毒、插管过程中缺氧以及正压通气启动时低血压的风险。罗库溴铵起效快，不会引起肌肉痉挛（因此不会增加耗氧量），有人认为是致命性大出血患者插管时首选的神经肌肉阻断剂。

5. 喉镜选择

通过普通喉镜对创伤合并失血性休克的患者进行气管插管有直接气道损伤或插管失败的风险，在需要保护颈椎时操作难度还会增大。当多次（3次以上）试图观察声门失败会带来缺氧的风险。可视喉镜设备比普通喉镜能提供更好的视野，但在地震现场等严峻环境下可能无法获得或有效使用。

6. 正压通气

正压通气增加胸腔内压减少了静脉回流造成对心输出量的不利影响被广泛认识，应采用对心输出量影响最小的通气策略，包括小潮气量（6～8毫升/千克）和低呼气末正压（必要时维持在0厘米汞柱），除非有严重的肺损伤需要呼气末正压来改善氧合。

7. 特殊情况：创伤性脑损伤

创伤性脑损伤伴致命性出血患者对气道护理和通气支持提出了特殊的挑战。这类患者最初可能烦躁多动，此时进行气道评估和支持极为困难。麻醉诱导快速插管和正压通气相关的低血压已被证明对脑灌注和生存有不利影响。一次低于90毫米汞柱的低血压与TBI患者的死亡率增加1倍以上是独立相关的，一次氧饱和度低于90%与死亡率增加1倍以上相关，而低血压和缺氧的结合已被证明与6倍死亡率相关。此外，插管后过度换气会引起低血压和血管收缩，从而减少脑血流量，对预后产生不利影响，这必须引起注意。

第六节　严重创伤性脑损伤的损伤控制性复苏

失血性休克和严重创伤性脑损伤是创伤导致死亡的主要原因。在地震环境中的创伤性脑损伤伤者可能合并危及生命的失血性休克。我们必须了解两者之间的不良交互影响。严重创伤性脑损伤可显著促进全身凝血病变，加重失血性休克导致的致命的酸中毒、凝血障碍和低温三联征，进而使颅内血流动力学恶化，进一步导致继发性脑损害。要改善该类患者预后需要对两者病理生理学变化不断探索。目前，一些新的复苏治疗策略在改善该类患者的预后方面显示出较好的前景，但在未来还需要进一步的测试和探索。

一、严重创伤性脑损伤对凝血功能的影响

严重创伤性脑损伤通常会导致脑微血管和血脑屏障破坏，当合并失血性休克时儿茶酚胺升高，大量血管内皮发生糖萼脱落，会出现内皮功能障碍。受损内皮、内皮下基质、血小板之间发生复杂的相互作用，导致大量炎症介质和促凝剂，如血小板活化因子和组织因子释放，从而启动凝血过程，导致凝血因子和血小板的消耗，体内迅速转变为低凝和纤溶亢进状态。

组织因子大量入血与凝血因子Ⅶa结合激活外源性凝血途径，此外组织因子还可以进一步激活血小板和内皮细胞释放细胞微粒从而形成促凝复合物。内外源性凝血共同导致凝血因子和血小板消耗。另外，对于失血性休克患者的非血液制品复苏会导致血液稀释、酸中毒和低温三联征，可显著影响凝血因子的相互作用、抑制纤维蛋白原的合成和凝血酶的生成。

啮齿类创伤动物模型显示内源性组织型纤溶酶原激活剂和尿激酶型纤溶酶原激活剂在创伤性脑损伤后的脑组织中增加，纤溶酶抑制剂消耗导致纤溶酶的增加，患者发生纤溶亢进。此外，同时患有脑损伤和失血性休克的患者也表现出蛋白C通路的激活，这可以进一步促进炎症、高纤溶和凝血因子Ⅴa和Ⅷa的抑制。

二、创伤性脑损伤合并失血性休克患者的复苏策略

（一）气道管理

地震现场急救人员应熟练掌握休克状态下的严重创伤性脑损伤管理。初始院前处理应优先考虑患者的气道和呼吸。院前缺氧已被证明会使严重创伤性脑损伤恶化，同时进一步加重神经炎症，促进神经生物标志物释放，导致脑损伤加重。对于所有不能保护气道、不能维持氧合和通气、格拉斯哥昏迷评分低于9分的患者应建立确定性气道。

（二）容量复苏

创伤出血是低血容量和低血压的主要原因，低血压对于严重脑损伤患者会产生有害影响。同时发生失血性休克和严重创伤性脑创伤的患者的复苏策略仍然很复杂。院前和院内复苏的最初关键步骤包括出血控制和容量复苏以恢复全身灌注和氧合。在没有脑损伤的情况下，创伤导致失血性休克患者应接受损伤控制性复苏策略，重点是低血压的情况下复苏。然而，合并创伤性脑损伤患者的脑组织极易受到继发性损伤，包括低血压和缺氧，因此需要维持足够的收缩压。在这种情况下，禁止使用低血压状态下损伤控制性复苏的概念。

1. 血液制品复苏策略

对于失血性休克合并严重创伤性脑创伤患者的最佳复苏策略包括早期给予全血或红细胞、新鲜冷冻血浆和血小板浓缩物成分输血，同时尽量减少晶体液的使用。血液制品和衍生物通过提高携氧能力、替代凝血因子和抗炎机制提供确定性复苏，已证明优于晶体液和胶体液。此外，血液制品管理可以减轻凝血障碍、低体温和酸中毒致命三联征的影响。该类患者应根据年龄需要保证收缩压大于100毫米汞柱，保证足够的脑灌注压。

目前，没有基于证据的明确的输血阈值来指导严重创伤性脑损伤患者的输血实践。严重创伤性脑损伤后大脑供氧减少可导致缺血进展，导致继发性脑损伤。向大脑输送氧气主要取决于血红蛋白浓度，因此血红蛋白降低被怀疑会导致创伤性脑损伤加重。然而，随机对照试验分析限制性输血（血红蛋白＜7克/分升）与自由输血（血红蛋白＜10克/分升）相比，限制性输血阈值的患者显示了更有利的结果和更少的血栓栓塞事件，宽松的输血阈值甚至会导致进行性出血性损伤，从而导致更高的死亡率。

目前没有临床证据表明全血与成分输血在创伤失血性休克救治中孰优孰劣。

必须注意，尽管输注血液制品可以挽救生命并改善预后，但由于可能发生多种并发症，特别是对于严重创伤性脑损伤患者，输血相关急性肺损伤和输血相关循环超负荷可能增加死亡率，应谨慎使用。

2. 晶体液复苏

在院前环境下，晶体液和胶体液是现成的，而血液制品使用受限。一些研究表明，乳酸林格氏液复苏与改善生理结果和减少继发性出血有关，而生理盐水复苏可能导致高氯血症性酸中毒，从而导致全身血管舒张和凝血功能障碍。近年来，前瞻性观察性研究表明，与生理盐水相比，使用乳酸林格氏液可增加脑创伤患者的死亡率。

与晶体液相比，胶体液能够通过从间质组织中吸取水分来增加血管内容量。理论上，胶体液给药可能防止过度液体复苏导致的间质水肿，并有助于维持微循环灌注。然而，胶体液在创伤性脑损伤患者中的应用仍然存在争议。白蛋白最初被认为是一种很有前途的胶体制剂，但对失血性休克合并严重脑损伤患者的治疗效果并不理想。盐水与白蛋白液体评估试验表明，4%白蛋白可导致创伤性脑损伤患者颅内压和死亡率增加。尽管这项研究没有解释其病理生理机制，但一些人怀疑这一死亡率的增加与脑创伤导致的血脑屏障损伤后胶质外渗到脑实质，进而加重脑水肿有关。

（三）合用其他药物注意事项

甘露醇应用于脑疝患者时应维持血管内容量，尽量优化颅内血流动力学，减少继发性脑损伤。大剂量巴比妥类药物可用于控制对内科和外科治疗无效的颅内压升高，但同样必须意识到它可能会导致血流动力学不稳定。近来证据表明氯胺酮用于麻醉诱导可能不会增加颅内压，而且可能通过抑制扩散去极化、减少神经毒性代谢物、减轻氧化应激和细胞凋亡而具有神经保护作用。而且在某些情况下，氯胺酮的使用实际上降低了颅内压。

第二十四章　地震现场烧伤紧急处理

烧伤现场的紧急处理是烧伤救治最早的一个环节，方法是否得当直接影响后续治疗和预后。特别是地震现场的烧伤，现场环境复杂、病员成批出现、救治条件受限，因此现场合理救治的及时、有序开展更是至关重要。现场急救的基本原则是尽快终止或脱离伤源，迅速检查和判断伤情，给予伤员适当的紧急治疗并做好转运准备。而地震现场的烧伤有其特殊性，常见有一般皮肤烧伤、爆炸伤、化学烧伤及特殊部位烧伤，我们根据现场烧伤的不同类型分别阐述紧急处理原则及步骤。

第一节　一般皮肤烧伤

一般皮肤烧伤是地震现场最常见的烧伤类型，常见有热液（水、汤、油等）、蒸气、高温气体、火焰、炽热金属液体或固体（如钢水、钢锭）等所引起的组织损害，烧伤范围可局限于皮肤和/或黏膜，严重者也可伤及皮下或/和黏膜下组织，如肌肉、骨、关节甚至内脏。由于地震现场往往紧急逃生困难，伤者常被困于伤源环境较长时间，烧伤的程度一般较重、范围较广，且常伴有其他复合伤，现场处理原则与日常烧伤也有所不同，主要原则有：①救命为先，治病为后，这是处理烧伤的急性阶段，而不是治疗的全过程；②处理成批烧伤患者时，首先要做到准确的检伤分类，给予相应的紧急处理。

一、现场评估及个人防护

救援人员到达地震现场后，首先要评估现场环境，由于地震现场的不确定因素众多，比如后续余震不断，震后建筑物不稳定、现场发生爆炸或火灾、有毒气体泄露等，在现场环境评估不明确的前提下，切勿盲目进入现场，以免给救援人员带来不必要的伤害，本章节将着重介绍地震伴发火灾现场的救援详情。首先要对地震现场火灾燃烧物类型进行大致判断，选择合适的灭火方式。根据国家标准《火灾分类》（GB/T 4968—2008），火灾按照可燃物的类型和燃烧特性可以分为A、B、C、D、E、F六类。

A类火灾：指固体物质火灾。这种物质通常具有有机物质性质，一般在燃烧时能产生灼热的余烬。如木材、干草、煤炭、棉、毛、麻、纸张等火灾。

B类火灾：指液体或可熔化的固体物质火灾。如煤油、柴油、原油、甲醇、乙醇、沥青、石蜡、塑料等火灾。

C类火灾：指气体火灾。如煤气、天然气、甲烷、乙烷、丙烷、氢气等火灾。

D类火灾：指金属火灾。如钾、钠、镁、钛、锆、锂、铝镁合金等火灾。

E类火灾：指带电火灾。物体带电燃烧的火灾。

F类火灾：指烹饪器具内的烹饪物（如动植物油脂）火灾。

由于地震现场的复杂性、场所的不确定性，以上各种类型的火灾均可在地震现场发生，甚至可能出现多种类型同时存在的火灾，救援人员到场后要快速对火灾类型进行初判，按照对应的灭火方式进行迅速灭火，如果不能按照正确的方式灭火，很有可能加重险情，造成二次伤害。下面介绍不同类型火灾的正确灭火方式：

A类火灾可选用清水灭火器、泡沫灭火器、磷酸铵干粉灭火器（ABC干粉灭火器。其中，A表示固体，B表示液体，C表示气体）。

B类火灾可选用干粉灭火器（ABC干粉灭火器）、二氧化碳灭火器，泡沫灭火器只适用于油类火灾，而不适用于极性溶剂火灾。

C类可选用干粉灭火器（ABC干粉灭火器）、二氧化碳灭火器。

D类火灾目前尚无有效灭火器，一般可用沙土。

E类火灾指带电燃烧的火灾。可选用干粉灭火器（ABC干粉灭火器）、二氧化碳灭火器。

F类火灾可用泡沫灭火器灭火。

对现场及时地灭火、降温，避免现场残存易燃易爆物品进一步燃烧甚至发生爆炸，既保障了救援人员的安全，也是帮助伤者尽快摆脱高温环境的有效办法，但应注意，尽量避免使用灭火器材直接喷射伤者躯体，避免粉尘泡沫导致窒息或者组织损伤。

地震现场还存在其他不确定性损害因素，如病原微生物、化学毒物、放射性尘埃或某一传染病早期的传播以及缺氧等。因此救援人员必须做好个人防护，并认定患者的血液、体液、分泌物、排泄物、呼出的气体等都具有传染性。做好患者、医护人员的隔离防护工作，既防止疾病从患者传至医护人员，也防止疾病经医护人员传至其他患者。如没有适当的防护，任何救援人员都不应暴露于能够或可能危害健康的环境中。没有正确的个人防护的救援工作只能加大事件的危害和事件处理的复杂性，甚至引起严重的后果。现场急救人员的个人防护措施包括但不限于：工作帽、口罩、防护手套、护目镜和防护面屏、呼吸防护面具、隔离衣、防护服、防护鞋等。

二、现场分检及应急处理

地震现场火灾扑灭后，伤者面临的主要险境为地震废墟掩埋及伤者烧伤创面残存热量持续作用。首先对伤者进行分检、综合伤情评估，相关内容可参考本书前面章节相关内容。本部分主要讲解地震现场伤者一般皮肤烧伤的紧急处置。现场急救是烧伤治疗的起始和基础，是在烧伤现场采取的应急处理。急救是否及时有效，对减轻损伤程度，减轻患者痛苦，减少烧伤后的并发症和降低病死率等都有十分重要的意义。现场处置中最基本的要求是迅速移除致伤原因，终止烧伤，并使伤员尽快脱离现场和及时给予适当的急救处置。

一般而言，烧伤面积越大，深度越深，则治疗越困难，预后越差。除根据伤者全身情况进行综合治疗外，各种烧伤伤者的烧伤皮肤现场处理简单地概括为5个字，即“冲、脱、泡、盖、转”。

冲：用大量的清水冲洗创面，持续冲洗，起到创面局部快速降温的作用。

脱：及时脱去烧焦的衣物及创面上的其他覆盖物，避免热力继续加深烧伤深度，如果衣物较紧脱下困难，可利用剪刀等工具协助剪下，注意保护创面，避免剧烈摩擦增加伤者痛苦。

泡：用大量凉水浸泡，时间一般在半小时以上，使组织深部的热量完全散出，既可以止痛，又防止创面进一步加深。

盖：用干净的衣物或辅料包裹创面，有条件的可以用冷敷料。

转：安全转运至就近医院。

三、合并伤及处理

地震现场烧伤常伴骨折、外伤出血等合并伤，可按常规急救方法进行救治。但要注意伤者是否合并吸入性损伤、眼部等重要器官烧伤。

（一）吸入性损伤

吸入性损伤是热力、烟雾或化学物质等吸入气道，造成鼻咽部、气管和支气管，甚至肺实质的热力和化学损伤及全身化学中毒。随着石油化工制品在建筑、室内装潢及其他日常生活中的广泛应用，这类物品燃烧造成的吸入性损伤明显增多。烧伤患者吸入性损伤的发生率高达32%～38%。

吸入性损伤使烧伤的全身性病理生理改变更加严重，病情更加复杂，治疗更加困难。伴有吸入性损伤的烧伤患者病情均较严重，病死率高达48%～86%，在火焰烧伤患者中，实际致死的原因多数不是烧伤本身，80%左右的致死原因是燃烧产物吸入导致窒息缺氧或化学毒性作用。提高对吸入性损伤严重性的认识，改进治疗方法，是提高烧伤治愈率的关键之一。

1. 致伤机制

（1）热力直接损伤。分为干热损伤和湿热损伤。①干热损伤：干热主要包括火焰及高热空气。剧烈爆炸瞬间产生的高热气浪冲入气道也能造成下呼吸道损伤。②湿热损伤：湿热主要指湿热蒸气，其热容量是干热空气的4000倍且散热慢，可造成下呼吸道和肺泡的损伤。

（2）化学性损伤。有害化学物质是烟雾中主要的致伤物质，可损伤呼吸道和肺组织。烟雾中的颗粒比气体更具有强的致伤能力。

（3）窒息和一氧化碳中毒。吸入性损伤窒息可分为三种情况。①在密闭环境中发生物体燃烧，大量消耗空气中的氧气，致使环境中氧浓度急剧下降，在场人员无论是否烧伤或吸入性损伤，均可能因吸入低氧空气而窒息。②吸入刺激性气体，引起喉痉挛，声门紧闭，造成窒息。③物体燃烧中释放大量窒息性气体，吸入后引起中毒，甚至窒息死亡。常见的窒息性气体有一氧化碳、氰化氢等。

2. 急救注意事项

（1）受伤环境。现场救援时，要特别注意烧伤现场的环境、燃烧物的性质和受伤的情景。在密闭和通风不良环境中的受伤患者，要警惕有吸入性损伤的可能。有毒气体和腐蚀性化学制品、木材和合成建筑材料不完全燃烧、化学物品燃烧等都很可能引起吸入性损伤。火药、煤气爆炸时能放出大量一氧化碳及其他化学物质，会引起一氧化碳中毒。

（2）烧伤部位。面、颈部烧伤说明热力等致伤因素有可能对呼吸道造成损伤。一般而言，伴有面、颈和前胸部烧伤，特别是口、鼻周围深度烧伤，均应考虑有吸入性损伤的可能。但吸入刺激性、腐蚀性气体者不一定伴有面颈部烧伤，但要有所考虑。

（3）口咽部征象。多数可见鼻毛烧焦，口咽部黏膜充血、水肿、水疱，黏膜剥脱和烟垢残留。

（4）呼吸道梗阻。伤后24小时内常出现声音嘶哑、咽痛、刺激性咳嗽、吸气性喘鸣或进行性呼吸困难等症状，表明有上气道损伤。其中，声嘶和喘鸣是早期最常见且具诊断意义的症状。声嘶表明喉部损伤，喘鸣则表示声门上有水肿、气道痉挛、变窄，应引起高度重视。当出现呼吸困难、发绀、烦躁、喉鸣时，应紧急抢救建立人工气道。刺激性咳嗽是另一个常见的症状，常呈“铜锣声”，并有疼痛感。早期可能为干咳，痰液较稀薄，以后变稠，也可咳出含炭痰。出现肺泡性肺水肿时，可咳出大量泡沫性痰，有时为粉红色，痰中带血，甚至咯血。重度吸入性损伤患者，受损的气管、支气管黏膜坏死、脱落，由痰中咳出，严重时甚至可见管状坏死黏膜脱落。重度吸入性损伤累及细支气管、肺泡时，呼吸困难常表现为呼吸浅快，频率可达40次/分钟以上，多伴有哮鸣音，伤后数小时可出现湿性啰音，表明出现肺水肿。

根据受伤史和临床表现，吸入性损伤诊断一般并不困难，以往的观念，伤者合并吸入性损伤应尽早行气管切开术，而不应等到呼吸困难严重后再行处理。后来发现，被转移到烧伤中心的患者中有三分之一的气管插管是不必要的。此外，Ching等研究表明，传统的鼻毛烧焦、含炭痰和面部烧伤是诊断吸入性损伤的部分依据，但不是插管的绝对指标。

（二）重要组织、器官烧伤

头面部烧伤要注意有无眼部烧伤，尤其是角膜有无烧伤，并优先给予大量清水冲洗及冷疗，以减轻眼球烧伤程度尽量保留眼部功能，严禁用手或手帕揉擦。

此外还有面部、手脚、生殖器、会阴或主要关节等重要部位，在烧伤现场应给予优先处理，以提高伤者愈后生活质量。

四、复苏措施

对于严重烧伤患者或伴有消化功能紊乱（腹胀、呕吐等）的伤者，应尽快开放静脉通道进行补液，静脉补液可根据院前急救的条件选择，最好选择平衡盐溶液，也可适当选用等渗盐水或5%葡萄糖盐水，有条件时根据需求可选择血浆等。如因急救现场条件受限不具备输液条件，对口渴者可口服淡盐水或烧伤饮料（氯化钠0.3克、碳酸氢钠0.15克、苯巴比妥0.03克、糖适量，以100毫升温水冲服）。但不可大量饮用以免引起呕吐，更不宜单纯喝大量白开水，防止发生水中毒。

如发生呼吸心跳停止，则立即启动心肺复苏。此外要注意，电极片、除颤仪、胸外按压应尽量避开烧伤创面，选择皮肤完整的区域，必要时可选择腹部提压心肺复苏。

五、伤者转运

烧伤患者安全有序转运是地震现场急救的重要部分。院前转运途中监护的主要内容是监测生命体征、评估伤情，并进行综合分析，指导下一步临床救治。急危重症烧伤患者在现场首次救护后病情相对稳定，如在转运途中得不到良好医疗救护，再加上运送途中颠簸刺激，可使病情恶化甚至丧失生命。反之，若对患者采用安全转运方法，使患者得到密切监护、良好的医疗保证，则可大大提高患者的生存率。

一般根据伤者烧伤严重程度决定转运目的地。烧伤严重程度基本上由烧伤面积与深度所决定。在组织成批烧伤患者的抢救时，根据不同救护条件，对不同烧伤严重程度的患者采用恰当的治疗措施。一般按照烧伤严重程度将患者分为四类。

第一类：轻度烧伤。可门诊治疗。

第二类：中度烧伤，烧伤面积较大，生活不能自理，但一般不危及生命，创面多能自愈，无须手术治疗。此类患者可收治于一般外科病房。

第三类：重度烧伤，烧伤面积大，有深度烧伤，需一般切痂植皮等手术处理，无明显合并症与并发症，但处理不当有生命危险。此类患者可收治于一般烧伤治疗单位。

第四类：特重度烧伤，大面积深度烧伤或伴合并症与并发症，目前死亡率高，需要较复杂手术治疗。此类患者应收治于烧伤专科中心。

目前我国在烧伤治疗方面，烧伤面积80%以下的患者大都能治愈，而烧伤面积超过80%的患者救治仍有较大的难度。

需要说明的是，烧伤创面在早期是动态变化的，即便是经验丰富的烧伤科专家，在烧伤早期有时也难以对创面进行确切的评估，分类的目的只是便于平时、战时的成批收治、组织抢救、转送及组织人力和物力的安排，而不是治疗的等级或标准。具体治疗措施还必须结合伤员的具体情况，不要因为“轻度”伤员就可以松懈。

在转运前，医护人员须完整认识转运风险和受益，合理安排转运人员和设备并备有配套的监护和治疗措施预案。转运时，转运人员将患者运送到目的地后，与接收医院（科室）的医护人员共同安置患者，然后进行详细的床旁交接，包括大致烧伤程度及面积、创面处理方式、所用药物、有无合并伤、转运前后和途中的生命体征、特殊治疗措施、心理状态等，接收方了解交接内容无误后，进行接班记录，完成伤者转运。

第二节 爆 炸 伤

爆炸伤指由于爆炸形成的人体损伤，广义上的爆炸分化学性爆炸和物理性爆炸两类。化学性可爆物主要是火药、炸药及由其制成的雷管、手榴弹、炸弹等。物理性可爆物有锅炉、氧气瓶、煤气管道、高压钢瓶、电视机显像管等，地震现场发生的爆炸以后者多见。

爆炸物爆炸后可瞬间产生2000～4500℃的高温和每平方厘米数万千克的高压。爆炸产生的气体以3000～8500米/秒的高速将爆炸物碎片向四周扩散。同时，爆炸瞬间产生的巨大能量借周围空气迅速向周围传播，形成高压冲击波。以上爆炸产生的巨大破坏作用，不仅可使爆炸作用范围内的人发生严重损伤，而且使地面和建筑物等也受到巨大破坏。因此，离爆炸中心愈近者，爆炸伤也愈重。

一、爆炸伤分类

（一）一级爆炸伤

一级爆炸伤也称原发冲击伤，为冲击波超压直接作用机体所致损伤，冲击波大小取决于爆炸的强度和环境。冲击伤体表损伤轻，脏器挫伤重，肺脏、胃肠等充气空腔脏器易损伤。肺冲击伤是地震爆炸现场死亡主要原因。

（二）二级爆炸伤

二级爆炸伤也称投射物伤，是抛射的物体击穿皮肤而后穿入深层组织所形成的开放性损伤，可累及身体各部。包括地震现场煤气罐碎片伤、爆炸管道碎片伤等原发投射物伤，以及冲击波震碎的玻璃、建筑物破裂形成的碎片、爆炸掀起的物体等所致的继发投射物伤。

（三）三级爆炸伤

三级爆炸伤是冲击波将人抛起后导致的损伤，可累及身体各部，常见的有骨折、创伤性截肢、颅脑伤和躯干伤等。

（四）四级爆炸伤

四级爆炸伤也称混合爆炸伤，前述三种致伤机制外的所有其他爆炸相关损伤，包括烧伤、辐射暴露、化学品损伤、吸入性损伤、窒息、挤压伤和心理异常等。

二、爆炸伤严重度预测

爆炸伤伤员创伤严重程度评分（ISS）≥16分的严重损伤是非爆炸伤伤员的3倍，格拉斯哥昏迷评分（GCS）<5分者达非爆炸伤伤员的4倍，需要外科和ICU治疗者更多，住院时间和康复时间更长。由于致伤机制复杂，伤员表现外轻内重，常易漏诊，且救治矛盾多，故预测爆炸伤的严重程度对救援意义重大。

爆炸伤具有明确的方向性，爆炸伤伤情严重度受爆炸强度、周围环境、伤员与爆炸点距离等影响。爆炸产生的压力幅度与距爆炸点距离的平方成反比。故如果可能，救援人员应获取爆炸物性质、伤员与爆炸中心的距离、是否有潜在的毒性物质暴露等爆炸现场和受伤时的详细信息。

发生严重爆炸伤的标志包括任何肢体的创伤性断裂，≥4处体表伤，>10%体表面积烧伤，颅骨和面部骨折，头部或躯干穿透伤等。鼓膜破裂是冲击伤的特征性损伤，有鼓膜穿孔就代表经受了爆炸伤，其发生与爆炸强度、爆炸时耳的方向等有关。

三、爆炸伤救援策略和重点

爆炸伤救治时应兼顾批量伤员和个体爆炸伤伤员。爆炸的强度和环境、建筑物坍塌、检伤分类的准确性、可利用医疗资源的多少均影响爆炸伤的死亡发生率。地震爆炸伤救援的目标是使所有伤员都获得适当的救治，最大限度地降低伤亡率。医学救援包括搜寻与营救、现场检伤分类与急救、院前转运及院内确定性治疗、伤员疏散等四方面。及时的伤员院前和院间转运疏散有助于灾害现场减压，改善危重伤员的救治条件，并为烧伤等特殊创伤提供专业的确定性治疗。

需要注意的是，爆炸现场环境不稳定，可能发生二次爆炸、化学危险品暴露等次生灾难，爆炸伤现场医学救援应确保救援者安全是第一位的。同理，搜寻到伤员后应尽快使其脱离危险区域，避免再次受伤。

第三节　化学烧伤

化学烧伤是地震现场比较少见的烧伤类型，一般发生于化工厂地震现场。化学烧伤的损害程度，与化学品的性质、剂量、浓度、物理状态（固态、液态、气态）、接触时间和接触面积的大小，以及当时急救措施等有着密切的关系。化学物质对局部的损伤作用，主要是细胞脱水和蛋白质变性，有的产热会加重烧伤。化学烧伤不同于一般的热力烧伤，化学烧伤的致伤因子与皮肤接触时间往往较热烧伤的长，因此某些化学烧伤可以是局部很深的进行性损害，甚至通过创面等途径的吸收，导致全身各脏器的损害。比较常见的地震现场化学烧伤主要有酸烧伤、碱烧伤、磷烧伤。

一、酸烧伤

常见的酸烧伤多见于无机酸类，包括硫酸、硝酸、盐酸等，其具有极强腐蚀性，引起细胞脱水、组织蛋白凝固，发生凝固性坏死，浓硫酸、浓硝酸还能以气体或酸雾形式对皮肤黏膜、呼吸道产生刺激性炎症损害。另外，无机酸中的氢氟酸具有强腐蚀性，铬酸有强毒性，有机酸如醋酸、草酸等的腐蚀性稍弱。

根据伤者烧伤途径不同主要分为以下四类。

（一）消化道烧伤

常见于地震现场酸性液体倾倒或者患者跌倒于酸性物质容器中误服所致，主要为消化道黏膜接触部位灼伤，口腔、咽喉、食管、胃部疼痛、肿胀，可有血性呕吐物，黏膜脱落、溃疡，食管、胃肠穿孔，消化道大出血等；可因喉头水肿致声嘶，甚至窒息死亡。部分灼伤患者因酸吸收，引起严重酸灼伤，肝、肾损害。治愈后常留有食管、幽门狭窄等后遗症。

消化道烧伤患者禁忌洗胃和催吐，防治胃穿孔及反复灼伤可口服牛奶或蛋清保护胃黏膜。饮服7.5%氢氧化镁混悬液或氢氧化铝凝胶，中和酸性物质。再口服橄榄油作为润滑剂。禁止口服碳酸氢钠，以免产生气体，引起消化道胀气而造成穿孔。

（二）吸入性损伤

此类化学烧伤相对常见，周边有可挥发性强酸物质即可引起。伤者可出现呛咳，痰呈泡沫状或带有血性分泌物，可致喉痉挛、支气管痉挛、呼吸困难、发绀、肺炎及肺水肿；吸入高浓度强酸类烟雾，不仅可引起急性肺损伤，还可因呼吸中枢反射性抑制而发生猝死。

对于此类患者，应迅速撤离烧伤现场，移到空气新鲜处进行相应处理。体位（半卧位、坐位或颈部后仰位）引流是保持气道通畅、防治气道梗阻（防优于治）的重要方法。

（三）皮肤烧伤

低浓度强酸直接污染皮肤时，可出现皮肤刺激或灼痛，局部充血发红，形成水疱。皮肤接触高浓度硫酸、硝酸后，烧伤局部呈橙黄色，继而结痂。严重者局部皮肤溃烂，形成坏死性溃疡。

对于皮肤灼伤的强酸烧伤者应立即脱去污染衣物，接触部位迅速用大量清水反复冲洗，再用4%碳酸氢钠溶液冲洗中和。局部水疱要剪掉，以免酸液残留。

（四）眼部烧伤

眼部因受酸雾刺激或直接溅入可引起结膜炎、角膜灼伤、混浊甚至穿孔，严重者可引起失明。

眼部烧伤者立即用清水或生理盐水冲洗，再用1%～2%碳酸氢钠溶液冲洗，之后做湿热敷，同时以可的松溶液和抗菌药滴眼剂滴眼。

二、碱烧伤

碱类烧伤主要见于氢氧化钾、氢氧化铵（即氨水）、氢氧化钙（即石灰）等。强碱吸收组织水分，使组织细胞脱水、蛋白变性、脂肪皂化，破坏细胞膜结构，从而使组织溶解性坏死，严重者形成不易愈合的坏死性溃疡。其粉尘、蒸气对上呼吸道、眼睛有刺激作用，口服则造成消化道烧伤，超过机体的调节功能时可发生代谢性碱中毒。

根据伤者烧伤途径不同主要分为以下四类。

（一）口服烧伤

口腔黏膜呈红色或棕色，口腔、食管、胃部剧烈灼痛，腹部绞痛，呕血性胃内容物，血性腹泻，声嘶、吞咽困难。较强酸类更易发生食管、胃肠溃疡及穿孔，愈合后常遗留食管狭窄。重症者可发生碱中毒，并发急性肺损伤、胸膜炎、心包炎、声门水肿而窒息、休克和昏迷，甚至死亡。

口服烧伤禁止洗胃和催吐，防止促发穿孔，可通过鼻胃管抽出碱性液体，再注入或口服3%～5%醋酸或5%稀盐酸、食醋、柠檬汁以中和强碱，然后服鸡蛋清或植物油150～200ml。如有抽搐可静脉注射10%葡萄糖酸钙10毫升。纠正水、电解质平衡紊乱，防治休克及急性肾衰竭。

（二）吸入烧伤

可损伤呼吸道黏膜，少数可因反射性声门痉挛致呼吸骤停。可出现咳血性痰，重者可出现急性肺水肿、休克和昏迷，甚至死亡。

吸入烧伤立即将患者移到空气新鲜处，保持呼吸道畅通，如发生急性喉水肿则考虑切开气管防止窒息。

（三）皮肤烧伤

创面呈白色，周围红肿、剧痛，出现水疱，也可呈皮炎样改变；局部灼痒、红斑、丘疹。

皮肤烧伤应迅速用清水冲洗，继而用1%～5%醋酸或3%硼酸溶液冲洗中和，然后外用抗碱药膏。氢氧化钙（石灰）灼伤者，先用矿物油或植物油沾擦皮肤上的石灰颗粒或用软毛刷刷去，然后用3%硼酸或2%稀盐酸冲洗中和。石灰灼伤忌用生理盐水冲洗，因氢氧化钙与氯化钠作用，可生成碱性更强的氢氧化钠。中和剂忌在冲洗前应用，以免中和后产生的热量加重损伤。

（四）眼部烧伤

强碱溅入眼内可引起急性结膜炎、角膜溃疡性坏死及穿孔，重者可失明。

眼部烧伤首先立即用清水冲洗，再用可的松和抗菌药滴眼剂。不可用酸性液体中和强碱类物质。眼部剧痛时可用2%丁卡因滴眼。烧伤明显者，应积极按眼烧伤处理。

三、磷烧伤

磷烧伤是一种严重的特殊烧伤，是热力和化学的复合烧伤，不仅直接损伤皮肤和黏膜，并可因吸收而造成全身中毒内脏损伤。磷有四种异构体，即黄磷、红磷、紫磷和黑磷，其中黄磷为剧毒物质。一般来说磷烧伤就是黄磷烧伤。磷在工业生产中用途十分广泛，如制造染料、火药、火柴、农药杀虫剂和制药等。因此在化学烧伤中，磷烧伤仅次于酸、碱烧伤，磷烧伤后可由创面和黏膜吸收，引起肝、肾等主要脏器损伤，导致死亡。无机磷的致伤原因，在局部是热和酸的复合伤。因磷暴露在空气中自燃发生热烧伤，对皮肤或黏膜有脱水、夺氧的作用，且遇水形成磷酸和次磷酸，引起皮肤化学烧伤，这也是创面损伤继续加深的主要原因。黄磷能迅速从创面和黏膜吸收，由血液带至各脏器，引起损害及中毒；也可因磷蒸气经气道黏膜吸收，引起中毒。黄磷对人体毒性极大，0.5～1.0克黄磷即可致人死亡，即使烧伤面积不大，亦可因磷中毒而丧生。因此，不论磷烧伤的面积大小都应十分重视。基本原则是：立即阻止磷在皮肤或创面上燃烧，迅速使患者脱离现场并清除创面上的磷颗粒。具体步骤是：

（一）灭火

迅速扑灭火焰，灭火后立即把患者的衣服脱光，迅速离开现场。若现场有磷烧伤的烟雾，伤员和救护人员应做好防护，紧急情况可应用浸湿冷水的毛巾或口罩掩护口鼻，使磷的化学反应在湿口罩内进行，以防损伤呼吸道。

（二）冲洗

用大量流动的冷水冲洗患者身上的黄磷颗粒，冲洗水量应充足，能将磷及其化合物冲掉，眼部受累应优先彻底冲洗。不要使用温水，因磷的溶点低，温水可使磷液化，而增加对人体的吸收。冷水可使磷变的坚实，使创面血液循环减慢，并使疼痛减轻。水不仅能阻止磷燃烧，还能使创面上的磷酸稀释，从而将组织损伤降低到最低程度。后采用2%～3%硝酸银和5%碳酸氢钠溶液湿敷创面。以往传统采用3%硫酸铜溶液处理早期黄磷烧伤创面，因容易经创面吸收导致铜中毒现已停止使用。

（三）转运

在转送患者过程中，要将伤处浸于水内，或用浸透冷水的敷料、棉被或毛毯严密包裹创面，以隔绝磷与空气的接触，防止其继续燃烧。创面禁用油脂类药物或敷料以免增加磷的溶解与吸收，引起更严重的磷中毒。在转送患者途中，应随时向包裹物上洒水，以防包裹物变干磷又重新燃烧。不要用敞篷车转送患者，以免风吹助燃。

第四节　特殊部位烧伤

特殊部位烧伤是指头、面、咽喉、手、会阴等部位的烧伤。因这些部位的解剖、生理特点与其他部位不同，烧伤后的临床表现和应急处理有别于其他体表部位。应予特别重视。

（一）颌面部烧伤

颌面部虽然仅占全身皮肤面积的3%左右，但因暴露在外，在地震火场中遭受烧伤的机会比全身其他部位都多。临床表现及应急处理也有其特殊之处，具体如下。①全身反应。颌面部神经分布丰富，烧伤后可以发生剧烈的疼痛，易发生休克。②面部肿胀。颌面部的血管、淋巴管丰富，皮下组织松弛，烧伤后会出现明显肿胀，渗出液多，常合并呼吸道烧伤，伴有呼吸困难。③各部位烧伤程度不同。颌面部突出部位如鼻、眉、颧部、唇、外耳等处伤情常较重，其他凹陷部位烧伤程度较轻。④化学烧伤后皮肤色泽。不同化学物质灼伤表现不同，硫酸灼伤创面为黑色或棕色；浓硫酸灼伤创面为棕黄色（口腔黏膜为浅绿色）；硝酸灼伤创面多呈黄色或褐色；强碱灼伤创面多呈黏滑或肥皂样焦痂，基底潮红，一般较深。

颌面部烧伤不易包扎，故现场应给予伤者冷敷、止疼、镇静、抗休克等对症支持治疗。且颌面部烧伤常合并呼吸道烧伤，伴有呼吸困难。故应严密观察伤者呼吸状况，必要时紧急行气管切开术。如为化学烧伤，可根据创面局部表现判断灼伤原因选择合适的急救方法。

（二）咽喉部烧伤

咽部为吞咽和呼吸通道的交叉点，咽部灼伤多同时累及喉部，并可伴有食道烧伤或呼吸道烧伤。必须尽早诊断，及时救治。

咽喉灼伤分热灼伤和化学灼伤两类。热灼伤，包括因火焰、高热空气或蒸气、高温液体、误饮沸水或进食烫热食物所致的烧伤、烫伤。化学灼伤多因误服烈性化学物质如强酸、强碱、重金属盐、氨水等物质引起，常伴有口腔及食道的灼伤。

咽喉部烧伤可单独发生，也可合并头、面、颈部甚至全身的严重烧伤。主要症状为咽喉疼痛、吞咽困难、流涎，口腔黏膜、软腭腭垂、会厌舌面等处黏膜充血水肿，或水疱、糜烂附有假膜，如伴有喉水肿，可有喘鸣或呼吸困难。

化学灼伤后的黏膜有比较典型的表现，不同的化学物质有不同的临床表现。强酸强碱烧伤后常合并消化道烧伤，严重者可致食管及胃穿孔出现胸腹痛、腹部弥漫性压痛等腹膜炎征象，严重者可致休克甚至死亡。①强碱烧伤：黏膜表面覆盖较厚的白色伪膜，剥离时易出血。呕吐物为血性或黏性的黏液，含有黏膜碎片，伤后数小时内会出现吸气性呼吸困难。②强酸烧伤：黏膜明显水肿，痂皮色泽因酸性不同而不同。硝酸常呈黄色、褐色或者棕色，硫酸为黑色，醋酸和碳酸为白色。③氨水烧伤：黏膜充血，剥脱或附有较薄的白膜，可闻到氨水的特殊气味。④高锰酸钾粉烧伤：黏膜呈褐色，并有白色斑点状散在溃疡，周围黏膜水肿充血。

现场应急处理：①吸入性灼伤患者应密切观察呼吸情况，对合并喉水肿及呼吸困难者，应立即行气管切开术，以保持呼吸道通畅。②在地震救援现场，保证环境安全前提下，立即先用清水反复冲洗伤者口腔及咽部，而后酌情给予中和剂。酸烧伤可用镁乳剂、氢氧化铝凝胶、肥皂水等中和，但禁用小苏打、碳酸钙中和，因其可产生二氧化碳使受伤的食管和胃发生扩张甚至破裂。碱烧伤可用食醋、橘子汁、柠檬汁、牛奶、蛋清等中和。

（三）眼部烧伤

眼部烧伤多与面部或全身性皮肤烧伤合并存在。严重者可很快引起眼球穿孔，巩膜葡萄肿、玻璃体脱出，以至眼球萎缩，成为严重的致盲眼病。所以，在地震现场发现眼部烧伤，应给予优先处理，以最大可能保障眼部功能。主要类型也是分为热烧伤、酸烧伤、碱烧伤。

1. 热烧伤

常见于地震火灾现场，眼部剧烈疼痛，视力急性下降。眼睑皮肤红肿、水疱形成或出现组织坏死。球结膜充血水肿、角膜呈灰白色，境界清楚，严重者可致角膜坏死穿孔，伴有虹膜睫状体炎。

救援现场给予清水冲洗、冷敷降温、敷料覆盖避免二次损伤。

2. 酸烧伤

低浓度的水溶性酸性物质一般仅有刺激作用，大多不会产生严重的眼部损伤。而高浓度的酸性物质具有较强的腐蚀作用，使角膜组织中的蛋白凝固变性，导致对角膜或其他眼球壁组织的破坏性损伤。另外，由于组织蛋白的变性与凝固作用，可以形成层较厚的不溶水的屏障，因而又可对酸性物质起一定的阻碍作用，故酸性物质对眼球的损伤大多比较局限而且边界清楚，穿透作用相对较浅，很少出现较严重的坏死性溃疡。

处理原则为分秒必争，就地立即进行大量的水或生理盐水冲洗，一般不少于30分钟，必要时冲洗后要测pH。①中和药物：碳酸氢钠液冲洗。②预防感染：转运时间较长者，可尽早抗生素眼药水滴眼，庆大霉素1万单位球结膜下注射，必要时全身应用广谱抗生素，充分地散瞳。

3. 碱烧伤

眼部碱烧伤多由强碱性物质所引起，最常见的化学物质有氨水、氢氧化钠、氢氧化钙、氢氧化钾、氢氧化镁。碱性物质具有双相溶性，很容易通过角膜上皮屏障，破坏细胞的结构，导致细胞坏死，并向组织深层渗透，造成溃疡或穿孔。病变边缘不清、组织呈无色或灰白色；角膜上皮常有片状脱落，可造成广泛而较深的组织坏死，形成深层瘢痕收缩，发生睑球粘连或全眼球炎。

现场急救措施如下。①应立即用水或生理盐水大量冲洗，应至少冲洗30分钟，对石灰烧伤用1%～2.5%的乙二胺四乙酸二钠（EDTA-2Na）溶液冲洗，以溶解钙质沉着。②结膜切开：结膜水肿严重者，立即行垂直角膜缘切口，进行结膜下冲洗。③前房穿刺：应在1～2小时内进行，以排出碱性物质，促进新房水的形成。④后续药物治疗：1%～2%硼酸液冲洗、滴眼；预防或治疗角膜组织的坏死与溃疡，用2.5%～5%半胱氨酸点眼，4～6次/天。局部和全身应用大量维生素C，可抑制胶原酶，促进角膜胶原合成。其他预防感染、减轻组织反应、加速修复、预防并发症等对症支持治疗。

（四）手烧伤

手为人的劳动器官，且为暴露部位，在地震遇到火焰燃烧或酸碱性化学物品泄漏时，伤者往往用双手进行相应防御，因此致伤机会较多。

1. 手背烧伤的特点

由于对劳动的适应，手背皮肤薄、柔软、松弛、皮下脂肪少，与深层组织不紧密，只有一薄层疏松结缔组织，所以手背深度烧伤较多且极易于损伤深层组织，特别是掌指关节和近端指间关节处的伸肌腱与关节囊易于破坏，而且愈合后往往因瘢痕增生，使手发生严重挛缩畸形与明显功能障碍。

2. 手掌烧伤的特点

手掌皮肤坚韧并有很厚的角化层，皮下脂肪较多，且被许多细小的结缔组织隔开，分为脂肪小叶。脂肪小叶和结缔组织将掌腱膜和屈肌腱紧密地联结在一起，使手掌在抓物时，不致滑动。由于这些特点，加以烧伤时手多呈握拳状，故手掌烧伤一般不太深。但接触烧伤时则可较深，使手掌皮肤缺损。然而由于手掌皮下脂肪多，且有掌腱膜的覆盖，故除热挤压伤和电烧伤外，一般也少有损伤屈肌腱者。手掌烧伤的畸形，主要系因瘢痕挛缩引起，表现为后期手指屈曲不能伸直，或手指和手掌粘连不能自由活动。

手部烧伤的应急处理与一般皮肤烧伤应急处理大致相同，但是要注意，手部功能对伤者的重要性，应优先处理手部创面，以保证后期手部功能恢复。

（五）会阴部烧伤

会阴部烧伤是儿童较多见。成人大面积烧伤也常有会阴部烧伤。会阴部感觉神经丰富，对疼痛刺激敏感，故会阴部烧伤患者疼痛较剧烈，且该部位易被大小便污染，容易感染。深度烧伤治愈后常遗留严重瘢痕挛缩畸形，会给患者带来许多不便。小儿会阴部烧伤，可能对小儿生长发育和生殖功能带来影响。成人会阴部烧伤可以引起大小便异常或疼痛，严重降低伤者生活质量。

会阴部烧伤的应急处理与一般皮肤烧伤应急处理大致相同，但是会阴部包扎不方便，且包扎后易使创面潮湿软化，大小便污染敷料，增加创面感染机会，故现场可以使双下肢分开，使会阴部创面充分暴露、冷敷，并尽快转运送医即可。

第二十五章　地震现场远程超声技术

第一节　创伤重点超声评估技术

腹腔内出血是地震灾害现场及战现场的三大致死性可救治伤之一，钝性伤多见，如地震后挤压伤、坠落伤等，也可为锐器伤，如地震后金属、木棍等刺伤。伤后表现为腹腔、胸腔和心包腔积血，早期只有内出血时，伤情隐匿，发生至失血性休克时被发现，其致死率高。

（一）基本概念

1. 腹膜腔和腹膜后间隙

在腹部创伤中，常常涵盖泌尿生殖、内分泌和消化系统的主要器官及循环系统的主要血管，而且腹部被划分为两个区域，腹膜腔和腹膜后间隙。腹膜腔包括肝、胆囊、脾、胃、空肠、回肠、横结肠、乙状结肠、子宫和卵巢（图25.1）。腹膜后间隙是指位于腹膜腔后方的潜在腔隙，包括胰腺、腹主动脉、下腔静脉、肾、输尿管、升结肠、降结肠、大部分十二指肠和直肠（图25.2）。

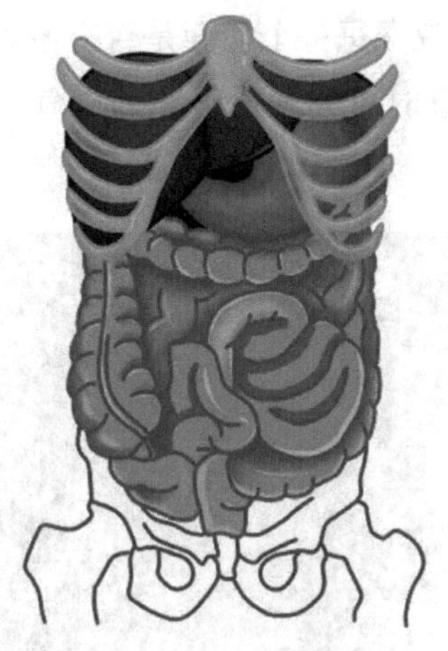
图 25.1　腹膜腔解剖示意

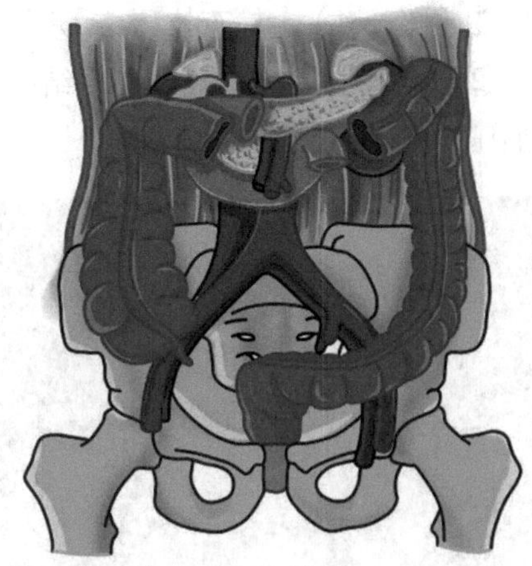
图 25.2　腹膜后间隙解剖示意

2. 腹部创伤

腹部创伤可分为闭合性和开放性两类，多为钝器和锐器所伤。未识别的腹部创伤是造成创伤伤员死亡的重要原因之一。穿透伤或钝伤引起的大出血是腹部严重创伤伤员早期死亡的主要原因。需注意，有腹部受伤病史的伤员即使未出现局部症状及体征，仍不能完全排除腹部创伤，尤其是伤员的意识受到创伤性脑损伤影响时。

3. 创伤重点超声评估

创伤重点超声评估又称为腹部创伤的超声评估（focused assessment with sonograph for trauma，FAST）技术，主要是对腹部创伤，尤其是血流动力学状态不稳定的伤员做初期快速评估。地震灾害现场应用FAST技术有助于对腹部创伤尤其是批量伤员的伤情进行及时快速准确的评估，可明显提高伤员的诊治效率，为恰当的现场抢救和转运方案的制定提供重要参考价值。

（二）适用范围

（1）腹部实质脏器创伤破裂出血，如肝及脾破裂出血。

（2）腹膜后实质脏器创伤破裂出血，如肾脏及胰腺创伤出血。

（3）腹腔及腹膜后血管破裂出血。

（4）腹腔空腔脏器破裂伴出血。

（三）操作要点

伤者平卧位、左侧卧位及右侧卧位超声检查。FAST是对腹部重点部位，按左上腹、右上腹、下腹部的顺序，快速扫查脾肾间隙、肝肾隐窝和盆腔是否存在无回声区，检查时间一般不超过5分钟。

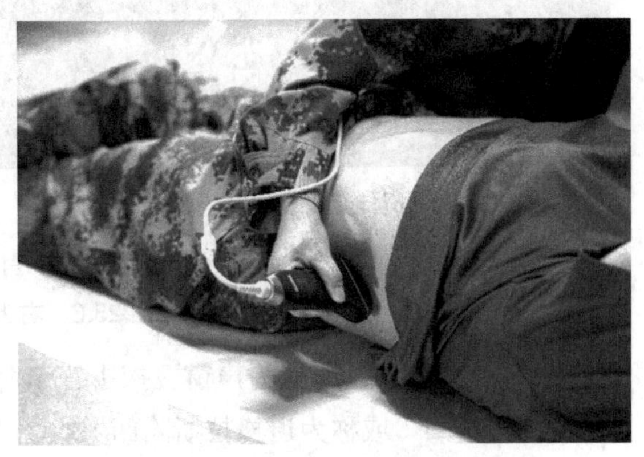
图 25.3　左上腹纵切面探头位置

（1）左上腹。以脾脏为声窗，探头纵切置于左侧腋中线、腋后线第6～第9肋间，探头与肋间平行，与伤员身体长轴方向夹角大约是顺时针45°（图25.3），扫查脾肾间隙，若出现无回声区，提示积血可能（图25.4）。检查技巧：①探头采用连续性，以观察每一个切面是否有游离液体，避免遗漏；②避开脾脏周围的气体和降结肠进行检查；③检查时可嘱伤员吸气后屏气，并配合探头适当加压扫查。

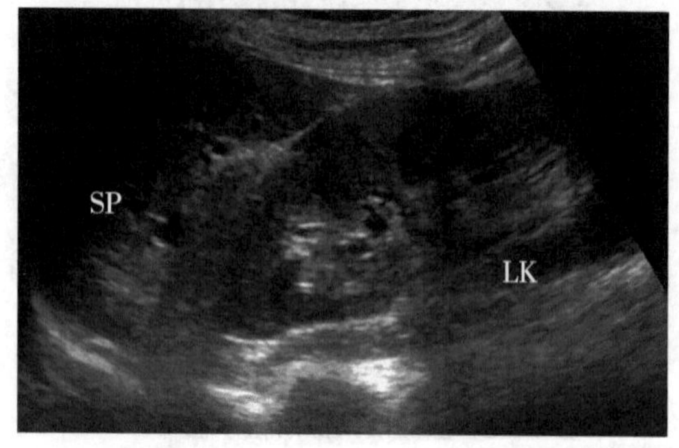

（a）脾肾间隙正常超声图像

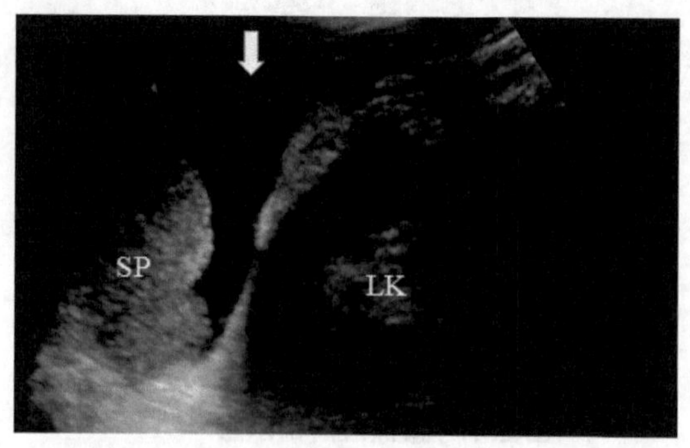

（b）脾肾间隙积液超声图像（箭头所示）

SP—脾脏；LK—左侧肾脏。

图 25.4　左上腹纵切面超声图像

（2）右上腹。以肝脏为声窗，探头置于右侧腋中线、腋后线第8～第11肋间，探头与肋间平行，该方向与伤员身体长轴方向夹角约是逆时针45°（图25.5），扫查肝肾隐窝，若出现无回声区，提示积血或积液（图25.6）。检查技巧：①探头采用连续性，肋间隙处借助伤员呼吸或逐个肋间系统地全面扫查，以观察每一个切面是否有游离液体，避免遗漏；②避开肝脏和肾脏下方周围的气体进行检查；③检查时可配合探头适当加压扫查。

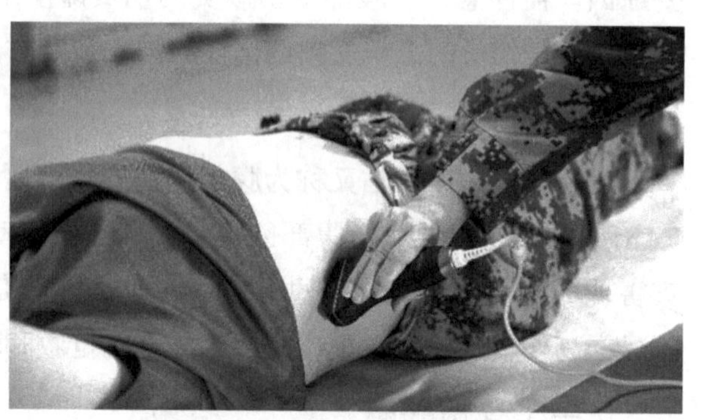

图 25.5　右上腹纵切面探头位置

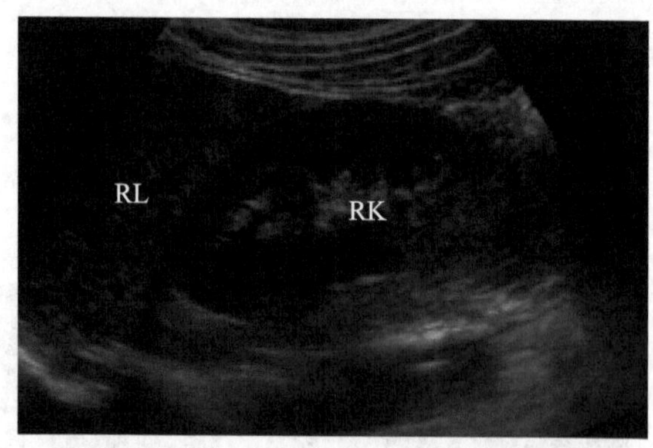

（a）肝肾隐窝正常超声图像

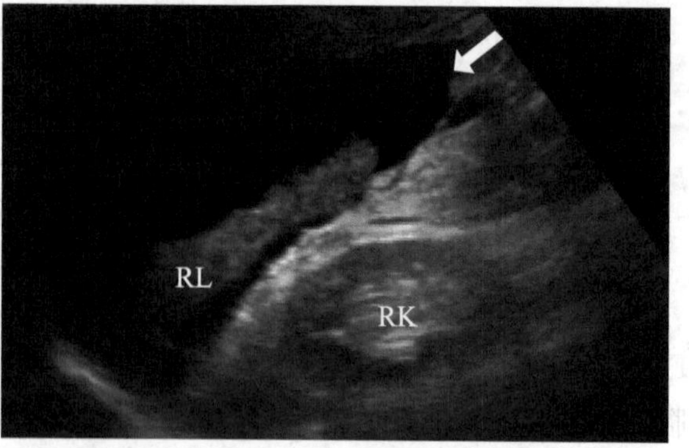

（b）肝肾隐窝积液超声图像（箭头所示）

RL—肝脏右叶；RK—右侧肾脏。

图 25.6　右上腹纵切面超声图像

（3）盆腔。以膀胱为声窗，探头置于耻骨联合上缘，男性显示直肠膀胱陷凹，女性显示直肠子宫陷凹（或称为道格拉斯陷凹）。①横截面。探头标记指向伤员右侧，向下连续扫查盆腔，直至可以看到膀胱，调整图像深度显示膀胱后方，由上到下观察膀胱直肠陷凹或者膀胱子宫陷凹；②矢状面。探头标记指向头侧，从左至右扫查整个膀胱（图25.7），若上述区域出现无回声区，提示积血或积液（图25.8）。检查技巧：①需采用连续性扫查，要系统全面扫描每一个切面，以观察是否有游离液体，避免遗漏；②注意肠间隙扫查。

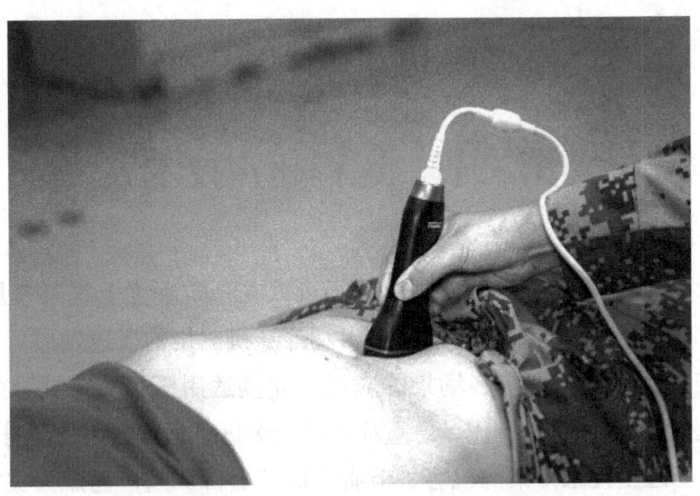

图 25.7　下腹部横切面探头位置

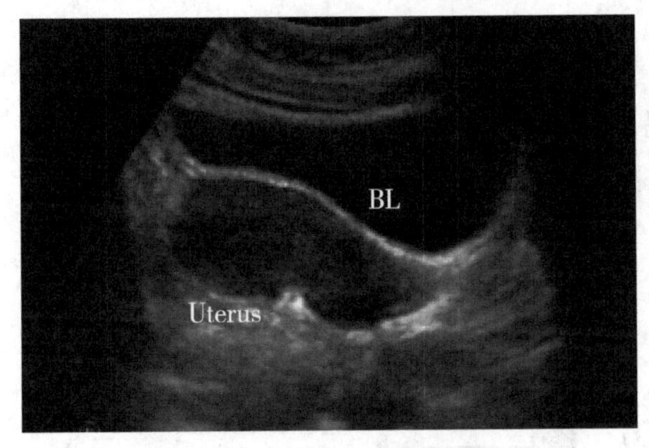

（a）盆腔正常超声图像

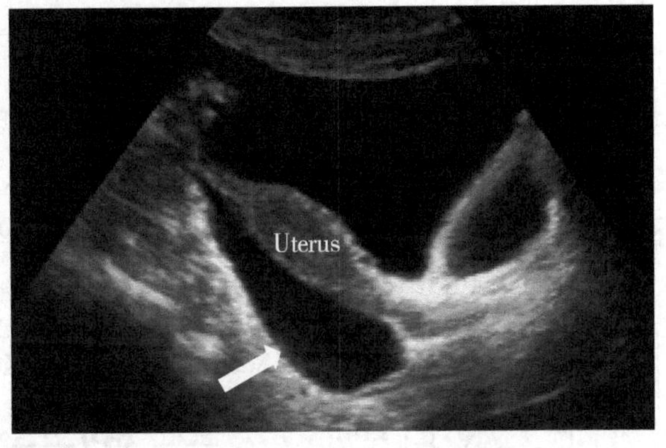

（b）盆腔积液超声图像（箭头所示）

Uterus—子宫；BL—膀胱。

图 25.8　下腹部纵切面超声图像

（四）配套条件

1. 掌上超声诊断仪

携行方便，可以方便置于口袋中，可用于灾害现场和转运途中。

2. 手提式便携超声诊断仪

如同笔记本电脑大小，灾害现场应用，可用于灾害现场和转运途中。

3. 带有远程的掌上超声或手提超声仪

灾害现场或转运途中远程随时评估伤情变化，并随时请求远程会诊。

（五）效果评估

（1）掌上超声的FAST技术可以准确评估腹腔和腹膜后内出血，准确率可达95%。

（2）手提式便携超声用于灾害现场和转运途中的FAST技术可以准确评估腹腔和腹膜后内出血的，准确率可达97%以上。

（3）远程掌上超声或手提超声在网络稳定的情况下，能够实现实时远程超声会诊，如同面对面超声检查。

第二节 远程超声技术

远程超声技术是远程医疗的重要组成部分，可以在一定程度上缓解基层超声医务人员短缺、医疗资源分布不均衡的现状。现代通信技术和计算机网络的飞速发展促进了远程超声机器人诊断技术的进步。远程超声可有多场景的应用，尤其适用于突发公共卫生事件和灾害救援中，在Covid-19疫区和隔离病房的应用，急重症肺炎床旁进行远程超声的全身评估，减少搬动风险，并有效避免超声医生接触传染的机会，节省了医疗资源。超声已成为灾害救援现场的关键影像技术，远程超声在灾害救援中的应用成为高效救援的里程碑。

（一）基本概念

随着通信技术的进步，特别是5G技术的出现，使远程医疗不再受空间距离、网络带宽窄和高延迟的影响，实现了多通道高清影像的实时、稳定、安全传输。远程超声分为患者端和医生端，医生端也就是会诊端，可实现会诊端没有医生或没有超声医生或没有高年资超声医生环境下的实时远程会诊（图25.9）。

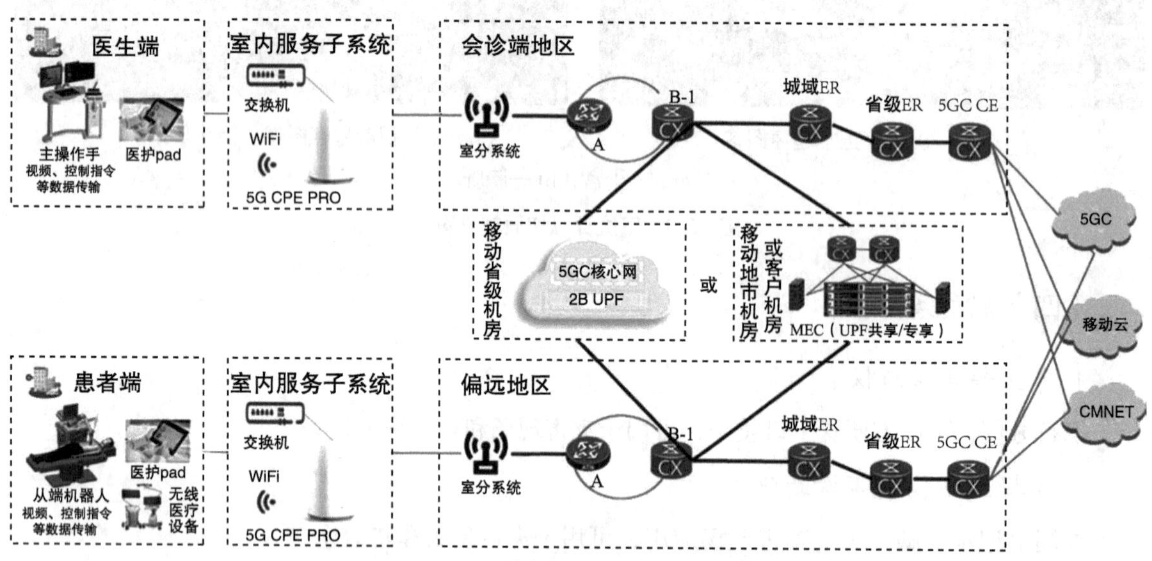

图 25.9 远程超声机器人检查5G网络架构

（二）适用范围

（1）地震灾害救援中的致死性可救治伤，如胸腹腔及心包腔的内出血、张力性气胸。

（2）地震灾害救援中的肢体创伤后血管损伤、骨折及骨筋膜隔室综合征。

（3）地震灾害救援中的其他急症。

（三）操作要点

1. 掌上远程超声

（1）适用条件。大型影像设备不能到达的特殊环境（灾害救援、战现场救治、伤员转运途中等）。

（2）探查步骤。打开掌上超声设备及装有配套软件的手机或平板，确定网络及设备间连接正常。根据损伤部位选择合适的模式及参数条件进行探查，启动远程平台，进行实时远程会诊。

2. 手提远程超声

（1）适用条件。地震灾害救援现场或急症。

（2）探查步骤。打开手提超声仪器电源。根据损伤部位选择合适的超声探头，选用恰当的模式及参数条件进行探查，启用仪器自带网络启动远程模式，进行实时远程会诊（图25.10）。

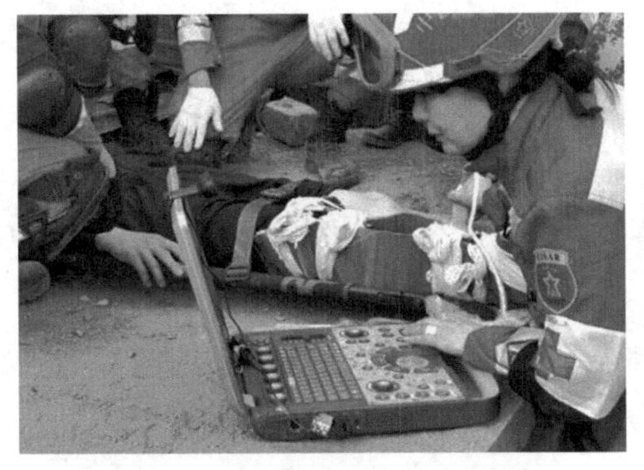

（a）在地震救援现场对伤肢进行检查　　（b）远程实时会诊

图25.10　5G手提远程超声会诊

3. 远程超声机器人

（1）适用条件。地震灾害救援现场或急症。

（2）探查步骤。仪器包括医生端和患者端，医生端设备包括：远程超声控制系统、视频显示系统、视频语音系统、远程控制操纵模拟探头；患者端设备包括机械臂系统、内置超声图像网络传输系统、超声仪器和探头、视频语音系统。两端通过5G通信技术进行匹配和连接。使用时启动操作系统，根据伤员创伤或急症的部位取合适体位并选择低频凸阵探头（腹、胸探查）或高频线阵探头（浅表器官、肌骨关节探查）（图25.11、图25.12），局部涂抹耦合剂或放置耦合垫。医生端启动操作杆，远程将伤员端探头放置于拟检查的部位，医生端远程控制操作杆进行多切面多角度连续性扫查。

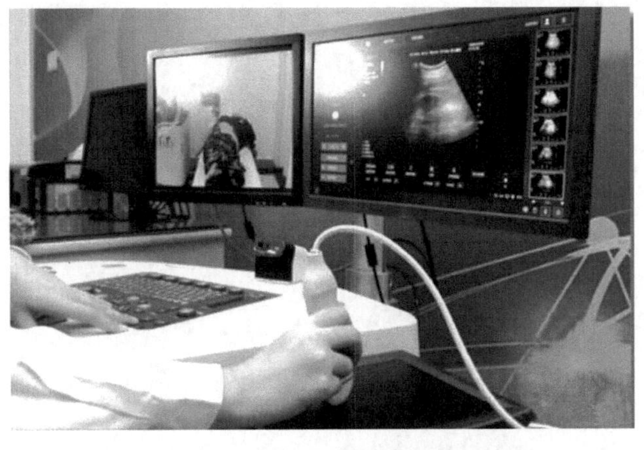

图25.11　5G远程机器人超声腹部检查

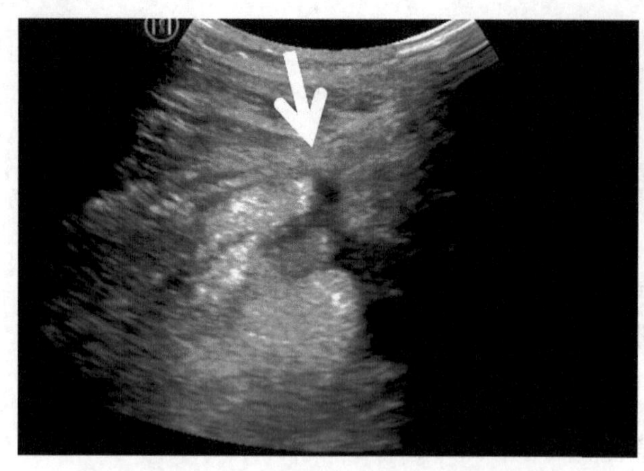

（a）股四头肌撕裂的超声图像（箭头所示）

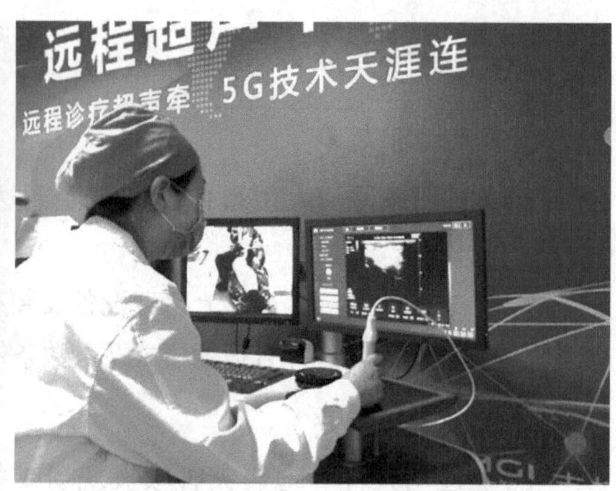

（b）医生端在远程操作远程超声机器人

图25.12　5G远程超声机器人诊断股四头肌撕裂

（四）配套条件

1. 远程掌上超声诊断仪

携行方便，可以方便置于口袋中，自带网络，可用于灾害现场和转运途中。

2. 远程手提式便携超声诊断仪

如同笔记本电脑大小，自带网络，灾害现场应用，可用于灾害现场和转运途中。

3. 远程超声机器人

灾害现场评估伤情变化，患者端可以没有医生，会诊端操作机器人行远程检查。

（五）效果评估

（1）远程掌上超声和手提超声携带方便，需要现场医生操作完成实时远程会诊，其效果尚取决于现场的医生或超声医生的水平。

（2）远程超声机器人的患者端可以没有医生，实时诊断效果佳。

主要参考文献

［1］陈虹，闻明，王巍，等. 地震灾害紧急救援队建设现状及能力分级测评［J］. 中国应急救援，2018（3）：46-50.

［2］中国研究型医院学会心肺复苏学专业委员会.《中国心肺复苏专家共识》之腹部提压心肺复苏临床操作指南［J］. 解放军医学杂志，2019，44（6）：536-540.

［3］侯世科. 救援医学学科体系的建设［J］. 中华医学信息导报，2020，35（14）：16.

［4］钱洪伟，黄宇茜. 国家突发事件应急体系建设"十四五"规划设计若干思考（二）［J］. 决策探索（中），2020（2）：4-8.

［5］王正国，张连阳. 汶川特大地震医学救援的经验教训与发展建议［J］. 解放军医学杂志，2009，34（2）：121-124.

［6］刘家敏. 加强120急救体系建设的思考［J］. 中国应急管理，2020，4：54-56.

［7］全军热射病防治专家组，全军重症医学专业委员会. 中国热射病诊断与治疗专家共识［J］. 解放军医学杂志，2019，44（3）：181-196.

［8］UN OCHA. INSARAG external classification/reclassification（IEC/R）handbook［EB/OL］.（2021-07-01）［2023-06-28］. https：//www.insarag.org/methodology/insarag-guidelines/.

［9］全国地震标准化技术委员会. 地震灾害紧急救援队伍救援行动：第1部分　基本要求：GB/T 29428. 1—2012［S］. 北京：地震出版社，2013.

［10］王一镗，刘中民，等. 灾难医学理论与实践［M］. 北京：人民卫生出版社，2013.

［11］岳茂兴，王立祥，等. 狭窄空间医学［M］. 北京：人民军医出版社，2013.

［12］李宗浩. 中国灾害救援医学［M］. 天津：天津科学技术出版社，2013.

［13］坎贝尔，艾尔森. 国际创伤生命支持教程［M］. 国际创伤生命支持中国分部（120），译. 北京：科学出版社，2018.

［14］P C SPINELLA. Damage Control Resuscitation：Identification and Treatment of Life-Threatening Hemorrhage［M］. Basel：Springer Nature Switzerland AG，2020：85-94.

主要参考文献